Virginia Bell • David Troxel

Richtig helfen bei Demenz

Ein Ratgeber für Angehörige und Pflegende

Aus dem Amerikanischen von Andreas Wimmer

2. Auflage

Ernst Reinhardt Verlag München Basel

Virginia Bell, Beraterin der Alzheimer-Gesellschaft in Lexington, Kentucky.
David Troxel, Geschäftsführer der Alzheimer-Gesellschaft in Santa Barbara, Kalifornien.

Titel der Amerikanischen Originalausgabe:
„The Best Friends Approach to Alzheimer's Care"
Originally published in the United States of America by Health Professions Press, Inc.

Bibliografische Information der Deutschen Bibliothek

Die Deutsche Bibliothek verzeichnet diese Publikation in der Deutschen Nationalbibliografie; detaillierte bibliografische Daten sind im Internet über <http://dnb.ddb.de> abrufbar.

ISBN 978-3-497-01922-9
ISSN 0939-558X
2. Auflage

Printed in Germany
Reihenkonzeption Umschlag: Oliver Linke, Augsburg
Satz: Fotosatz Reinhard Amann, Aichstetten
Druck und Bindung: Friedrich Pustet, Regensburg

Ernst Reinhardt Verlag, Kemnatenstr. 46, D-80639 München
Net: www.reinhardt-verlag.de Mail: info@reinhardt-verlag.de

reinhardt

Reinhardts Gerontologische Reihe
Band 28

Inhalt

Für die vielen Menschen mit Alzheimer-Demenz, die uns mit ihrem Mut inspiriert haben, und für die vielen Pflegenden, die uns mit ihrem Engagement, ihrer Weisheit und ihrer liebevollen Pflege inspiriert haben.

Vorwort

Als *Richtig helfen bei Demenz* in den USA 1997 das erste Mal veröffentlicht wurde, machten wir uns Sorgen, dass ein Buch mit einer neuen Ansicht zur Alzheimer-Pflege keine Leser finden oder, schlimmer noch, als zu weitreichend oder optimistisch abgelehnt werden würde. Stattdessen wurde das Best-Friends-Pflegemodell sofort anerkannt und akzeptiert.

Das Best-Friends-Modell ist im englischen Sprachraum von tausenden Familien gelesen worden. Langzeit-Pflegeprogramme auf der ganzen Welt haben es als Pflegekonzept übernommen. Die Regierungen von Maine und Oregon haben das Best-Friends-Modell als landesweites Modell der Demenzpflege gefördert. Dutzende betreute Wohngemeinschaften, Tagesstätten und andere Programme verwenden die Grundhaltung in ihrer täglichen Pflege. Dieses Buch wurde in mehrere Sprachen übersetzt.

Pflegenden Angehörigen wie Pflegekräften gefiel die einfache Idee, dass man viel tun kann, um das Leben der dementen Person zu verbessern und schwierige Verhaltensweisen zu reduzieren. Wenn Helfer ihre Beziehung zu der dementen Person so überdenken oder umgestalten, dass sie zu einem guten Freund wird, passieren erstaunliche Dinge:

- Ein Ehemann kann lernen, damit aufzuhören, seine Frau zu korrigieren oder mit ihr zu streiten.
- Eine Aktivitätsleiter fängt an, sich mehr auf den Prozess statt auf das Ergebnis zu konzentrieren.
- Eine qualifizierte Pflegekraft orientiert sich mehr an der Person als an der Aufgabe.
- Ein Betreuer gelangt von Traurigkeit und Stress zu Akzeptanz und Erfolg.
- Eine demente Person fühlt sich sicherer, geborgener und in höherem Maße geschätzt.

Im Jahre 2001 veröffentlichten wir ein Begleitbuch mit dem Titel *The Best Friends Staff – Building a Culture of Care in Alzheimer's Programs*

(2004 deutsch unter dem Titel *Personzentrierte Pflege bei Demenz – Das Best-Friends-Modell für Aus- und Weiterbildung*). Konzipiert für Langzeit-Pflegeprogramme, die ein Best-Friends-Pflegepersonal aufbauen wollen – ein Personal, das fürsorglich und fähig ist –, enthält dieses Buch wichtige Informationen für eine innovative Ausbildung, die dazu führt, dass sich eine Einrichtung in eine fürsorgliche Gemeinschaft verwandelt. In dem Buch werden auch Programme auf der ganzen Welt aufgeführt, die das Best-Friends-Konzept verwenden.

2002 wurde eine Ausgabe dieses Buchs für pflegende Angehörige veröffentlicht. *A Dignified Life: The Best Friends Approach to Alzheimer's Care* hilft Familien, diesen schwierigen Weg mit Geschick und einem Gefühl von Erfolg zu gehen. Dieses Buch stellt dem Leser viele andere Familien vor, die mit einem Angehörigen mit der Alzheimer-Krankheit leben und sich um ihn kümmern. Es behandelt umfassend die Forschung und Behandlungsmöglichkeiten, Familienressourcen, die Wahl zwischen einem Pflegeheim und einer Einrichtung für betreutes Wohnen sowie Spiritualität und Religion.

Wir wissen, dass jeder Mensch mit der Alzheimer-Krankheit oder einer verwandten Demenz einzigartig ist – wenn man einen Menschen mit der Alzheimer-Krankheit kennt, kennt man nur *einen* Menschen mit der Alzheimer-Krankheit. Deswegen wird ein Ansatz, der alle über einen Kamm schert, nie zum Erfolg führen. Stattdessen wird das Best-Friends-Modell Ihnen dabei helfen, sich „Geschick" anzueignen, die „Kunst, schwierige Dinge mit Leichtigkeit zu erledigen".

Seit der ersten Veröffentlichung dieses Buches ist das Wissen über die Alzheimer-Krankheit sehr viel größer geworden. Es werden immer mehr Dienstleistungen angeboten. Die Forschung schreitet rasch voran. Neue Medikamente sind viel versprechend. Die Alzheimer-Krankheit wird nicht mehr als hoffnungslose Krankheit angesehen, sondern als eine, die mit Medikamenten behandelt und in ihrem Fortschreiten verzögert werden kann. Wir leben in einer Zeit, die für alle, die von einer Zukunft ohne Alzheimer-Krankheit träumen, aufregend ist und Anlass zu Optimismus gibt. Wir hoffen, dass dieses Buch, das dieses Pflegemodell vorstellt, Ihnen dabei hilft, der Person, um die Sie sich kümmern, und sich selbst ein guter Freund zu sein.

Virginia Bell und David Troxel — Oktober 2002

Einleitung

Richtig helfen bei Demenz spiegelt einen wachsenden Optimismus im Bereich der Alzheimer-Pflege wider, dass man viel tun kann, um das Leben der Menschen mit dieser Krankheit zu verbessern und die Betreuung von einer schrecklichen Last in eine Pflege, die sich bewältigen lässt, zu verwandeln. Das Buch stellt die Entwicklung des ersten umfassenden Pflegemodells dar, das einfach zu verstehen und zu erlernen ist. Mit dem Best-Friends-Pflegemodell werden die Leser imstande sein, das Knowhow zu entwickeln, das wir als „Geschick" bezeichnen, um auf jede Situation reagieren zu können. Dieses Buch zeigt, dass das Geheimnis einer guten Alzheimer-Pflege nicht unbedingt darin liegt, was getan wird, sondern wie es getan wird.

Die Autoren verfügen über mehr als 35 Jahre nationaler und internationaler Erfahrung an Forschungszentren von Universitäten, Vertretungen der Alzheimer's Association, Tagesstätten, Selbsthilfegruppen, Seminarräumen und häuslichen Situationen. Wir haben in dutzenden US-Staaten und 17 Ländern Vorlesungen gehalten. Wir haben tausende Stunden in Einzelberatung mit Personen mit der Alzheimer-Krankheit verbracht, bei denen auch deren jeweilige Pfleger teilgenommen haben. Wir haben die Anfänge der Alzheimer-Pflege miterlebt.

In den frühen 80er Jahren gab es fast keine Ausbildungsmaterialien und sogar noch weniger Angebote für demente Menschen und ihre Familien. Im Laufe des Jahrzehnts entwickelte sich in Amerika ein Netzwerk von familiären Selbsthilfegruppen zu einer starken und lebendigen Alzheimer's Association. 1987 stellte die angesehene Robert Wood Johnson Foundation mehrere Millionen Dollar für eine landesweite Initiative bereit, um Tagesstätten für demente Menschen zu untersuchen und ihre Entwicklung zu fördern.

In den 90er Jahren gab es eine kontinuierliche Ausweitung der Tagesstättenprogramme, ein andauerndes Wachstum der Alzheimer's Association und ihres Netzwerks von Landesverbänden und einen wachsenden Trend zu mehr Dienstleistungen und Therapiemöglichkeiten für demente Personen. Bei immer mehr Menschen wird die Alzheimer-Krankheit sehr früh festgestellt; dieser Trend wird die Alzheimer-Pflege verändern. Als der frühere US-Präsident Ronald Reagan Ende 1994 mutig verkündete, dass bei ihm die Alzheimer-Krankheit diagnostiziert worden sei, war das ein Meilenstein.

Mit dem Eintritt ins neue Jahrhundert kommen viel versprechende Fortschritte in der medikamentösen Behandlung und sogar Möglichkeiten, die Alzheimer-Krankheit zu verhindern, in greifbare Nähe. Vielleicht werden wir die Alzheimer-Krankheit bald als behandelbare Krankheit ansehen können.

Wenn wir zurückblicken, können wir unsere Erfolge feiern. In der Forschung, den diagnostischen Standards, den Familiendiensten und im öffentlichen Bewusstsein sind große Fortschritte erzielt worden. Dennoch haben viele Familien und Fachleute, mit denen wir geredet haben, trotz dieser Erfolge Schwierigkeiten. Sie berichten uns, dass schwierige Verhaltensweisen immer noch enorme Probleme verursachen, dass Pflegekräfte unzureichend ausgebildet sind, dass geplante Aktivitäten ihre Wirkung verfehlen und dass es immer noch mühsam ist, den Tag zu überstehen.

Das Best-Friends-Modell geht diese Probleme an, indem es über einen Waschzettel voller Tipps hinausgeht. Die Leser werden ein umfassendes Pflegemodell kennen lernen, eine Möglichkeit, diese Herausforderungen anzugehen, die sowohl der Familie als auch professionellen Helfern nützt.

Dieses Buch unterscheidet sich in vielerlei Hinsicht von anderen Büchern in diesem Bereich. Zunächst einmal nehmen die Autoren eine positive, optimistische Grundhaltung ein. Wir glauben, dass der „tragischen" Seite der Alzheimer-Krankheit zu viel Aufmerksamkeit geschenkt wurde; in unserer Sammlung von Büchern und Broschüren über die Alzheimer-Krankheit kommen negative Beschreibungen wie „Opfer", „das Begräbnis, das nie aufhört", „das boshafte Stadium", „der lebende Tod" und „das schlimmere Schicksal" vor. Uns ist das enorme Gewicht bewusst, das die Alzheimer-Krankheit den Pflegekräften und Familien auferlegt. Diese Krankheit ist schrecklich. Dennoch ist es nur zu leicht, Menschen mit der Krankheit ungerecht zu behandeln und sich mit einem niedrigeren Pflegeniveau zufrieden zu geben, wenn man ständig das Negative vor Augen hat. Auch die Pflegenden können die Leidtragenden dieser Einstellung, dieser Annahmen werden, dass sie alle hilflos und ohne Hoffnung sind.

Zweitens konzentriert sich dieses Buch auf Personen mit der Alzheimer-Krankheit, darauf, welche Erfahrungen sie machen und wie man ihnen helfen kann. Wenn wir uns auf die demente Person konzentrieren, leugnen wir dabei keineswegs die Auswirkungen der Alzheimer-Krankheit auf den pflegenden Angehörigen. Wir wissen, dass sie sich auf die ganze Familie auswirkt und dass Pflegende oftmals dem großen Risiko eines vorzeitigen Gebrechens oder Todes ausgesetzt sind. Wenn wir jedoch die Lebensqualität und das Verhalten der Menschen mit der Alzheimer-Krankheit verbessern können, haben wir per definitionem auch das Leben des Pflegenden verbessert. Die Alzheimer-Pflege muss nicht an den Kräften zehren.

Dieses Buch deckt unter Verwendung des Best-Friends-Modells das ganze Spektrum der Alzheimer-Pflege ab.

Kapitel 1 beschreibt, wie Betroffene die Alzheimer-Krankheit erleben. Wir glauben, dass es wichtig ist, zu verstehen, was es heißt, an Demenz zu leiden, um ein besserer, einfühlsamerer Pflegender zu werden.

Kapitel 2 gibt unter dem Titel „Die Grundlagen“ eine kurze Einführung zum Thema Demenz.

Kapitel 3 erklärt dem Leser, wie man eine Bewertung, ein sog. Assessment der Stärken und Fähigkeiten eines Menschen mit Alzheimer-Demenz durchführt. Diese Bewertung ist wichtig, um angemessene Erwartungen zu entwickeln und eine gute Pflege zu planen.

Kapitel 4 stellt die Grundrechte von Menschen mit der Alzheimer-Krankheit vor. Dabei handelt es sich um die dem Buch zu Grunde liegende Grundhaltung, die besagt, dass wir alle nach der besten Pflegequalität und Lebensqualität für die betroffene Person streben müssen.

Kapitel 5 legt dar, wie die Kunst der engen Freundschaft uns viel über eine gute Alzheimer-Pflege lehrt. Es weist darauf hin, dass das Umformen von Beziehungen die Pflege für die Familien und Pflegekräfte erleichtern und zu einer größeren Befriedigung führen kann. In diesem Kapitel stellen wir viele „unserer Freunde“ vor, Personen mit der Alzheimer-Krankheit oder einer verwandten Krankheit, deren Geschichten wir erzählen.

Kapitel 6 gibt einen Überblick darüber, was die Lebensgeschichte, der kulturelle Hintergrund und die Traditionen des Betroffenen für eine gute Pflege bedeuten.

Kapitel 7 bringt alle Elemente des Best-Friends-Pflegemodells zusammen und stellt unser Konzept des „Geschicks“ in der Pflege vor.

Kapitel 8 beschreibt das Geschick in der Kommunikation. Wir bieten eine Reihe von Vorschlägen an, was man tun oder lassen sollte. Diese werden dem Pflegenden helfen.

Kapitel 9 untersucht das Geschick bei Aktivitäten. Dabei wird betont, wie wichtig es ist, von Aktivitäten als Bestandteil eines Programms wegzukommen und sie stattdessen zu einem natürlichen Bestandteil des Tages zu machen. Dieses Kapitel richtet sich vor allem an Tagesstätten und Pflegeheime, kann aber auch für pflegende Angehörige zu Hause hilfreich sein.

Die Kapitel 10, 11 und 12 geben Beispiele für das Best-Friends-Modell in der Praxis und zeigen, wie es bei der Pflege zu Hause, in Tagesstätten und in Pflegeheimen verwendet werden kann. Für Tagesstätten und Pflegeheime ist die Diskussion über die Einbindung von ehrenamtlichen Mitarbeitern in die Alzheimer-Pflege in Kapitel 11 besonders interessant.

Kapitel 13 konfrontiert Pflegende mit der Herausforderung, sich selbst ein guter Freund zu sein. Auch einfache Maßnahmen können Stress und Strapazen reduzieren. Darüber hinaus kann das Best-Friends-Modell sogar die Freude in das Leben des Pflegenden zurückbringen.

Kapitel 14 bietet ein paar letzte Gedanken dazu an, was es bedeutet, einer Person mit Alzheimer-Demenz ein guter Freund zu sein. Es zeigt, wie negative Gefühle, die normal sind, in positive umgewandelt werden können. Aus der Dunkelheit kann tatsächlich Licht zum Vorschein kommen.

Der Anhang enthält eine Liste mit Literaturempfehlungen.

Wir glauben, dass dieses Buch den Lesern in vielfacher Hinsicht helfen wird: *Familien*, die dieses Buch lesen, werden neue Hoffnung schöpfen. Das Best-Friends-Modell ermuntert Familien dazu, ihren Pflegeansatz zu überdenken; es werden Techniken und Ideen vorgeschlagen, um ihre Bemühungen zu stärken, eine effektive, liebevolle Pflege zu bieten.

Mitarbeiter in Pflegeheimen, die dieses Buch lesen, werden einfache, leicht einsetzbare Methoden für die Pflege von dementen Bewohnern finden. Das Best-Friends-Modell passt sich der Personalschulung an und kann vom heutigen multikulturellen Personal, das vielleicht auch unterschiedlich ausgebildet wurde, leicht erlernt und verstanden werden. Es werden Ideen für Aktivitäten vorgeschlagen, die bei fast jeder Interaktion mit einem Bewohner verwendet werden können. Da das Best-Friends-Modell die Bedeutung einer optimistischen, positiven Herangehensweise betont, wird es auch die Moral des Personals und die Zufriedenheit der Familien verbessern.

Mitarbeiter in Tagesstätten, die das Best-Friends-Modell übernehmen, werden Methoden erlernen, die die Programmgestaltung der Tagesstätte bereichern und eine größere Anzahl an ehrenamtlichen Mitarbeitern anziehen können. Das Buch diskutiert auch, wie das Best-Friends-Modell den Tagesstätten bei einem ihrer schwierigsten Probleme helfen kann – Familien davon zu überzeugen, dass sie auf diesen dringend benötigten Service zurückgreifen.

Schließlich können Personen, bei denen eine beginnende Alzheimer-Krankheit diagnostiziert worden ist, durch das Lesen dieses Buches neue Einsichten gewinnen. Wir hoffen, dass diese Leser unsere Vision teilen, dass ihre Lebensqualität immer noch gut sein kann, wenn sie mit der enormen Herausforderung der Alzheimer-Krankheit konfrontiert werden.

Zuletzt möchten wir die Aufmerksamkeit der Leser auf die folgenden Punkte lenken:

1. Obwohl sich dieses Buch vor allem auf die Alzheimer-Krankheit bezieht, treffen die Konzepte auf jede Person mit einer irreversiblen Demenz zu. Deswegen können Personen und Familien, die mit einer Multi-Infarkt-Demenz (Minischlaganfälle), einer Degeneration des Stirnhirns oder einer durch die Parkinson-Krankheit, AIDS oder andere Krankheiten verursachte Demenz zurechtkommen müssen, vom Best-Friends-Modell profitieren.

2. Dieses Buch geht nicht näher auf die Forschung und die medizinische Behandlung ein, was zum Teil daran liegt, dass sich die Informationen in diesen Bereichen in der modernen Forschung schnell ändern. Die Deutsche Alzheimer Gesellschaft, das Kuratorium Deutsche Altershilfe (KDA) und das Bundesministerium für Gesundheit und Soziale Sicherung informieren im Internet und mit (Patienten-)Broschüren. Sie sind die besten Quellen für aktuelle Informationen zur Forschung und Behandlung. Wir bieten jedoch in Kapitel 2 grundlegende Informationen zur Alzheimer-Krankheit an, um dem Leser zu einem Verständnis für die Grundprinzipien dieser Themen zu verhelfen.

3. Die Autoren sind der Ansicht, dass sich die Literatur zur Alzheimer-Krankheit lange Zeit zu sehr auf die Einteilung in „Stadien“ bei der Beschreibung dieser Krankheit gestützt hat. Die Alzheimer-Krankheit schreitet kontinuierlich voran. Es ist u. E. nicht hilfreich, wenn man jemanden in ein bestimmtes Stadium steckt, da jeder Fall anders geartet ist. Wie wir einmal einen Neurologen sagen hörten: „Wenn man eine Person mit der Alzheimer-Krankheit kennt, kennt man nur eine Person mit der Alzheimer-Krankheit.“

4. Wir prägen einen neuen Ausdruck in diesem Buch, die *beginnende Alzheimer-Krankheit*, um die wachsende Anzahl an Personen zu beschreiben, bei denen diese Krankheit früh genug diagnostiziert wird, um ihre Pflege und Zukunft entscheidend mitzubestimmen. Wir beschreiben das Fortschreiten der Krankheit auf eine einfache Weise als beginnende, frühe, mittlere und späte Alzheimer-Krankheit.

5. Wir bezeichnen Pflegeheime oder Einrichtungen für betreutes Wohnen als *Langzeit-Pflegeeinrichtungen* oder einfach als *Einrichtungen*.

6. Alle Autoren, die über Demenz schreiben, haben mit der Frage zu kämpfen, wie sie eine demente Frau oder einen dementen Mann bezeichnen sollen. Wir lehnen Etiketten wie „Opfer der Alzheimer-Krankheit“, „Individuum mit eingeschränktem Gedächtnis“ und „Alzheimer-Kranker“ ab, weil sie die Person in die Pathologie der Krankheit ziehen. Der Begriff „Patient“ trifft nur auf Situationen zu, in denen eine Person von einem Arzt betreut wird. Neutrale Begriffe wie „die Person mit der Alzheimer-Krankheit“, „diejenigen mit Demenz“ und „die Person mit Gedächtnisverlust“ werden für den Leser sperrig und mühsam. In diesem Buch verwenden wir meist den Begriff „Person(en)“, um Menschen mit Alzheimer-Demenz oder einer verwandten Erkrankung zu bezeichnen. Wir hoffen, dass sich dies für den Leser als ökonomischer erweist als andere Formulierungen. Gleichzeitig erinnert uns dieser Begriff daran, dass sich unter dem Mantel der Demenz eine Person befindet, die Gefühle hat, die ein Leben voll von reichen Erfahrungen gelebt hat und die eine würdevolle Pflege verdient.

Teil I – Demenz

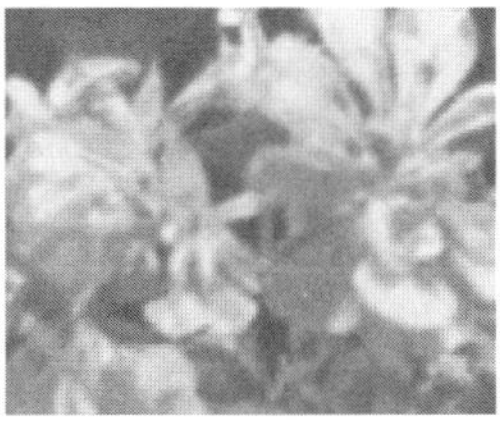

Wie Betroffene die Alzheimer-Demenz erleben, grundlegende Informationen, die jede Familie und jede professionelle Pflegekraft kennen sollte, und die Möglichkeiten, eine umfassende Bewertung der Stärken und Fähigkeiten der Person mit Alzheimer-Demenz durchzuführen, um angemessene Erwartungen zu entwickeln

1 Wie Betroffene die Alzheimer-Demenz erleben

Als wir begannen, Menschen mit Alzheimer-Demenz und ihren Betreuern zu helfen, fragten wir uns: Was bedeutet es, Alzheimer-Demenz zu haben? Wie ist es, wenn man sich seiner Umgebung nicht sicher ist, Schwierigkeiten mit der Kommunikation hat, ein einstmals vertrautes Gesicht nicht wiedererkennt oder die Dinge, die man immer gern getan hat, nicht mehr tun kann?

Wir haben uns vorgestellt, dass die Erfahrung, an der Alzheimer-Krankheit zu leiden, vielleicht einer langen Reise in ein fremdes Land ähnelt. Die Sprache ist unverständlich. Es gibt andere Bräuche. Wie funktionieren die Telefonzellen? Das Bestellen im Restaurant erweist sich als schwierig. Wenn ein Reisender die Rechnung in einem Restaurant mit einer ungewohnten Währung bezahlt, befürchtet er vielleicht, zu wenig Wechselgeld zurückzubekommen, betrogen zu werden. Aufgaben, die zu Hause so einfach sind, werden in einer ungewohnten Umgebung zu großen Herausforderungen.

Die Person mit der Alzheimer-Krankheit ist ständig in einem fremden Land. Sie bekommt sogar in ihrem eigenen Hinterhof einen Kulturschock (Abbildung 1, S. 21).

Bei einer wachsenden Anzahl von Menschen wird früh im Krankheitsverlauf die beginnende Alzheimer-Krankheit diagnostiziert. Diese Menschen stellen für Dienstleister eine neue Art von „Klienten" dar. Selbsthilfegruppen gibt es nicht mehr nur für pflegende Angehörige, sondern auch für Menschen mit beginnender Krankheit. Auf Konferenzen erzählen nicht mehr nur Angehörige ihre Geschichten; einige Vorträge werden von Menschen gehalten, bei denen die Alzheimer-Krankheit diagnostiziert worden ist. Rebecca Riley, die an beginnender Alzheimer-Demenz litt, hat uns ihre Geschichte erzählt.

Bei Rebecca Riley, einer Krankenschwester und Erzieherin, wurde 1984 im Alter von 59 Jahren die Alzheimer-Krankheit festgestellt. Als sie erste Schwierigkeiten mit dem Unterrichten hatte, dachte sie, es sei wegen des neuen Kursinhalts. Bald wusste sie, dass etwas mit ihrem Denken und ihrem Gedächtnis nicht stimmte, und sie hatte den Verdacht, dass sie vielleicht die Alzheimer-Krankheit haben könnte. Eine medizinische Untersuchung bestätigte später ihren Verdacht.

Rebecca hat uns als Erste etwas über die Welt der Alzheimer-Krankheit beigebracht. Die folgenden Punkte sind ein Teil ihrer Notizen, um ihre Erfahrung zu beschreiben:

- *Depression.*
- *Kann nicht sagen, was ich will.*
- *Habe Angst, dass ich meine Gedanken und Worte nicht ausdrücken kann – deshalb sage ich nichts und werde depressiv.*
- *Ich kann nur langsamen Gesprächen folgen.*
- *Es ist schwierig, Gesprächen bei so viel Lärm zu folgen.*
- *Ich habe das Gefühl, dass ich die Leute langweile, weil ich mich nicht ausdrücken kann.*
- *Ich mag keine Sozialarbeiter, Krankenpfleger und Freunde, die mich nicht wie eine echte Person behandeln.*
- *Es ist schwierig, einen Tag nach dem anderen zu leben. Meine Philosophie, die am 30. Juli 1984 entstand.*

Wenn man Rebeccas Worte liest, kann man verstehen lernen, was eine Alzheimer-Erkrankung für jemanden bedeutet. Rebecca weiß, dass sie ihr sprachliches Können und die Fähigkeit verliert, ihre Wünsche auszudrücken. Wenn sie etwas schreibt, kann man erkennen, dass ihre einst einwandfreie Grammatik sie verlässt. Komplexität ist ihr Feind; sie kann dem Krach und Getöse konkurrierender Gespräche nicht folgen – sie nennt das „den Lärm".

Ihre Aussage über die Sozialarbeiter, Krankenpfleger und Freunde, die sie nicht wie eine „echte Person" behandeln, lässt den Leser vielleicht gleichzeitig lächeln und zusammenzucken. Auch wenn ihre kognitiven Fähigkeiten nachlassen, hat sie zu Recht das Gefühl, anders behandelt zu werden. Folglich ist sie wütend auf diese Leute und hegt ihnen gegenüber Groll.

Bemerkenswerterweise versucht Rebecca, einen Zukunftsplan zu entwerfen. Sie beschließt, „eins nach dem anderen" anzugehen. Wie man ihren Aufzeichnungen entnehmen kann, hat sie damit zu kämpfen, und sie räumt ein, dass es schwierig sein wird. Trotzdem macht sie daraus ihre „persönliche Philosophie" und gibt sogar das Datum an, um die Entscheidung festzuhalten und zu formalisieren. Es scheint, als ob ihre Erfahrung als Krankenschwester sie daran erinnert hat, wie wichtig es ist, solche Entscheidungen der Ordnung halber schriftlich zu dokumentieren.

Rebeccas Einsicht in ihre eigene Krankheit, die sie mit uns teilt, hilft uns dabei, zu verstehen, wie es ist, wenn man die Alzheimer-Krankheit

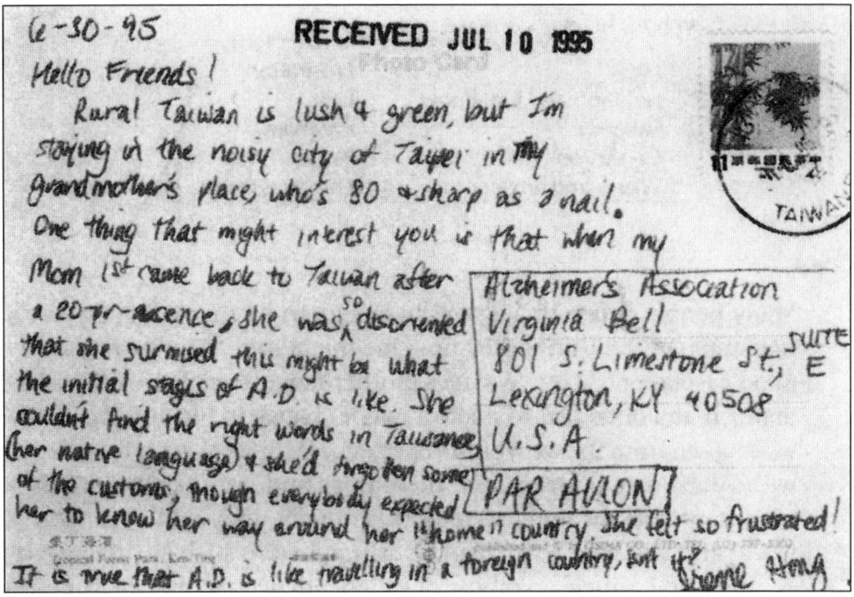
6-30-95

RECEIVED JUL 10 1995

Hello Friends!
Rural Taiwan is lush & green, but I'm staying in the noisy city of Taipei in my grandmother's place, who's 80 & sharp as a nail.
One thing that might interest you is that when my Mom 1st came back to Taiwan after a 20-yr-absence, she was so disoriented that she surmised this might be what the initial stages of A.D. is like. She couldn't find the right words in Taiwanese (her native language) & she'd forgotten some of the customs, though everybody expected her to know her way around her "home" country. She felt so frustrated!
It is true that A.D. is like travelling in a foreign country, isn't it?
Irene Honig

Alzheimer's Association
Virginia Bell
801 S. Limestone St., Suite E
Lexington, KY 40508
U.S.A.

PAR AVION

TAIWAN

Abbildung 1: Postkarte der Studentin Irene Honig, die ein freiwilliges soziales Jahr in der Helping Hand of Lexington, Kentucky, absolvierte. Sie studierte anschließend, um Neurologin zu werden.

hat. Wenn wir ihre Welt nicht verstehen, können wir unmöglich eine erfolgreiche Strategie entwickeln, um die Qualität ihrer Pflege und ihres Lebens zu verbessern.

Häufige Gefühle von Personen mit Alzheimer-Demenz

Bei jeder Person wirkt sich die Alzheimer-Krankheit anders aus, aber viele werden eine oder mehrere der in Kasten 1 angeführten Gefühle erleben.

Kasten 1

Häufige Gefühle von Personen mit der Alzheimer-Krankheit

Verlust	*Frustration*
Isolation und Einsamkeit	*Angst*
Traurigkeit	*Paranoia*
Verwirrung	*Wut*
Kummer und Sorgen	*Verlegenheit*

Verlust

Viele Menschen definieren sich zu einem großen Teil durch ihre Arbeit, ihre Beziehungen oder die Dinge, die sie tun. Jemand sagt vielleicht: „Ich bin stolz, ein guter Handwerker zu sein.“ „Ich bin Waynes Mutter/Vater.“ Oder: „Ich bin Hochseefischer.“ Wenn wir gezwungen wären, eine größere Veränderung in unserem Leben vorzunehmen, und man uns diese Rollen wegnehmen würde, würden wir Gefühle eines großen Verlusts empfinden. Menschen mit der Alzheimer-Krankheit verlieren diese Titel und als Folge auch diese wichtigen und bedeutsamen Rollen. Letztendlich werden sie nicht mehr arbeiten können und ihre Lieblingsbeschäftigungen aufgeben müssen, wie Autofahren oder Kochen, Symbole der Unabhängigkeit. Früher oder später mehren sich die Verluste.

Rebecca Riley war sich ihrer Verluste bewusst. Sie sagte: „Natürlich weiß man, dass man es selbst als Erster weiß.“

Isolation und Einsamkeit

Ein Freund von uns brach sich bei einem Skiunfall das Bein und musste die meisten seiner Aktivitäten einen Monat lang einschränken. Er konnte nicht ins Büro gehen, nicht im Fitnessstudio trainieren, gab seine Opernbesuche auf und musste Ausflüge mit Freunden absagen. Er erzählte uns, dass er während seiner Genesung sehr einsam gewesen sei. Als er das erste Mal wieder zur Arbeit ging, war das einer der glücklichsten Tage seines Lebens. „Gott sei Dank muss ich nicht mehr tagsüber fernsehen!“, rief er seinen Arbeitskollegen zu.

Wenn die Alzheimer-Krankheit voranschreitet, haben die Betroffenen oft das Gefühl, zunehmend isoliert zu sein. Sie können nicht mehr Auto fahren und vielleicht nicht mehr ihr wöchentliches Skatspiel spielen, mit Freunden segeln gehen, Holz machen, einkaufen oder auch nur zur Konditorei nebenan gehen. Sie verlieren ihre sozialen Kontakte und, was noch schlimmer ist, ihre Freunde hören allmählich auf, sie zu besuchen. Im Gegensatz zu einem gebrochenen Bein kann ihr Gedächtnis nicht wiederhergestellt werden.

Andere Faktoren können auch zu Isolation und Einsamkeit führen. Die vielen täglichen Aufgaben, um die sich die pflegenden Angehörigen kümmern müssen, wie die persönliche Pflege, der Haushalt, das Bezahlen von Rechnungen und andere Pflichten, können die Zeit reduzieren, die man mit dem Betroffenen verbringen kann. Wenn er aus seiner Stadt wegzieht, um näher bei einem oder mehreren Familienmitgliedern zu sein, kann ihn das zusätzlich von langjährigen Freunden isolieren.

Als frühere Lehrerin, die sich in der Gemeinde engagierte, hatte Rubena Dean oft das Gefühl, bei Aktivitäten außen vor gelassen zu werden. Sie sagte einmal: „Ich habe immer Karten gespielt, ich bin immer Auto gefahren, ich habe immer gearbeitet ... es gibt jetzt in meinem Leben zu viele Dinge, die ich ‚früher immer' gemacht habe."

Traurigkeit

Jeder wird einmal im Leben wegen eines – kleinen oder großen – Ereignisses traurig. Traurigkeit kann mit der Alzheimer-Krankheit einhergehen, besonders bei Menschen mit beginnender Alzheimer-Krankheit, die sich oft darüber bewusst sind, was ihnen bevorsteht (vgl. Kapitel 2 über Depression und Demenz).

Geri Greenway war auf dem Höhepunkt ihrer Karriere als College-Professorin, als man bei ihr mit knapp 50 Jahren die Alzheimer-Krankheit feststellte. Sie war sich der Natur der Krankheit bewusst, und oft saß sie da und bedeckte mit beiden Händen ihre Augen, als ob ihre Welt zu schmerzhaft wäre, um sie anzusehen.

Rebecca Rileys Liste beginnt mit dem einfachen Wort „Depression". Dann schreibt sie: „Habe Angst, dass ich meine Gedanken und Worte nicht ausdrücken kann – deshalb sage ich nichts und werde depressiv."

Verwirrung

Wir alle fühlen uns manchmal verwirrt. Vielleicht kommt ein Freund, auf den man sich sonst immer verlassen kann, nicht zu einer Verabredung zum Mittagessen. Sind wir vielleicht in verschiedene Restaurants gegangen? Vielleicht hat einer von uns die Zeit und das Datum verwechselt. Für viele Menschen mit der Alzheimer-Krankheit ist Verwirrung eine tägliche, sogar stündliche Erfahrung. Der Betroffene ist sich nie einer Sache wirklich sicher – sei es der Tageszeit, des Ortes oder der Leute um ihn herum.

Larkin Myers war zu Hause und sah sich die Olympischen Winterspiele im Fernsehen an, als ihn die Verwirrung ergriff. Als er gerade beobachtete, wie ein Rodler die Ziellinie passierte, trat seine Frau Chris vor den Bildschirm. Er schnappte nach Luft und rief: „Du, du bist mit dem Apparat gefahren?" Als seine Frau verdutzt dreinschaute, insistierte er: „Du bist gerade in diesem Ding angekommen, oder?" Eine Woche später verlieh die Selbsthilfegruppe Chris die „Goldmedaille" in der Pflege-Olympiade.

Kummer und Sorgen

Wir alle machen uns manchmal Sorgen. Eltern machen sich vielleicht wegen ihres Teenagers Sorgen, weil er zur vereinbarten Zeit nicht nach Hause kommt. Familien machen sich vielleicht Sorgen, ob sie genug Geld haben, um am Ende des Monats alle Rechnungen zahlen zu können. Manche Leute machen sich vielleicht sogar Sorgen, ob die Ehe ihres Lieblingsprominenten gefährdet ist, nachdem sie im Supermarkt die neueste Ausgabe einer Boulevardzeitung gelesen haben! Wir können auch hin und wieder eine diffuse Sorge verspüren. Vielleicht können wir es nicht genau in Worte fassen, aber wir sind vielleicht oft oder gelegentlich besorgt.

Die Person mit der Alzheimer-Krankheit kann von Kummer und Sorgen vereinnahmt werden. Ein häufiges Nebenprodukt von Demenz ist, dass der Betroffene nicht zwischen einer kleinen Sorge und einem essenziellen Anliegen unterscheiden kann. Zum Beispiel beginnt sich eine Person in einer Pflegeeinrichtung wegen dunkler Wolken am Himmel, die sie durch ein Fenster sieht, Sorgen zu machen. Wenn man sich nicht darum kümmert, kann diese Sorge ihren Nachmittag zerstören, und damit auch den Nachmittag der Menschen um sie herum.

Willa McCabe, eine pensionierte Grundschullehrerin, machte sich oft wegen der Kinder in ihren Klassen Sorgen. „Ich komme zu spät zur Schule. Ich muss jetzt gehen. Die Kinder warten auf mich“, sagte sie immer hartnäckig, obwohl sie mehr als zwölf Jahre zuvor mit dem Unterrichten aufgehört hatte.

Menschen mit beginnender Alzheimer-Krankheit machen sich vielleicht Sorgen um das, was vor ihnen liegt.

Rebecca Riley machte sich Sorgen darum, was auf sie zukommen könnte. Bezug nehmend auf ein Buch über die Alzheimer-Krankheit sagte sie: „Ich weiß, was passiert. Ich habe das Ende von ‚Der sechsunddreißig-Stunden-Tag‘ gelesen. Sie müssen wissen, ich bin Krankenschwester.“

Frustration

Wir alle kennen die Frustration, die wir verspüren, wenn wir unsere Autoschlüssel verlegen und deshalb zu spät zur Arbeit oder zu einer Verabredung kommen. Wir wissen, dass sie im Haus sind, wir können sie aber nicht finden. Stellen Sie sich die Frustration vor, die mit einem täglichen, stündlichen Verlust der Autoschlüssel oder der Brieftasche einhergeht. Eine Person mit der Alzheimer-Krankheit sucht vielleicht ständig irgendetwas, von dem sie überzeugt ist, es verloren zu haben.

Frustration kann auch dadurch entstehen, dass man alltägliche Aufgaben nicht bewältigen kann. Morgens könnte eine umsichtige Betreuerin für die Frau mit der Alzheimer-Krankheit, für deren Pflege sie zuständig ist, auf dem Bett Kleider liegen lassen. Die Frau starrt auf den Haufen – Strumpfhose, Unterwäsche, eine Bluse, ein Rock, ein Pullover, Schuhe und Schmuck – was zieht man zuerst an?, fragt sie sich. Was einst so einfach gewesen war, ist eigentlich eine komplizierte Reihe von Schritten, die in einer bestimmten Reihenfolge ausgeführt werden: die Strumpfhose vor den Schuhen anziehen, den BH vor der Bluse. Dennoch könnte diese Frau mit der Alzheimer-Krankheit, da sie oft die Fähigkeit verliert, Reihenfolgen zu bilden, die Erfahrung machen, dass sogar der Vorgang des Anziehens zu großem Frust führt.

Da er es gewohnt war, bei der Arbeit seine Vernunft und Problemlösefähigkeiten zu gebrauchen, fasste Brevard Crihfield, der frühere Leiter des Council of State Governments, frustriert seine Erfahrungen mit der Alzheimer-Krankheit mit den Worten zusammen: „Es ist, als ob mein Kopf ein großer Drehknopf ist, der auf ‚Aus' gestellt ist."

Angst

Wir haben mit einer Freundin gesprochen, die mit dem Auto nach New York City gefahren war, wo sie sich ein Stück am Broadway ansehen wollte. Sie hatte einen Parkplatz auf der Straße gefunden, um Geld für das Parkhaus zu sparen, aber nach der Show wurde ihr bewusst, dass sie den genauen Standort ihres Autos vergessen hatte. Sie beschrieb ihre Suche nach dem Auto und ihre wachsende Angst und Panik. Die Straße war verlassen. Hörte sie Schritte hinter sich? Was wäre, wenn jemand das Auto gestohlen hätte? Vergessen, wo sein Auto steht, könnte jedem passieren. Sie hatte wirklich Angst um Leib und Leben. Zum Teil war ihre Angst eingebildet; es gab keine Schritte hinter ihr.

Personen mit der Alzheimer-Krankheit leben vielleicht mit einer Angst, deren Ursachen real oder eingebildet sein können. Zu den häufigsten ängstlichen Gedanken gehören: „Jemand hat mein Geld weggenommen", oder in der Tagesstätte: „Holt mich mein Sohn heute ab?" Sie haben vielleicht Angst vor der Zukunft, vor dem Verlust der Unabhängigkeit oder den Schuldgefühlen, dass sie für ihre Angehörigen eine zu große Last sind. Manchmal entsteht Angst, weil Demenzerkrankungen die visuell-räumliche Wahrnehmung beeinträchtigen können. Diese

Wahrnehmung kann zum Beispiel eine echte Angst vor dem Fallen auslösen, weil der Teppich auf dem Boden ein verwirrendes oder irreführendes Muster hat.

Angst kann ein Grund sein, warum ein Betroffener nicht baden will. Ein anderer will sich vielleicht nicht vor jemandem ausziehen, bei dem er sich nicht erinnern kann, ihn schon einmal getroffen zu haben. Einfache Dinge, die man mit dem Baden assoziiert, wie der Klang des fließenden Wassers und von Wasser umgeben zu sein, können potenziell ziemlich beängstigend sein.

Die Alzheimer-Krankheit jagte Ruby Lee Chiles oft Angst ein. Auch während eines einfachen (und sicheren) Spiels in der Tagesstätte sagte sie oft: „Jemand wird sich verletzen."

Die Welt einer dementen Person kann erschreckend sein.

Paranoia

Viele von uns haben schon Momente der Paranoia, von Verfolgungswahn erlebt. Wenn ein Chef einen Angestellten einige Wochen lang anders behandelt, fragt sich dieser vielleicht, ob der Chef mit seiner Leistung unzufrieden ist und ihn möglicherweise feuern will. Jemand wird vielleicht misstrauisch, wenn zwei Tage hintereinander keine Post kommt. Wird die Post von jemandem gestohlen? Geht sie im Postamt verloren?

Menschen mit der Alzheimer-Krankheit suchen oft nach einer Erklärung für das, was mit ihnen passiert. Warum lassen die Angehörigen sie nicht fahren? Wo ist ihr Geld? Wenn sie keine rationale Erklärung finden können, kommen sie vielleicht auf den Gedanken, dass ihnen jemand auf irgendeine Art schaden will. Sie unterliegen vielleicht einer Täuschung, einer fixen, falschen Vorstellung, dass ihr Kind oder Partner ein Fremder ist, der versucht, sie zu verletzen.

Ruby Mae Morris achtete immer sehr darauf, sich angemessen und modebewusst zu kleiden. Es machte ihr Spaß, sich für besondere Anlässe herzurichten. Als ihre Demenz schlimmer wurde, dachte sie oft an ihre Garderobe. Sie bekam manchmal Paranoia, dass jemand ihre schönen Kleider weggenommen haben könnte.

Wut

Wir alle werden manchmal wütend. Einige Menschen „explodieren" förmlich bei der kleinsten Provokation. Andere werden vielleicht nur dann wütend, wenn sie an die Grenzen ihrer Geduld gebracht werden. Einige werden vielleicht niemals wütend, auch wenn sie es sollten. Traurigerweise reagieren manche Menschen ihre Wut in Form von Gewalt ab. Dennoch hat Wut auch einen konstruktiven Zweck im Leben. Sie kann einem helfen, bei einer Bedrohung zu kämpfen. Durch sie kann man Stress und schädliche Emotionen abführen. Manchmal kann es auch in einer Beziehung heilsam sein, wenn man „etwas loswird“, wütend wird.

Es ist ein Mythos, dass alle oder auch nur die meisten Menschen mit der Alzheimer-Krankheit gewalttätig sind. Dennoch können demente Personen wütend werden, weil sie vielleicht nicht immer verstehen, was um sie herum und mit ihnen geschieht. Diese Reaktionen bestehen vielleicht zunächst aus Frust und werden dann zu Wut, wenn sie nicht beachtet werden.

Wut kann auf einen selbst gerichtet sein. Zum Beispiel könnte ein Betroffener, der einst als Buchhalter gearbeitet hat, sich hinsetzen, um eine Bilanz zu erstellen oder an der Einkommensteuer zu arbeiten, wobei es ihm kaum gelingt, die Summen abzugleichen. Er weiß, dass etwas nicht stimmt, und wird vielleicht frustriert oder wütend auf seine Unfähigkeit, etwas zu tun, das einmal so einfach war. Manchmal wird die Wut auf andere gerichtet, sogar auf das fürsorglichste Familienmitglied.

Thelma Moodys Familie hat für ihre Pflegemaßnahmen einen Begriff, „intime Kameradschaft“, geprägt. Thelma sprach gut auf körperliche Berührung, Musik, das Vorlesen von Geschichten und das einfache Zusammensein mit ihrer Familie an. Und wie es für Menschen ganz normal ist, bekam Thelma manchmal auch Angst und wurde wütend.

Verlegenheit

Wir alle können uns daran erinnern, wie wir einmal von einem Lehrer aufgerufen wurden und die Antwort auf eine Frage nicht wussten. Wie haben wir uns da gefühlt? Wir erinnern uns an das Gefühl, wie unser Kragen enger wurde, die Stimme ins Stocken geriet, die Handflächen schwitzten und das Gesicht rot anlief.

Menschen mit Alzheimer-Demenz befinden sich jeden Tag in einem riesigen Klassenzimmer, in dem sie nie eine genaue Antwort parat haben.

Da er von Natur aus scheu war, wurde Vern Clark manchmal verlegen, wenn er sich in der Tagesstätte nicht gut ausdrücken konnte. Zum Glück wussten die Angestellten und ehrenamtlichen Mitarbeiter, wie sie ihm die nötige Unterstützung geben konnten. Wenn er einen schwierigen Moment hatte, sagte ein Mitarbeiter vielleicht: „Was ich am meisten an Ihnen bewundere, Vern, ist Ihre Kreativität!", oder: „Machen Sie sich keine Sorgen. Ich verwechsle diese Dinge auch manchmal!" Bei solchen Äußerungen verschwand Verns Verlegenheit schnell.

Das Best-Friends-Modell hilft uns zu verstehen, dass alle Gefühle, die demente Personen zum Ausdruck bringen, normal sind. Der Erfolg des Modells rührt daher, dass Freundschaft und liebevolle Pflege negative Gefühle auf ein Minimum reduzieren können und einen positiven Einfluss auf das Verhalten und das tägliche Leben haben.

Fazit

Versuchen sie sich nach der Lektüre dieses Kapitels vorzustellen, wie es wohl ist, die Alzheimer-Krankheit zu haben. Kasten 1 enthält einige der häufigsten Gefühle. Mit dem Arbeitsblatt in Kasten 2 „Wie die Alzheimer-Krankheit erlebt wird" kann der Leser seine eigene Liste mit Erfahrungen erstellen, die Personen mit der Alzheimer-Krankheit seiner Meinung nach machen.

Eine weitere einfache Übung kann dem Leser helfen, die Auswirkungen dieser Krankheit verstehen zu lernen: Nehmen Sie zehn kleine Zettel. Schreiben Sie auf jeden Zettel eine Ihrer Lieblingsbeschäftigungen. Typische Beschäftigungen wären vielleicht, die Enkel zu besuchen, einen Tagesausflug mit dem Auto zu machen, sich einem Lieblingshobby zu widmen, in die Arbeit zu gehen, ein neues Rezept auszuprobieren, Golf zu spielen oder mit einem alten Freund zu telefonieren. Wenn Sie fertig sind, suchen Sie sich eine Aktivität aus, denken Sie daran, wie viel Spaß sie Ihnen macht, und stellen Sie sich dann vor, sie aufzugeben. Nehmen Sie den Zettel mit der Aktivität, zerknüllen Sie ihn und werfen Sie ihn weg. Fahren Sie damit fort, bis Sie alle Zettel weggeworfen haben. Wie fühlen Sie sich?

Wenn einer von uns Probleme mit dem Gedächtnis und dem Urteilsvermögen hätte, wenn einer von uns vor etwas Angst hätte, wenn einer von uns die meisten Lieblingsbeschäftigungen aufgeben müsste, wäre es vollkommen *normal*, niedergeschlagen oder ängstlich zu sein, Dinge zu verstecken, vor einer potenziell bedrohlichen Situation zurückzuweichen oder nach jemandem zu schlagen, von dem wir denken, dass er uns verletzen will.

Kasten 2

Wie die Alzheimer-Krankheit erlebt wird

Wie würde ich mich fühlen, wenn bei mir die Alzheimer-Krankheit diagnostiziert würde?

Was erlebt die betroffene Person, um die ich mich kümmere?

Wie ein amerikanisches Sprichwort sagt, müssen wir manchmal „eine Meile in seinen Schuhen gehen“, uns also in die Lage eines Anderen versetzen, um ihn zu verstehen. Wenn wir diese „Meile“ gehen – oder diesen Marathon laufen, wie es vielen Pflegenden wohl vorkommt – beginnen wir, eine der versteckten Überraschungen dieses Buches zu sehen: Die mit Alzheimer-Demenz assoziierten so genannten unangemessenen Verhaltensweisen sind gar nicht so mysteriös.

Wir müssen daran denken, wie die Alzheimer-Krankheit erlebt wird, und an die Auswirkung, die die Erfahrung auf den Betroffenen hat. Das ist der Ausgangspunkt, um zu lernen, wie man der Person mit der Alzheimer-Krankheit die qualitativ beste Pflege angedeihen lassen kann. Darüber hinaus müssen wir, da sich die Krankheit des Betroffenen nicht ändern wird, uns als Pflegende ändern.

Ob Sie sich zu Hause um jemanden kümmern, aus der Ferne Pflege leisten oder in einer Pflegeeinrichtung, Tagesstätte oder einem anderen professionellen Bereich arbeiten, das Best-Friends-Pflegemodell zeigt Ihnen, wie man in den meisten Situationen reagiert, und bietet Techniken an, mit denen viele der schwierigsten Verhaltensweisen verhindert oder eingeschränkt werden können. Das Ergebnis ist nicht nur eine Verbesserung der Lebensqualität des Betroffenen, sondern auch eine Verbesserung des eigenen Wohlbefindens.

2 Die Grundlagen der Alzheimer-Demenz

Das Best-Friends-Pflegemodell setzt nicht voraus, dass die Pflegenden zu Experten für die medizinischen oder wissenschaftlichen Aspekte der Krankheit werden. Dennoch ist es wichtig, ein paar grundlegende Erkenntnisse über die Alzheimer-Krankheit und die Pflege zu verstehen, um das Best-Friends-Modell umsetzen zu können. Für zusätzliche Informationen zur medizinischen Versorgung, Diagnose und Forschung oder zu einem beliebigen Thema dieses Kapitels wird der Leser auf die ausgewählte Literatur im Anhang verwiesen. Außerdem verfügt jede Vertretung der Deutschen Alzheimer Gesellschaft über viele Broschüren und andere Materialien zu speziellen Themen, die man umsonst oder gegen eine bescheidene Gebühr bekommen kann.

Einige grundlegende, aber wichtige Konzepte zur Alzheimer-Krankheit sollte man jedoch verstehen, damit man die bestmögliche Pflege leisten kann.

Überblick

Ein beträchtlicher Gedächtnisverlust, eine Abnahme der Problemlösefähigkeiten, Veränderungen der Persönlichkeit und der Stimmung, Sprachprobleme und Antriebsverlust sind Zeichen dafür, dass jemand vielleicht die Alzheimer-Krankheit oder eine andere Form von Demenz hat. Eine Demenz kann viele Ursachen haben; sie wird oft definiert als eine Abnahme der intellektuellen Leistungsfähigkeit, die so schwer wiegend ist, dass sie die Fähigkeit eines Menschen beeinträchtigt, gewohnte, alltägliche Aufgaben zu erledigen. Die Symptome der Demenz wie beträchtlicher Gedächtnisverlust, Abnahme des Urteilsvermögens, ungewöhnliche Persönlichkeitsveränderungen oder Antriebsverlust gehören nicht zum normalen Alterungsprozess.

Personen mit Demenz sind nicht geisteskrank, sie täuschen keine Symptome vor und sind auch nicht einfach nur stur.

Das Voranschreiten der Alzheimer-Krankheit wirkt sich auf ausgewählte Bereiche des Gehirns aus, was teilweise erklärt, warum bei dem

Betroffenen einige Fähigkeiten erhalten bleiben und andere verloren gehen. Zum Beispiel ist für das Sprechen ein anderer Teil des Gehirns zuständig als für das Singen; deshalb bleibt bei vielen dementen Menschen die Fähigkeit, sich an Texte zu erinnern und Lieder zu singen, erhalten, auch wenn sich ihre Sprechfertigkeit bereits verschlechtert hat. Auch sind Verhaltensweisen, die wir als seltsam, ungewöhnlich oder störend empfinden, oft die einzige Möglichkeit für einen Betroffenen, sich in einer Welt zurechtzufinden, die für ihn die Realität ist. Wenn jemand beispielsweise seinen Autoschlüssel und Geldbeutel versteckt, ist das eigentlich etwas ganz Normales, was wir vielleicht alle tun würden, wenn wir davon überzeugt wären, dass jemand unsere Wertsachen stehlen will.

Diagnose

Wenn Symptome einer Demenz auftreten, ist es wichtig, dass man die zugrunde liegende Ursache vollständig versteht, sei es die Alzheimer-Krankheit oder eine andere Ursache, wie etwa ein Schlaganfall, die Parkinson-Krankheit, die Huntington'sche Krankheit oder die Pick-Krankheit. Es ist wichtig, die zugrunde liegende Ursache zu kennen, damit dem Betroffenen die beste und angemessenste Pflege zukommt. Eine ärztliche Untersuchung kann ein Problem zutage fördern, das der Alzheimer-Krankheit ähnelt und vielleicht behandelt oder sogar beseitigt werden kann, wenn es früh entdeckt wird. Manche mögliche Ursachen für eine Demenz sind behandelbar, wie etwa manche Infektionen, Probleme mit der Schilddrüse, medikamentöse Nebenwirkungen und Fehlernährung.

Bei der Depression können viele Symptome der Alzheimer-Krankheit auftreten, und Depression tritt bei dementen Personen häufig als zusätzliche Beeinträchtigung auf. Man kann sie durch Beratung, Psychotherapie und/oder mit Medikamenten behandeln. Eine gründliche ärztliche Untersuchung zieht immer die Möglichkeit einer Depression in Erwägung.

Die Alzheimer-Krankheit kann nicht durch einfache Beobachtung diagnostiziert werden. Ein kompetenter Arzt sollte eine umfassende Analyse durchführen, die folgende Punkte enthält: 1) eine ausführliche Anamnese; 2) eine allgemeine körperliche Untersuchung; 3) eine neurologische Untersuchung, die auf Probleme des Nervensystems ausgerichtet ist, indem der Gang des Patienten, seine Augenbewegungen und Reflexe überprüft werden; 4) eine Reihe von Labortests (zum Beispiel Blutsenkung und -zusammensetzung), die auf potenzielle Anomalien wie Infektionen, Anämie, eine Über- oder Unterfunktion der Schilddrüse oder einen zu niedrigen Vitamin-B12-Spiegel hinweisen können.

Weiterhin kann eine Computertomografie (CT) oder Ähnliches in Betracht gezogen werden, um Probleme wie Schlaganfall, Hydrocephalus oder Tumore auszuschließen. Seltener kommt ein Elektroenzephalogramm (EEG) zum Einsatz, mit dem abnorme Hirnaktivitäten aufgespürt werden, die mit möglichen Problemen wie einer Epilepsie verbunden sind.

Ein neuropsychologischer Test sollte durchgeführt werden, zu dem schriftliche Tests und Interviews gehören können, mit denen man das Ausmaß der kognitiven Beeinträchtigung abschätzt. Detaillierte neuropsychologische Untersuchungen können Defizite aufdecken, auch wenn der Patient seine Symptome geschickt zu verbergen versteht. Eine psychiatrische Bewertung wird auch manchmal empfohlen, um eine Depression oder eine andere psychische Krankheit zu ermitteln, die für die Demenz einer Person verantwortlich ist oder dazu beiträgt.

Familien sollten auf die Diagnose eines Arztes vertrauen, der sich mit Demenzen auskennt. Behandelbare Ursachen für eine Demenz werden so gut wie nie übersehen, wenn die Bewertung sorgfältig ausgeführt wird.

Wichtige Schritte, die nach einer Diagnose der Alzheimer-Krankheit in Betracht zu ziehen sind

Familien sollten eine *kompetente Rechtsberatung* aufsuchen, möglichst bei einem Anwalt, der auf Seniorenrecht spezialisiert ist, um eine angemessene Rechts- und Finanzplanung aufzustellen. Dabei sollte die Erlangung dauerhafter Vollmachten, die die Finanzen und die medizinische Versorgung abdecken, Priorität haben. Diese Dokumente erlauben es einem ernannten Betreuer (normalerweise ein Angehöriger), für den Betroffenen finanzielle Entscheidungen und Entscheidungen über Fragen der medizinischen Versorgung zu treffen. Die finanziellen Vollmachten können missbraucht werden, wenn sie einer unzuverlässigen Partei übertragen werden, weshalb die Familien Vorsicht walten lassen sollten.

Familien sollten sich über *örtliche Organisationen*, besonders die nächste Vertretung der Alzheimer Gesellschaft, informieren, die helfen können. Die Dienste einer Tagesstätte sollten, wenn möglich, genutzt werden, weil diese Art von Programm der dementen Person helfen und dem Angehörigen eine Pause von der Pflege verschaffen kann. Darüber hinaus sollten die Familien zu einer Alzheimer-Selbsthilfegruppe gehen, um mehr über die Krankheit zu erfahren und Kontakte zu anderen Pflegenden zu knüpfen.

Neuigkeiten aus der Forschung

Eine zunehmende Anzahl an Arzneimitteln, die die kognitiven Abläufe verbessern und helfen, Extremverhalten leichter in den Griff zu bekommen, findet jetzt schon immer mehr Verbreitung. Die Familie sollte sich über die Forschung auf dem Laufenden halten, indem sie an Vorträgen teilnimmt oder sich über Broschüren und Internetdarstellungen der Deutschen Alzheimer Gesellschaft oder des Kuratoriums der Deutschen Altershilfe informiert. Viele Forschungszentren von Universitäten führen experimentelle Medikamentenforschungen durch. Diese Bemühungen sollten Einzelne und Familien genauestens verfolgen, besonders wenn der Angehörige unter der beginnenden Alzheimer-Krankheit leidet.

Werde ich Alzheimer-Demenz bekommen?

Die Alzheimer-Krankheit kann eine „familiäre Krankheit“ sein, was bedeutet, dass in einigen Familien die Krankheit besonders häufig vorkommt. Forscher glauben, dass Personen mit Angehörigen, die recht früh an Alzheimer-Demenz erkrankt sind, also zwischen ihrem 40. bis 60. Lebensjahr, ein größeres erbliches Risiko haben als solche, deren Angehörige erst mit 80 oder 90 Jahren erkrankt sind. Aber auch wenn man diese Familiengeschichte hat, heißt das noch lange nicht, dass sich die Alzheimer-Krankheit jemals entwickeln wird.

Gentests gibt es zwar, sie sind aber nicht präzise genug, um genau vorherzusagen, ob oder wann jemand erkranken wird. Angehörige, die einen Gentest in Erwägung ziehen, sollten vorsichtig sein, weil es keine Möglichkeit gibt, die Alzheimer-Krankheit zu verhindern, und weil sich die Testergebnisse negativ auf den Abschluss einer Kranken-, Lebens- oder Pflegeversicherung in der Zukunft auswirken können.

Die Autoren erinnern sich an einen lustigen, aber zutreffenden Spruch, mit dessen Hilfe eine Person überprüfen kann, ob sie sich um ihr Gedächtnis Sorgen machen sollte. „Wenn Sie sich daran erinnern, etwas vergessen zu haben, ist das in Ordnung. Wenn Sie vergessen, etwas vergessen zu haben, ist das ein Problem!“ Anders ausgedrückt, es gehört zum Leben, einmal etwas zu vergessen. Im Gegensatz dazu treten vielleicht ernsthafte Demenzsymptome auf, wenn jemand anfängt, fantasievolle Geschichten zu erzählen, um seine Vergesslichkeit zu verbergen – wenn er oder sie zum Beispiel abstreitet, jemals eine Verabredung zum Mittagessen vergessen zu haben oder dass er oder sie Geburtstag hat, obgleich dies tatsächlich der Fall ist.

Kontinuierliche Pflege

Gesundheitliche oder körperliche Probleme, die von der Alzheimer-Krankheit unabhängig sind und unbehandelt bleiben, können den Betroffenen sogar noch mehr verwirren oder zusätzliche Beeinträchtigungen hervorrufen. Die Pflegenden sollten sich um die Reduzierung dieser so genannten unnötigen Beeinträchtigungen kümmern. Dazu zählen beispielsweise die Korrektur von Seh- und Hörproblemen, die Behandlung von Schmerzen und Infektionen, die Behebung eines Nährstoffmangels und die Einschränkung des Alkohol- und Koffeinkonsums. Oftmals kann Inkontinenz von einem Arzt behandelt oder mit einfachen Maßnahmen beherrscht werden. Man sollte nicht davon ausgehen, dass sie unvermeidbar oder nicht behandelbar ist. Arzt oder Gesundheitsamt können die Familien außerdem darüber informieren, mit welchen Mitteln Inkontinenz leichter kontrolliert werden kann.

Die Person mit der Alzheimer-Krankheit sollte durch ein tägliches Training körperlich so aktiv wie möglich gehalten werden. Die Alzheimer-Krankheit ist normalerweise eine langsam fortschreitende Krankheit. Wenn plötzliche Veränderungen auftreten, sollte eine ärztliche Untersuchung erfolgen. Zum Beispiel könnte ein Betroffener, der plötzlich anfängt, auf und ab zu gehen, an einer starken Verstopfung leiden; jemand, der zunehmend lustlos wirkt, könnte ernsthaft dehydrieren, an einer aufkommenden Infektion leiden oder ein Medikament nicht vertragen.

Familien sollten keine Angst davor haben, mit dem Arzt die Verwendung von stimmungsverändernden Medikamenten (Psychopharmaka) zu besprechen, um extreme Verhaltensprobleme in den Griff zu bekommen. Medikamente sind nicht die erste Wahl, können aber in einigen Situationen einen großen Unterschied machen. Zum Beispiel kann die Behandlung einer depressiven Person mit der Alzheimer-Krankheit mit einem Antidepressivum zu erhöhter Aktivität und besserer Lebensqualität führen.

Fragen der Pflege

Die Alzheimer-Krankheit betrifft die ganze Familie. Wir können es uns nicht aussuchen, ob jemand die Krankheit bekommt, aber wir haben die Wahl, wie wir darauf reagieren und ob sie unsere Familie zusammen- oder auseinander bringt.

Pflegende Angehörige können nicht geben, was sie nicht haben. Indem sie ihre Gesundheit erhalten, ihre Aktivitäten und ihr Leben nicht vernachlässigen, werden sie stärker und können die Person mit der Alzheimer-Krankheit besser unterstützen. Bei pflegenden Angehörigen, die Serviceangebote effektiv einsetzen, ist die Wahrscheinlichkeit größer, dass sie die ihnen nahe stehenden Menschen länger bei sich zu Hause behalten und sie selbst länger gesund bleiben.

Fazit

Diese Grundlagen kratzen nur an der Oberfläche aller Informationen, die momentan über die Alzheimer-Krankheit verfügbar sind. Wir legen dem Leser nahe, so viel wie möglich über diese Krankheit in Erfahrung zu bringen. Das Best-Friends-Modell erfordert jedoch kein umfassendes medizinisches Wissen oder einen wissenschaftlichen Hintergrund – das Konzept ist für Familien und Fachkräfte leicht zu erfassen. Wir benötigen kein Studium, um zu lernen, wie man für jemanden zur Vertrauensperson wird.

3 Verbleibende Stärken und Fähigkeiten bewerten

Wir lernen unsere Freunde sehr gut kennen, indem wir Zeit mit ihnen verbringen, mit ihnen reden und sie von ihrer besten und schlechtesten Seite erleben. Das Best-Friends-Modell lehrt uns, dass es wichtig ist, ein klares Bild von der Person mit der Alzheimer-Krankheit zu haben. Dieses Kapitel stellt das Best-Friends-Modell der Bewertung vor. Eine gute Bewertung (in der Fachsprache „Assessment" genannt) zeigt die verbleibenden kognitiven Fähigkeiten eines Betroffenen auf und macht uns auf körperliche Probleme aufmerksam, um die man sich kümmern muss. Genauso wichtig ist, dass durch eine gute Bewertung wichtige Informationen über seine Wertvorstellungen, Überzeugungen und Persönlichkeit verfügbar gemacht werden.

Warum ist diese umfassende Bewertung wichtig? Sie hilft uns, angemessene *Erwartungen* zu entwickeln. Wenn eine Bewertung zum Beispiel ergibt, dass die Person mit der Alzheimer-Krankheit kognitiv beträchtlich eingeschränkt ist, wäre es sicherlich eine Katastrophe für sie, sich an der Einkommensteuerrückzahlung der Familie zu versuchen.

Erwartungen spielen im Leben eine wichtige Rolle. Wir haben viele Erwartungen an unsere Freunde, Familien und Arbeitskollegen. Zum Beispiel erwarten wir vielleicht von einem Freund, bei jedem Termin oder jeder Verabredung pünktlich zu sein; ein anderer Freund von uns kommt vielleicht immer zu spät. Wenn wir unrealistische Erwartungen an unseren unpünktlichen Freund stellen – dass er immer pünktlich sein soll – würde die Freundschaft unter dem andauernden Ärger leiden. Durch realistische Erwartungen lernen wir, unserem undisziplinierten Freund zu sagen, dass wir uns um 13 Uhr zum Matinee treffen, wenn sie tatsächlich erst um 13.30 Uhr beginnt.

Dieses Beispiel zeigt den Vorteil realistischer Erwartungen. Wir können *unser* Verhalten anpassen, um die Schwächen eines Freundes auszugleichen. Das Gleiche gilt in der Alzheimer-Pflege. Wir können uns eine Menge Ärger, Frustration und Wut ersparen, wenn wir angemessene Erwartungen haben und unsere Interaktionen entsprechend anpassen.

Die Best-Friends-Bewertung

Zum Best-Friends-Ansatz für die Durchführung einer Bewertung der Person mit der Alzheimer-Krankheit gehört, die folgenden Ziele erreichen zu wollen:

1. *Den Zustand der kognitiven Fähigkeiten des Betroffenen verstehen.*

Eine gute Bewertung hilft uns dabei, ein Bild vom Zustand der verbleibenden kognitiven Fähigkeiten des Erkrankten zu bekommen. Es ist wichtig, dass man a) das Gedächtnis (Kurzzeit- und Langzeitgedächtnis), b) das Urteilsvermögen (Entscheidungen, die sie immer noch selbst treffen kann), c) die Sprache (ob die Kommunikation einfach oder schwierig ist), d) den Antrieb (ob sie immer noch das Verlangen hat, „aufzustehen und etwas anzupacken" oder Aktivitäten anzufangen) und e) das Problemlöseverhalten (wie gut sie Alltagsprobleme analysieren kann) der Person in Betracht zieht. Schließlich sollte bei der Bewertung das ganze Bild betrachtet und die Frage gestellt werden, ob die allgemeinen kognitiven Fähigkeiten schlecht, ausreichend, gut oder sehr gut sind. Welche Aktivitäten sind im gegenwärtigen kognitiven Zustand immer noch möglich?

2. *Den gegenwärtigen körperlichen Gesundheitszustand verstehen, einschließlich der Sehfähigkeit, des Gehörs sowie der Beweglichkeit.*

Eine gute Bewertung erinnert uns daran, an die körperlichen Stärken und Schwächen des Betroffenen zu denken, und wie sich sein allgemeiner Gesundheitszustand auf unseren Pflegeplan auswirkt. Wir können nicht erwarten, dass ein gebrechlicher älterer Mensch an einer anstrengenden Aktivität im Freien Gefallen finden wird. Diese Information kann uns auch dabei helfen, Probleme zu erkennen, die scheinbar mit der Demenz zu tun haben, aber tatsächlich das Ergebnis anderer Beschwerden sind. Verwirrung könnte beispielsweise auf eine schlechte Sehkraft zurückzuführen sein und nicht auf die Demenz.

3. *Zusätzliche Beeinträchtigungen reduzieren.*

Regelmäßige Bewertungen können sicherstellen, dass wir zusätzliche Beeinträchtigungen im Auge behalten. Dies sind *behandelbare* medizinische Probleme, die, wenn sie nicht behandelt werden, die Symptome der Demenz verschlimmern können.

4. *Die prämorbide und postmorbide Persönlichkeit verstehen.*

Es ist unmöglich, mit jemandem eng befreundet zu sein, ohne seine oder ihre Persönlichkeit wirklich zu kennen. In der Alzheimer-Pflege sollten wir die Elemente der Persönlichkeit eines Betroffenen sowohl vor dem Ausbruch der Krankheit (prämorbid) als auch zum aktuellen Zeitpunkt (postmorbid) notieren, was uns hilft, zu verstehen, welche Veränderungen eingetreten sind. Wenn wir den Eindruck haben, dass eine Veränderung negativ ist, zum Beispiel eine vertrauensvolle Person, die misstrauisch und paranoid wird, können wir uns ein Ziel setzen, um an positiven Veränderungen in diesem Bereich zu arbeiten. Auch wenn es sonst nichts bringt, kann uns ein Persönlichkeitsinventar ein Gefühl dafür geben, wie die Person jetzt, wo sie die Alzheimer-Krankheit hat, auf alltägliche Situationen reagieren wird.

5. *Drei Dinge nennen können, die der Betroffene besonders mag oder auf die er gut reagiert.*

Angehörige verzweifeln oft bei der Alzheimer-Pflege und sagen, dass ihnen nichts einfalle, was der Betroffene gern tut. Dennoch führt eine kleine Diskussion oder ein Denkanstoß fast immer zu einer umfangreichen Liste. Vielleicht findet er Gefallen an folgenden Aktivitäten oder spricht darauf an: Plätzchen backen, Briefe öffnen, einkaufen gehen, Blumen trocknen, umarmt werden, über Tiere reden, spazieren gehen, Musik hören oder Wortspiele. Dieser Teil der Bewertung ist normalerweise nur ein Anfangspunkt, um sich mit den allgemeinen Pflegebedürfnissen der Person und potenziellen Aktivitäten auseinander zu setzen.

6. *Verstehen, wer der Betroffene ist – seine Wertvorstellungen, Überzeugungen und Traditionen.*

Pflegende Angehörige sollten sich ein oder zwei Aussagen überlegen, die die Person vor der Krankheit beschreiben, zum Beispiel: „Er glaubte an harte Arbeit, war ein guter Vater und stolz darauf, in seiner Familie als Erster eine Ausbildung gemacht zu haben.“ Ein weiteres Beispiel wäre vielleicht: „Sie trank gern am Nachmittag mit ihren Freundinnen Tee, engagierte sich aktiv in ihrer Kirche und hatte nie weniger als zwei Katzen im Haus.“ Dies soll im Rahmen der Best-Friends-Bewertung dazu dienen, unsere Pflege wieder auf die Person und ihre Werte, Sorgen und Leistungen zu richten.

Überprüfung des Befindens: „Welche Farbe zeigt die Ampel heute?"

Im Idealfall steht ein Neuropsychologe zur Verfügung, der sich mit der Familie jeden Monat berät. Unseres Wissens lassen die meisten Familien jedoch keine anfängliche neuropsychologische Bewertung durchführen, und falls sie es doch tun, kommen sie vielleicht nur zu einer einmaligen Bewertung mit sporadischen Nachuntersuchungen. Da die Alzheimer-Krankheit voranschreitet, ist es wichtig, keine Vermutungen aufgrund einer eventuell veralteten Bewertung anzustellen. Der Best-Friends-Bewertungsansatz ist, die allgemeine Bewertung regelmäßig zu überprüfen und gegebenenfalls täglich anzupassen.

Eltern erteilen ihren Kindern oft Ratschläge, dass sie auf dem Schulweg Kreuzungen vorsichtig überqueren und einen bestimmten Weg gehen sollen. Gute Eltern sagen ihren Kindern aber auch ausdrücklich, dass jeder Tag anders ist. Jeden Tag sollen die Kinder auf den Verkehr achten, das rote, grüne und gelbe Licht beobachten und nach links und rechts schauen. Der Best-Friends-Ansatz zur Bewertung einer Person mit der Alzheimer-Krankheit ist, das „Licht der Ampel täglich zu überprüfen". Dazu wird eine Spielanleitung benötigt, aber die Pflegenden sollten für Zustandsänderungen offen sein. Die einfachen Bewertungen in diesem Kapitel sollten häufig überprüft werden, wobei die Erwartungen entsprechend angeglichen werden. Schließlich hat der weiter oben erwähnte chronisch unpünktliche Freund vielleicht einen neuen Freund, der ihn inzwischen bekehrt hat. Wenn wir diesem Freund weiterhin sagen, dass er bei allem eine halbe Stunde früher kommen soll, wird *er* es vielleicht sein, der ärgerlich wird!

Ein einfaches Bewertungsformular

Im Anschluss an Kapitel 3 finden Sie in Kasten 3 ein einfach zu benutzendes Formular, das Familien und Pflegekräfte einsetzen können, um die Stärken und Fähigkeiten der Person mit der Alzheimer-Krankheit einzuschätzen. Das Formular kann als Element einer ersten oder kontinuierlichen medizinischen Bewertung verwendet werden. Zum Beispiel können die Familien:

1. das *vollständig* ausgefüllte Formular an den Hausarzt faxen oder schicken, dem sie auch eine Nachricht beifügen können, wenn sie sich Sorgen machen, weil ein Angehöriger Demenzsymptome zeigt. Den Arzt auf das Problem aufmerksam machen heißt, dass er sich

nicht so leicht von den intakten Umgangsformen des Betroffenen täuschen lässt.
2. das ausgefüllte Formular kopieren und es anderen Familienmitgliedern geben, besonders denjenigen, die vielleicht die Krankheit des Betroffenen abstreiten. Alternativ können Sie vorschlagen, dass jedes Familienmitglied das Formular ausfüllt und als Basis für eine Familienbesprechung benutzt.
3. das Formular regelmäßig verwenden, um den Verlauf der Krankheit aufzuzeichnen und zu verstehen, wie der Pflegeplan eventuell aktualisiert werden muss.

Die Autoren ermuntern alle Familien dazu, dieses Formular ihrem Arzt oder anderen Verantwortlichen zu zeigen. Es sollte jedoch niemals eine medizinische Untersuchung oder einen neuropsychologischen Test ersetzen.

Über Stadien

Das Best-Friends-Modell erinnert uns daran, dass wir uns gute Freundschaften anschauen sollten, um Lektionen über die Pflege zu lernen. Eine solche Lektion besagt, dass Freunde sich nicht ständig formal bewerten. Gute Freunde haben immer ein Gespür für die täglichen Launen des anderen; sie bemerken dabei neue Interessen, hören zu und sind flexibel.

Das ist teilweise der Grund, warum das Best-Friends-Pflegemodell die Menschen nicht in „Krankheitsstadien" steckt. Wir haben zum Beispiel gehört, wie Fachleute von drei bis 13 Stadien der Alzheimer-Krankheit sprachen! Diese Aussage allein legt nahe, dass „Stadien" nicht besonders hilfreich sind. Das Best-Friends-Modell lehnt Stadien aus mehreren Gründen ab:

1. *Die Alzheimer-Krankheit schreitet kontinuierlich voran.*

Jede Familie wird Ihnen sagen, dass es gute und schlechte Tage gibt. Obwohl es zu einer allgemeinen Verschlechterung der kognitiven Fähigkeiten kommt und schließlich auch zum körperlichen Verfall, geht man nicht eines Abends im „zweiten Stadium" ins Bett und wacht am nächsten Morgen im „dritten Stadium" auf.

2. *Stadien können irreführend sein.*

Die Familien lassen sich entweder von einem falschen Gefühl der Sicherheit einlullen, oder sie haben zu viel Angst vor starren Stadien. Einige Familienmitglieder haben den Autoren zum Beispiel gesagt, dass „Mutter nicht herumwandert, weil sie erst im ersten Stadium ist". Tatsächlich besteht bei den meisten Menschen mit der Alzheimer-Krankheit das Risiko, dass sie herumwandern. Die Familien können außerdem von der ausnahmslos negativen Sprache verschreckt werden, die im Zusammenhang mit Stadien verwendet wird, zum Beispiel: „In diesem Stadium verlieren sie die Sprache, wandern herum, brennen das Haus nieder und verschenken ihr ganzes Geld."

3. *Das Verhalten ändert sich.*

Einige störende oder schwierige Probleme und Verhaltensweisen scheinen mit dem Fortschreiten der Krankheit abzunehmen, während andere Herausforderungen allmählich in den Vordergrund treten. Es ist hilfreicher und lässt mehr Hoffnung aufkommen, wenn man sich *während des ganzen Krankheitsverlaufs* auf die Stärken jedes Einzelnen konzentriert.

4. *Stadien geben Menschen Etikette.*

Im Hinblick auf Schulsysteme wurde über das Für und Wider des Etikettierens von Kindern und der Überprüfung ihrer Fortschritte debattiert, angesichts der Sorge, dass *die Ergebnisse immer den Erwartungen entsprechen.* In der Alzheimer-Pflege könnte das Einteilen in Stadien die Erwartungen höher oder niedriger werden lassen, als sie sein sollten.

Die Alzheimer-Pflege sollte keine standardisierte Pflege sein.

Fazit

Die meisten Bewertungen von Personen mit der Alzheimer-Krankheit konzentrieren sich auf ihre Probleme. Die Best-Friends-Bewertung unterscheidet sich dadurch, dass sie uns auffordert, die verbleibenden Stärken und Fähigkeiten in Betracht zu ziehen. Diese Verlagerung des Brennpunkts fordert die Pflegenden heraus, besonders Pflegefachkräfte in Tagesstätten oder anderen Einrichtungen, nach kreativen Lösungen zu suchen.

Das Best-Friends-Modell verlangt auch eine kontinuierliche Bewertung. Es funktioniert einfach nicht, wenn man den Zustand der Person nur ein- oder zweimal im Jahr bewertet. Wir müssen jeden Tag „den Verkehr überprüfen" und unsere Erwartungen an den Betroffenen (und uns selbst) entsprechend anpassen.

Kasten 3

Die Best-Friends-Bewertung

1. *Kreuzen Sie die zutreffenden Kästchen an, um die kognitiven Fähigkeiten des/der Betroffenen zu bewerten.*

	Schlecht	Ausreichend	Gut	Sehr gut
Gedächtnis	☐	☐	☐	☐
Urteilsvermögen	☐	☐	☐	☐
Sprache	☐	☐	☐	☐
Antrieb	☐	☐	☐	☐
Problemlösung	☐	☐	☐	☐
Aufgeschlossenheit für Anweisungen/Bitten	☐	☐	☐	☐
Allgemeine kognitive Leistungsfähigkeit	☐	☐	☐	☐

2. *Kreuzen Sie die zutreffenden Kästchen an, um den allgemeinen Gesundheitszustand des/der Betroffenen zu bewerten.*

	Schlecht	*Ausreichend*	*Gut*	*Sehr gut*
Sehen	☐	☐	☐	☐
Hören	☐	☐	☐	☐
Beweglichkeit	☐	☐	☐	☐
Allgemeiner Gesundheitszustand	☐	☐	☐	☐

3. *Kreuzen Sie die Wörter an, die die Persönlichkeit des/der Betroffenen vor der Krankheit und heute beschreiben.*

Persönlichkeitsmerkmale	*Vor der Krankheit*	*Heute*
Zufrieden	_____	_____
Extrovertiert	_____	_____
Schicksalsergeben	_____	_____
Freundlich	_____	_____
Glücklich	_____	_____

Persönlichkeitsmerkmale	Vor der Krankheit	Heute
Introvertiert	_____	_____
Zurückhaltend	_____	_____
Ernst	_____	_____
Misstrauisch	_____	_____
Scheu	_____	_____

Geben Sie an, welche Persönlichkeitsmerkmale sich verändert haben. Können Sie mögliche Auslöser (z. B. Menschen, Orte, Tageszeit) oder Gründe für die Veränderung nennen?

Veränderung _______________ Grund _______________
____

Veränderung _______________ Grund _______________
____

Veränderung _______________ Grund _______________
____

4. Nennen Sie die drei schwierigsten Verhaltensweisen des/der Betroffenen:

Können Sie mögliche Auslöser (z. B. Menschen, Orte, Tageszeit) angeben, die diese Verhaltensweisen verursachen?

Problem _______________ Auslöser _______________
____

Problem _______________ Auslöser _______________
____

Problem _______________ Auslöser _______________
____

5. Nennen Sie mindestens drei Dinge, die der/die Betroffene offenbar besonders mag oder auf die er/sie besonders anspricht:

6. Nennen Sie drei Eigenschaften der/des Betroffenen, die andere kennen sollten. (Zu diesen Eigenschaften können Werte, Überzeugungen, Traditionen oder Leistungen gehören.)
   Wie hätte er/sie sich selbst in ein paar Worten beschrieben, wenn man ihn/sie darum gebeten hätte?

Teil II – Das Best-Friends-Pflegemodell

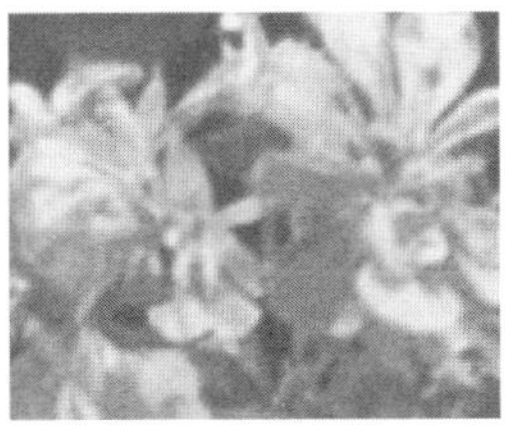

Wie das Konzept der Grundrechte für Menschen mit der Alzheimer-Krankheit zu einer verbesserten Pflege- und Lebensqualität führen kann, die Bedeutung des Wissens über die Lebensgeschichte der Person und ihrer Einbindung in die tägliche Pflege und das Konzept des „Geschicks" für die Pflege.

4 Die Grundrechte von Menschen mit Alzheimer-Demenz

Rebecca Riley wollte ihre Zukunft planen. Sie hatte Glück, weil ihr Ehemann Jo ihr größter Unterstützer und Fürsprecher war. Er vertrat ihre Positionen, als sie nicht mehr für sich selbst sprechen konnte. Was passiert mit Menschen mit der Alzheimer-Krankheit, die alleine sind oder Pfleger haben, die weit entfernt sind? Wer spricht für sie?

Wir glauben, dass die Zeit für eine Erklärung der Grundrechte von Menschen mit der Alzheimer-Krankheit gekommen ist (Kasten 4). Die Grundrechte können Pflegekräften als Prüfstein dienen, ob sie die Bedürfnisse der Klienten befriedigen. Die Grundrechte können den Pflegekräften und Familien behilflich sein, wenn es um ethische Fragen in der Pflege geht. Sie können für Menschen mit beginnender Alzheimer-Krankheit von Nutzen sein, wenn sie verschiedene Optionen in Betracht ziehen und für die Zukunft planen. Schließlich können diese Grundrechte denen nützen, die nicht für sich sprechen können.

Im Folgenden wollen wir die einzelnen Grundrechte näher beleuchten. (Sie sind in Kasten 4, S. 48, als praktische Liste abgedruckt, die in Pflege-Einrichtungen, Tagesstätten etc. aufgehängt werden kann.)

Über die eigene Diagnose informiert zu werden

Normalerweise wird ein Patient über eine ernste medizinische Diagnose informiert, auch wenn seine Familie dagegen ist. Zum Beispiel ist es höchst ungewöhnlich, dass ein Arzt einen Patienten über die Diagnose, dass er unheilbar an Krebs erkrankt ist, nicht in Kenntnis setzt. Wenn der Betroffene fragt: „Was stimmt mit mir nicht?“, sollte man ihm sagen, dass er ein gesundheitliches Problem hat, das sich auf den Denkprozess, das Gedächtnis und das Urteilsvermögen auswirkt. Wenn er fragt: „Ist es Alzheimer?“, sollte man ihm die Wahrheit sagen. Dem Betroffenen die Wahrheit und die Gründe für den körperlichen und psychischen Zustand vorzuenthalten, kann grausamer sein als die Folgen dieser Krankheit.

Kasten 4

Die Grundrechte von Menschen mit der Alzheimer-Krankheit

Jede Person, bei der die Alzheimer- oder eine verwandte Krankheit diagnostiziert wurde, verdient die folgenden Rechte:

Über die eigene Diagnose informiert zu werden.

Eine angemessene, kontinuierliche medizinische Versorgung zu erhalten.

So lange wie möglich in der Arbeit und beim Spiel produktiv zu sein.

Wie ein Erwachsener behandelt zu werden und nicht wie ein Kind.

Ernst genommen zu werden, wenn man seine Gefühle ausdrückt.

Frei von Psychopharmaka zu sein, wenn möglich.

In einer sicheren, strukturierten und vorhersehbaren Umgebung zu leben.

Sich an sinnvollen Aktivitäten zu erfreuen, die den Tag füllen.

Regelmäßig ins Freie zu kommen.

Körperlichen Kontakt zu haben, einschließlich Umarmungen, Liebkosungen und Händehalten.

Mit Menschen zusammen zu sein, die die eigene Lebensgeschichte kennen, einschließlich kultureller und religiöser Traditionen.

Von Menschen versorgt zu werden, die in der Demenz-Pflege gut ausgebildet sind.

Eine angemessene, kontinuierliche medizinische Versorgung zu erhalten

Es sind große Schritte unternommen worden, die Öffentlichkeit darüber aufzuklären, wie wichtig es ist, eine gründliche medizinische Bewertung durchzuführen, wenn Demenzsymptome auftreten. Einige Demenzen können behandelt werden. Dennoch haben Familien Mühe damit, eine angemessene, kontinuierliche Versorgung durch Ärzte mit geriatrischer Erfahrung zu finden, wenn die Alzheimer-Krankheit diagnostiziert worden ist. So, wie die Frauen erfolgreich für eine medizinische Versorgung gekämpft haben, die auf ihre besonderen Bedürfnisse und Sorgen Rücksicht nimmt, müssen wir jetzt für eine bessere Altenpflege kämpfen.

So lange wie möglich in der Arbeit und beim Spiel produktiv zu sein

Wir alle haben das Bedürfnis, einen Beitrag zur Welt um uns herum zu leisten und ein Teil von ihr zu sein – sei es durch Arbeit, Freizeit oder auch die Unterstützung bei einer einfachen Routinearbeit. Personen mit beginnender Alzheimer-Krankheit sollten ermutigt werden, ihren beruflichen Interessen so lange wie möglich nachzugehen. Menschen in der mittleren oder späten Alzheimer-Krankheit profitieren jeden Tag von sinnvollen Aktivitäten.

Wie ein Erwachsener behandelt zu werden und nicht wie ein Kind

Der Betroffene hat ein erfülltes Leben gelebt, das reich an Erfahrungen war. Auch wenn die Krankheit schon weit fortgeschritten ist, hat er sich noch einen gewissen Sinn für seine persönliche Geschichte, seine Leistungen und seine Werte bewahrt, wenn man ihm Anhaltspunkte gibt. Aktivitäten und Sprache sollten dem Alter angemessen und sinnvoll sein. Ein ehemaliger Bundesrichter sollte nicht angehalten werden, Papierfiguren auszuschneiden. Man sollte mit Menschen, die 70, 80 Jahre alt sind, nicht reden, als wären sie sieben Jahre alt.

Ernst genommen zu werden, wenn man seine Gefühle ausdrückt

Pflegekräfte, Angehörige und andere wissen, dass viele demente Menschen über ihre Gefühle und ihren Verlust reden wollen, auch wenn sie ihre Sorgen nicht immer vollständig artikulieren können. Angehörige und Fachleute sollten gewillt sein, zuzuhören und sich einzufühlen. Wir hoffen, dass der wachsende Trend, Selbsthilfegruppen für Menschen mit beginnender Alzheimer-Krankheit zu bilden, anhält. Sie sind für demente Menschen ein wertvoller Service.

Frei von Psychopharmaka zu sein, wenn möglich

Stimmungsverändernde Medikamente bzw. Psychopharmaka können eingesetzt werden, um Schlaflosigkeit, Angst, Herumwandern, Aggressionen oder andere schwierige Verhaltensweisen zu bekämpfen.

Obwohl diese Medikamente hilfreich sein können, können sie auch die Verwirrung verstärken. Die meisten Probleme kann man besser durch Verhaltensinterventionen in den Griff bekommen oder ganz vermeiden, indem man besser über die Krankheit aufklärt, das Personal in den Einrichtungen besser schult und das Best-Friends-Pflegemodell anwendet. Umarmungen sind für gewöhnlich effektiver als Medikamente.

In einer sicheren, strukturierten und vorhersehbaren Umgebung zu leben

Ob es sich um ein Heim oder eine Einrichtung der Langzeitpflege handelt, die Wohnumgebung sollte auf die Bedürfnisse des Betroffenen ausgerichtet werden. Sie sollte sicher und gut beleuchtet sein, Bereiche zum Spazieren und Herumgehen bieten, nicht unordentlich sein und freundlich wirken. Sie sollte für einen strukturierten Plan für Aktivitäten und die Einnahme der Mahlzeiten sorgen. Struktur und Vorhersehbarkeit haben nichts mit Langeweile zu tun – eine reichhaltige Umgebung, die die Sinne stimuliert (z. B. frische Blumen auf dem Tisch, der Geruch von frisch gebackenem Brot) kann der Person mit der Alzheimer-Krankheit immer noch ein Gefühl der Sicherheit geben.

Sich an sinnvollen Aktivitäten zu erfreuen, die den Tag füllen

Die Aktivitäten sollten nach Möglichkeit so individualisiert werden, dass die Fähigkeiten und Interessen des Betroffenen berücksichtigt werden. Man sollte ihm eine Aufgabe geben, die er erledigen muss. Aktivitäten, die die Sinne mit Farben, Düften, Oberflächenstrukturen, Musik und dem Geschmack von gesunden Nahrungsmitteln stimulieren, sind ideal. Sportliche Betätigungen wie Gehen, Tanzen, Ballwerfen oder Dehnungsübungen sollten nach Möglichkeit zum täglichen Leben gehören. Vor allem werden positive, optimistische und lebensbejahende Aktivitäten gefördert.

Regelmäßig ins Freie zu kommen

Demente Menschen sollten regelmäßig an die frische Luft kommen und den Sonnenschein genießen. Im Freien können sich auch Aktivitäten ergeben, die Spaß machen, wie etwa das Beobachten von Blumen, Vögeln oder auch Menschen. Das bloße Gefühl von warmen Sonnenstrahlen kann die Stimmung aufhellen und die Sinne anregen. Aktivitäten im Freien sind besonders wichtig für Menschen in Einrichtungen, die die meisten Aktivitäten auf den Innenbereich beschränken.

Körperlichen Kontakt zu haben, einschließlich Umarmungen, Liebkosungen und Händehalten

Etwas so Einfaches wie eine Berührung kann ängstliche Menschen beruhigen und ihnen große Freude bereiten. Eine kräftige Umarmung kann jemanden ablenken, der kurz vor einem Wutausbruch steht. Wenn es keine sexuelle Beziehung mehr gibt, können Händehalten und Umarmungen dem dementen Menschen und seinem Partner helfen, sich einander nahe zu fühlen.

Mit Menschen zusammen zu sein, die die eigene Lebensgeschichte kennen, einschließlich kultureller und religiöser Traditionen

Wenn man die Lebensgeschichte und die Traditionen eines Betroffenen kennt, wirkt sich das auf alle Aspekte der Alzheimer-Pflege positiv aus. Die Kommunikation verläuft besser, wenn die Pflegekräfte Stichwörter geben können. Vorlieben und Abneigungen können bestätigt werden. Außerdem können geeignete Aktivitäten geplant werden, die die persönlichen Interessen und Traditionen berücksichtigen. Es wäre beispielsweise unangebracht, jemanden zu einer Polka aufzufordern, wenn er oder sie einer Religion angehört, die das Tanzen verbietet.

Von Menschen versorgt zu werden, die in der Demenz-Pflege gut ausgebildet sind

Obwohl pflegende Angehörige so viel wie möglich über die Demenz-Pflege lernen sollten, haben sie das Recht, von professionellen Helfern eine kompetente Pflege zu *verlangen*. Das Lesen von Büchern über Demenz-Pflege, die Teilnahme an Selbsthilfegruppen und der Besuch von Workshops und Konferenzen gibt Familien und professionellen Helfern mehr Ressourcen, um eine gute Pflege zu bieten und die Lebensqualität des Betroffenen zu verbessern.

Fazit

Wie die Grundrechte in der amerikanischen Verfassung sind die Grundrechte von Menschen mit der Alzheimer-Krankheit nicht absolut. Um ein berühmtes Beispiel aus dem Verfassungsrecht anzuführen: Das Recht auf freie Meinungsäußerung erlaubt es einem nicht, in einem vollen Theater „Feuer!" zu rufen, wenn es gar nicht brennt. Genauso müssen bei den Grundrechten von Menschen mit der Alzheimer-Krankheit die kognitiven Fähigkeiten und die medizinische Situation des Betroffenen berücksichtigt werden.

Dennoch werden Einzelne, Familien und professionelle Helfer, die diese Rechte anerkennen, feststellen, dass das Ergebnis ein besserer Pflegeplan und eine erhöhte Sensibilität für die Bedürfnisse der Person mit der Alzheimer-Krankheit ist. Einrichtungen, die diese Rechte anerkennen, werden die Familien über ihren Anspruch informieren, den dementen Personen die bestmögliche Pflege zu bieten.

Schließlich hoffen wir, dass diese Rechte, bis ein Heilmittel gegen die Alzheimer-Krankheit gefunden wird, Menschen mit beginnender Alzheimer-Krankheit beruhigen werden. Sie können diese Grundrechte dazu benutzen, über ihre Ängste und Sorgen zu sprechen und so weit wie möglich an Entscheidungen über ihre Zukunft mitzuwirken.

5 Die Kunst der Freundschaft

Woche für Woche mit Dicy zu verbringen, sie kennen zu lernen, das war etwas Besonderes. Wir wurden gute Freunde. Nein – wir wurden die besten Freunde.

T. J. Todd, ehrenamtlicher Mitarbeiter in einer Tagesstätte, Lexington, Kentucky

Es scheint, dass ein guter Freund das ist, was die Person mit der Alzheimer-Krankheit wirklich braucht. So, wie viele von uns Freunde haben, die immer da sind, wenn wir sie brauchen, profitieren Menschen mit der Alzheimer-Krankheit von einem Helfer, der zum richtigen Zeitpunkt das Richtige sagt oder macht.

Der „Best-Friends"-Ansatz hat das Helping-Hand-Programm der Alzheimer's Association in Lexington/Bluegrass, das 1984 ins Leben gerufen wurde, zu einem der angesehensten Tagesstättenprogramme für Menschen mit Alzheimer-Demenz in den USA gemacht. Im Rahmen dieses Programms bieten gut ausgebildete ehrenamtliche Mitarbeiter eine individuelle Pflege für Tagesgäste mit der Alzheimer-Krankheit.

Als das Programm gestartet wurde, bestand das Ziel darin, genügend ehrenamtliche Mitarbeiter zu finden, um eine individuelle Pflege anbieten zu können. Da das Programm anfangs klein war und von der Gemeinde stark unterstützt wurde, wurde dieses Ziel erreicht. Die ehrenamtlichen Mitarbeiter empfanden es als lohnend, und im Jahre 2002 waren sage und schreibe 125 freiwillige Mitarbeiter in dem Programm aktiv, viele von ihnen seit über 15 Jahren.

Als wir begannen, dieses Modell der Alzheimer-Pflege zu entwickeln, kam uns immer wieder der Erfolg des Helping-Hand-Programms und anderer Tagesstätten in den Sinn, die wir überall in den Vereinigten Staaten besucht hatten. Die angestellten und ehrenamtlichen Mitarbeiter dieser Programme erreichten ein Pflegeniveau, das viele professionelle Helfer überraschte. Den dementen Tagesgästen wie auch den ehrenamtlichen Mitarbeitern ging es prächtig. Wie konnte man diesen Erfolg erklären?

Uns wurde bald klar, dass diese Tagesstätten Freundschaft schlechthin verkörperten. Die Beziehungen zwischen den Angestellten, ehrenamtlichen Mitarbeitern und Tagesgästen waren ein typisches Beispiel für die Kunst der Freundschaft. Wir trafen auf sehr viel Engagement, Geben und Nehmen und Humor. Die Leute schienen zusammen sein zu wollen. Diese Einsichten führten uns zu der Ansicht, dass eine enge Beziehung zwischen guter Freundschaft und bestmöglicher Alzheimer-

Pflege besteht. Tatsächlich lassen sich in den Merkmalen einer guten Freundschaft Lektionen über die Alzheimer-Pflege finden, die das Fundament für das Best-Friends-Modell bilden.

In Kasten 5 werden die Merkmale der Freundschaft aufgeführt und ihr Bezug zur Alzheimer-Pflege dargestellt. Sie werden in diesem Kapitel einzeln beschrieben.

Freunde kennen die Geschichte und Persönlichkeit des anderen

Normalerweise werden Menschen Freunde, weil sie etwas gemeinsam haben; vielleicht haben sie zusammen Abitur gemacht oder an der gleichen Universität studiert, oder sie gehen beide gerne zum Kegeln. Während die Freundschaft wächst, erfahren sie mehr über den anderen – wie viele Geschwister er oder sie hat, den Geburtstag und Geburtsort, kulturelle und religiöse Traditionen, Hobbys und besondere Leistungen. So gut wir unsere Freunde auch zu kennen glauben, kommt es doch oft zu Überraschungen. Vielleicht entpuppt sich ein Freund, von dem wir einmal dachten, dass er nur Schlager hört, als leidenschaftlicher Opernfan.

Freunde können mit der Zeit auch die Stimmung und Persönlichkeit des anderen gut einschätzen. Ein Freund entwickelt ein gewisses Gespür – wo und wann man jemanden besser nicht reizt. Freunde verstehen auch allmählich den Problemlösestil des anderen und wissen, wann Ratschläge willkommen sind und wann sie einem vielleicht übel genommen werden.

Freundschaft in der Alzheimer-Pflege

Ein guter Freund wird zum Gedächtnis der Person mit der Alzheimer-Krankheit.

Es ist oft schwierig, biografische Informationen von dem Betroffenen zu bekommen. Er hat vielleicht einen großen Teil seiner Vergangenheit vergessen oder kann sich einfach nicht an die Namen von Menschen, Orten oder Dingen in seinem Leben erinnern. Ein guter Freund sollte so viel wie möglich über ihn in Erfahrung bringen (siehe Kapitel 6 für eine ausführlichere Erklärung dieses Punkts), um Stichworte und Hinweise geben zu können, mit denen er sich an seine früheren Leistungen erinnern kann.

Richter Jean Auxier genoss als U. S. Attorney for the Eastern District of Kentucky, einer angesehenen Position als Richter, großen Respekt. Als bei ihm die Alzheimer-Krankheit ausbrach, sprach er kaum noch. Dennoch strahlte er, wenn man ihn an seine Leistungen erinnerte, und er lachte laut, als ein alter Freund schelmisch sagte: „Wissen Sie, Richter, ich habe Ihnen nie verziehen, dass Sie mich zu fünf bis zehn Jahren verurteilt haben."

Der Besucher des Richters sagte genau das Richtige.

Howard Shipps, ein pensionierter Lehrer für das Priesterseminar, kam jeden Tag mit Mantel und Krawatte in die Tagesstätte, bereit zur Arbeit. Er strahlte, wenn er an seinen früheren Erfolg als Lehrer erinnert wurde, und als er als hochrangiger Professor für Kirchengeschichte vorgestellt wurde, lächelte er und sagte: „Ja, und noch viel mehr!"

Howard hätte still und unbeteiligt dagesessen, wenn man ihn nicht an seine Vergangenheit erinnert hätte.

Ein guter Freund ist für die Traditionen, die die Person mit der Alzheimer-Krankheit geprägt haben, sensibel.

Auch bei fortgeschrittener Krankheit erhält sich der Betroffene oft seine Werte und Traditionen.

Joe Blackhurst sprach oft über seine Kindheit in Schottland. Eines Tages kam eine ehrenamtliche Mitarbeiterin, die gerade von einer Reise nach Schottland zurückgekommen war, mit Souvenirs zur Tagesstätte und trug sogar einen Kilt, den sie der Gruppe zeigte. Sie erwartete, dass Joe von ihren Geschichten begeistern sein würde. Aber als er sich an seine Kindheit erinnerte, runzelte er die Stirn und sagte, dass (zu seiner Zeit) eine Frau nie einen Kilt getragen hätte! Er erinnerte sich richtig. Als Joe in Schottland lebte, trugen die Frauen nie Kilts.

Joe Blackhurst ist stolz auf seine Abstammung und mag es gern, wenn man ihn daran erinnert, dass er Schotte ist.

Leota Kilkenny hat in der Tagesstätte (die sich in einem Kirchengebäude befand) immer gern zu Mittag gegessen. Eines Tages weigerte sie sich zu essen und sagte: „Ich kann nicht. Ich darf jetzt nicht." Nachdem mehrere Versuche, sie zum Essen zu bewegen, fehlgeschlagen hatten, fing sie an, sich aufzuregen. Das Personal erlaubte ihr, die Mahlzeit auszulassen.

Kasten 5

Elemente der Freundschaft und der Alzheimer-Pflege

- **Freunde kennen die Geschichte und Persönlichkeit des anderen**

  In der Alzheimer-Pflege sollte ein guter Freund

  zum Gedächtnis des Betroffenen werden;

  die Traditionen des Betroffenen berücksichtigen

  sich mit der Persönlichkeit, den Launen und dem Problemlösestil des Betroffenen auseinander setzen.

- **Freunde unternehmen etwas zusammen**

  In der Alzheimer-Pflege sollte ein guter Freund

  den Betroffenen in tägliche Aktivitäten und Routinearbeiten einbinden;

  die Initiative ergreifen;

  Aktivitäten mit früheren Fähigkeiten und Interessen verknüpfen;

  dem Betroffenen die einfacheren Dinge im Leben schmackhaft machen;

  daran denken, besondere Anlässe zu feiern.

- **Freunde sprechen miteinander**

  In der Alzheimer-Pflege sollte ein guter Freund

  geschickt zuhören;

  geschickt reden;

  geschickt Fragen stellen;

  beim Sprechen die Körpersprache einsetzen;

  behutsam zur Teilnahme an Gesprächen ermuntern.

- **Freunde bauen das Selbstwertgefühl auf**

  In der Alzheimer-Pflege sollte ein guter Freund

  oft Komplimente machen;

  sorgsam nach der Meinung oder um Rat fragen;

  immer seine Unterstützung anbieten;

  seine Glückwünsche aussprechen.

- **Freunde lachen oft**

  In der Alzheimer-Pflege sollte ein guter Freund

  Witze und lustige Geschichten erzählen;

  Gelegenheiten zu spontanem Humor nutzen;

  oft über sich selbst lachen.

- **Freunde sind gleichwertig**

  In der Alzheimer-Pflege sollte ein guter Freund

  nicht herablassend mit dem Betroffenen reden;

  immer daran arbeiten, die Würde des Betroffenen zu schützen, „das Gesicht zu wahren";

  nicht die Rolle eines Aufpassers übernehmen;

  erkennen, dass jeder vom anderen lernen kann.

- **Freunde arbeiten an der Beziehung**

  In der Alzheimer-Pflege sollte ein guter Freund

  nicht überempfindlich sein;

  mehr als 50% der Arbeit erledigen;

  eine vertrauensvolle Beziehung aufbauen;

  oft seine Zuneigung zeigen.

Später löste ihre Tochter Ann das Rätsel, als sie berichtete, dass sie während der Autofahrt zur Tagesstätte ihrer Mutter erzählt hatte, dass sie zu dem Programm „in der Kirche" fahren würden. Ann sagte dem Personal: „Meine Mutter ist katholisch und hat wohl geglaubt, dass sie in ihre Kirche gehen und die Kommunion empfangen würde. Sie hält sich an den Brauch, dass man eine Stunde vor der Kommunion nichts isst."

Dies ist ein Beispiel dafür, wie eine tief verwurzelte Tradition, auch wenn sie nicht mit Worten ausgedrückt werden kann, die tägliche Pflege beeinflusst.

Ein guter Freund lernt die Persönlichkeit, die Launen und den Problemlösestil der Person mit der Alzheimer-Krankheit kennen.

Die Persönlichkeit und der Problemlösestil ändern sich manchmal mit dem Ausbruch der Alzheimer-Krankheit, aber in den meisten Fällen bleiben die zu Grunde liegende Einstellung und die Wesensart erhalten. Zum Beispiel kann ein Betroffener, der mit widrigen Umständen immer gut zurechtgekommen ist, diese Widerstandsfähigkeit zum Teil trotz Alzheimer-Krankheit beibehalten. Jemand, der immer das Sagen oder Autorität hatte, reagiert oft nicht sehr freundlich, wenn man ihm Vorschriften macht.

Marydean Evans hat ihren Freunden und ihrer Familie immer gesagt, dass sie ein Morgenmuffel sei und bis zum Vormittag schlecht gelaunt sein könne. Die Angestellten und ehrenamtlichen Mitarbeiter nahmen darauf Rücksicht und grüßten sie immer mit einer Bemerkung wie: „Marydean, ich weiß, dass Sie ein Morgenmuffel sind. Könnte etwas Kaffee vielleicht helfen? Vielleicht fünf Tassen?"

Da sie Marydeans Eigenart kannten, drängten die Mitarbeiter sie nie dazu, am frühen Morgen bei irgendetwas mitzumachen. Sie respektierten ihren Wunsch, langsam mit einer Tasse Kaffee wach zu werden.

Freunde unternehmen etwas zusammen

Viele Freundschaften beginnen am Arbeitsplatz, in der Nachbarschaft oder in der Schule. Menschen treffen sich, entdecken gemeinsame Interessen und bauen eine Freundschaft auf der Basis gemeinsamer Aktivitäten auf. Freunde haben an allen möglichen Aktivitäten Spaß, wie etwa ins Kino gehen, spazieren gehen, Sport treiben, eine Reise unternehmen oder Urlaub machen, an einem ehrenamtlichen Projekt mitwirken, Handarbeiten machen, einkaufen gehen oder einfach miteinander telefonieren.

Aktivitäten können vorher geplant werden, finden aber oft spontan statt. Gute Freunde wissen, dass einfache Tätigkeiten, wie das Ausleihen eines Videos oder der gemeinsame Einkauf beim Gemüsehändler, genauso viel Spaß machen können wie ein sorgfältig geplanter Ausflug.

Freundschaft in der Alzheimer-Pflege

Ein guter Freund bindet die Person mit der Alzheimer-Krankheit in Aktivitäten und Routinearbeiten mit ein.

Die Person mit der Alzheimer-Krankheit und ein guter Freund können zusammen in einem Projekt arbeiten, zum Beispiel die Küche putzen. Auch wenn ihre Fähigkeiten eingeschränkt sind, kann sie oft bei täglichen Routinearbeiten helfen, etwa das Geschirr abtrocknen oder die Zeitungen für das Recycling aufstapeln. Der entscheidende Punkt bei all diesen Aktivitäten ist, sie zu beteiligen, sie dazu zu bewegen, am Leben teilzunehmen.

Edna Carroll Greenwade hat als Hausfrau und als Einkäuferin für Francis' Department Store in Prestonsburg, Kentucky, ein geschäftiges Leben geführt. Wenn nichts los war, erinnerte sich Edna daran, dass „faule Hände die Werkstatt des Teufels sind". Sie war am glücklichsten, wenn sie die Pflanzen goss, Stühle aufstapelte oder das Klavier polierte.

Der Schlüssel für eine erfolgreiche Arbeit mit Edna war, daran zu denken, dass sie gern beschäftigt wurde.

Die Gajardos waren zehn Jahre lang zusammen zu Hause, nachdem bei Sergio („Serge"), einem leitenden Angestellten in einer großen Firma, die Alzheimer-Krankheit diagnostiziert worden war. Allmählich konnten sie viele Dinge, an denen sie einmal Freude hatten, nicht mehr tun. Trotzdem bemerkte seine Frau Gertrude, dass er immer noch an vielen täglichen Routinearbeiten Spaß haben konnte, wie dem Putzen des Gemüses, das sie dann zum Abendessen zubereiten konnten.

Serge hatte das Gefühl, kompetent und erfolgreich zu sein, wenn er beim Kochen half.

Ein guter Freund ergreift die Initiative.

Da der Betroffene oft die Fähigkeit verliert, die Initiative zu ergreifen, ist es ein Fehler, wenn man ihn immer fragt, ob er etwas unternehmen möchte. Die Antwort wird häufig „nein" lauten. Stattdessen könnte ein guter Freund beispielsweise sagen: „Ich würde gern spazieren gehen. Kommen Sie, gehen Sie mit! Es ist toll, mit Ihnen Sport zu treiben."

Die Familie Matsumura aus Carpinteria, Kalifornien, half zusammen, um den Vater, „Mas", zu pflegen, bei dem mit Anfang 50 die Alzheimer-Krankheit festgestellt wurde. Die Familie beteiligte sich am Memory Walk der Santa Barbara Alzheimer's Association, einer Aktion zur Beschaffung von Spenden, und informierte Mas, dass er an diesem Tag gebraucht würde. Bevor der Lauf begann, half Mas, die Tische aufzustellen. Die Familie spornte ihn an und beaufsichtigte ihn bei seiner Arbeit. Nachher erzählte er, wie viel Spaß er gehabt und wie nützlich er sich gefühlt hatte.

Mit seiner Familie an einer wichtigen Aktivität teilzunehmen gab Mas das Gefühl, Teil des Lebens zu sein.

Marian Wittes Tochter Claralee plante jeden Tag etwas Zeit ein, um mit ihrer Mutter Klavier zu spielen und zu singen, eine Beschäftigung, die sie beide mochten. Marian wurde gern an ihre Kindheit erinnert, als die Familie sich an den meisten Abenden um das Klavier herum versammelte und sang.

Marian konnte die Initiative nicht ergreifen, aber wenn die Musik erklang, machte sie begeistert mit.

Ein guter Freund verbindet die Aktivitäten mit den früheren Fähigkeiten und Interessen der Person mit der Alzheimer-Krankheit.

Ein guter Freund kann die Lebensgeschichte des Betroffenen verwenden, um frühere Fähigkeiten aufzuspüren, die aktiviert werden können.

Beverly Wheeler ist stolz auf ihre Leistungen als Erzieherin und Grundschullehrerin. Trotz ihrer Diagnose einer beginnenden Alzheimer-Krankheit will sie weiterhin anderen helfen. Ihr Mann Michael ermutigt sie dazu, gelegentlich Klassen zu besuchen und an Tagungen teilzunehmen, um über ihre Erfahrungen mit der Alzheimer-Krankheit zu sprechen. Dadurch, dass sie weiterhin unterrichtet, hat Beverly das Gefühl, dass sie ihren Mitmenschen hilft.

Als das Tagesstättenpersonal erfuhr, dass Tennie Clayton sich ihr ganzes Leben lang für das Nähen von Steppdecken interessiert hat, baten sie ihre Tochter Gretchen, ein Muster ihrer Arbeit mitzubringen. Am nächsten Tag erschien Tennie mit einem breiten Lächeln im Gesicht und einer Steppdecke, an der sie gerade arbeitete. Alle machten ihr Komplimente für ihre Arbeit und gaben dabei Kommentare ab wie „Was für schöne Farben!" und „Schaut Euch diese kleine Naht an!" Tennie war sehr stolz.

Da Menschen mit der Alzheimer-Krankheit ein so erfülltes, reiches Leben gelebt haben, sind die Möglichkeiten für Aktivitäten, die eine Verbindung zur Vergangenheit haben, unbegrenzt.

Ein guter Freund ermutigt die Person mit der Alzheimer-Krankheit dazu, die einfachen Dinge im Leben zu genießen.

In der Alzheimer-Pflege sind einfache Dinge oft die besten Dinge. Zum Beispiel kann es dem Betroffenen und der Vertrauensperson Spaß machen, in ein Einkaufszentrum zu gehen. Der Freund kann sagen: „Der Teenager dort drüben hat grüne Haare!" oder: „Schauen Sie sich dieses Eis mit drei Kugeln an! Glauben Sie, Sie könnten das alles essen?"

Serge Gajardo und seine Frau hatten Spaß an einer einfachen Unternehmung: Sie gingen oft auf einen Flohmarkt. Serge hatte Schnitzereien und Kunstobjekte aus der ganzen Welt gesammelt, und es machte ihm immer noch Spaß, nach Schätzen und unwiderstehlichen Schnäppchen zu stöbern.

Stille gehört ebenfalls zu jeder Freundschaft. Manchmal ist es schön, einfach in einem bequemen Sessel zu sitzen und zu sehen, wie die Welt an einem vorüberzieht, oder in einem Zimmer zu sein und Freunden oder der Familie beim Spielen oder Fernsehen zuzusehen. Die Person mit der Alzheimer-Krankheit kann immer noch ein gewisses Gefühl der Teilnahme und Sicherheit empfinden, wenn sie sich in der Nähe von anderen aufhält.

Ein guter Freund denkt daran, besondere Anlässe zu feiern.

Das Ritual einer Geburtstagsparty, Jubiläumsfeier oder anderer langjähriger Traditionen kann bei der Person mit der Alzheimer-Krankheit viele positive Erinnerungen wecken. Besondere Anlässe können das ganze Jahr über gefeiert werden und aus einem Geburtstag oder anderen Familienereignis einen großen Tag machen.

Elaine Schratwieser und Roger Currie haben zweimal geheiratet, einmal in einer Kirche und noch einmal sieben Wochen später, als sie sich in der Tagesstätte von Elaines Mutter erneut das Jawort gaben. Die zweite Hochzeit wurde komplett mit Hochzeitskuchen, Fotografen, Musik und einem Pfarrer gefeiert. Es war nicht nur eine große Freude für ihre Mutter, das Ereignis in ihrer Tagesstätte „abzuhalten", auch die anderen Teilnehmer hatten großen Spaß daran; eine Hochzeit hatte eine tiefe symbolische Bedeutung, die jeder erfassen konnte.

Freunde sprechen miteinander

In den besten Freundschaften wird oft viel geredet. Ob es am Telefon oder beim Kaffeekochen im Büro ist, Freunde mögen es im Allgemeinen gern, Geschichten auszutauschen, zu tratschen, Ideen mitzuteilen und sich dem anderen anzuvertrauen. Freunde sind auch dazu da, dem anderen zuzuhören, in guten wie in schlechten Zeiten.

Freundschaft in der Alzheimer-Pflege

Ein guter Freund hört geschickt zu.

In der Alzheimer-Pflege ist es wichtig, für den Betroffenen da zu sein, wenn er über seine Gefühle reden will. Man sollte ihm Zeit lassen, seine Gefühle oder Ideen zu offenbaren. Manchmal wird Geduld mit einer Erkenntnis belohnt.

Wenn Thelma Moody Angst hat oder wütend ist, hat ihr Mann Julian gelernt, still bei ihr zu sitzen, sie sanft zu halten, auf die Sprache ihrer Emotionen zu hören und auf ihre emotionalen Bedürfnisse zu reagieren.

Kommunikation kann sowohl vom Herzen als auch vom Kopf ausgehen.

Betty Justices Wortschwall ergab selten einen Sinn, aber das Tagesstättenpersonal war es gewohnt, ihren Gesichtsausdruck zu „lesen" und darauf zu reagieren. Eines Tages brachte sie beim Versuch zu sprechen mit Nachdruck heraus: „Er ist krank." Da sie dazu ausgebildet waren, genau zuzuhören, waren die Mitarbeiter von dieser klaren Aussage überrascht und antworteten: „Es tut uns so leid." Später an dem Tag fanden die Mitarbeiter heraus, dass ihr Mann im Krankenhaus war.

Wenn man einer Person mit der Alzheimer-Krankheit genau zuhört, auch wenn es nicht einfach ist, sie zu verstehen, ist es oft möglich, eine klare Aussage zu erhalten, wenn man sie am wenigsten erwartet.

Ein guter Freund spricht geschickt.

Man sollte es der Person mit der Alzheimer-Krankheit so gut es geht ermöglichen, zu verstehen, was gerade gesagt wird. Ein guter Freund sollte kurze, einfache, direkte Sätze mit beschreibenden Wörtern verwenden, wie zum Beispiel: „Bitte geben Sie mir meine rote Handtasche" statt „Geben Sie mir dieses Ding." Außerdem müssen wir daran denken, deutlich, langsam und laut zu sprechen, wenn der Betroffene eine Hörbeeinträchtigung hat.

Die Lebensgeschichte der Person mit der Alzheimer-Krankheit zu kennen ist für eine geschickte Kommunikation äußerst wichtig.

Edna Edwards unterhält sich gern, aber es fällt ihr sehr schwer, die richtigen Worte zu finden. Wenn ihr guter Freund vertraute Wörter liefert, indem er beispielsweise sagt: „Die Kinder der Picadome-Schule hatten Glück gehabt, Sie als Lehrerin zu haben!", kann Edna antworten: „Picadome, das ist meine Schule! Ich vermisse die Kleinen." Das Gespräch kann dann über ihre frühe Kindheit, ihren Unterricht und ihre Schulkinder weitergeführt werden, und das alles nur deshalb, weil ihr guter Freund einige vertraute Namen von Leuten, Orten und Dingen in Ednas Leben kannte.

Ein guter Freund stellt geschickte Fragen.

Eine Person mit der Alzheimer-Krankheit kann leicht frustriert werden, wenn man ihr Fragen stellt, die sie nicht beantworten kann.

Als Evelyn Talbott, eine pensionierte Bibliothekarin, von einem Ausflug zum Strand zurückkehrte, stellte ihr eine Freundin geschickte Fragen über den Ausflug. Sie fragte nicht: „Wohin seid Ihr gefahren?", oder: „Was habt Ihr gemacht?" Stattdessen fragte sie: „Hast du mit deinem Mann Bob Spaß dabei gehabt, die großen Wellen im Ozean zu beobachten?" Die Stichworte „Mann", „Bob", „große Wellen" und „Ozean" ermöglichten es Evelyn, zu antworten: „Ja, und sie waren wirklich groß!" Sie konnte mit ihrer Freundin weiterhin in Erinnerungen an ihre Zeiten am Strand schwelgen.

Offene Fragen wie: „Was macht Ihnen Spaß?" sind auch geeignet, weil es da keine richtigen oder falschen Antworten gibt.

Ein guter Freund setzt beim Sprechen die Körpersprache ein.

Der Körpersprache kommt in der Alzheimer-Pflege eine große Bedeutung zu, weil die verbalen Fähigkeiten abnehmen. Ein guter Freund sollte die Person mit der Alzheimer-Krankheit herzlich begrüßen, lächeln und ihr die Hand reichen. Der Handschlag hat immer noch eine besondere Bedeutung für ältere Leute, die sich an eine Zeit erinnern können, als sich in einer höflichen Gesellschaft jeder die Hand gab. Der Betroffene antwortet fast immer mit einem Handschlag. Ein gegenseitiger Handschlag ist der Anfang einer Bindung, ein tief verwurzeltes Symbol, dass jemand ein Freund und kein Feind ist. Blickkontakt ist ebenfalls wichtig. Ein guter Freund sollte versuchen, die Person mit der Alzheimer-Krankheit direkt anzuschauen und ihren Blick „einzufangen". Sie kann sich dann leichter auf das konzentrieren, was gesagt wird, und der gute Freund kann so ihren Gesichtsausdruck „lesen", ihre Reaktion auf die Worte beurteilen.

In der Alzheimer-Pflege wird das Sprechen mit den Händen gefördert. Gesten wie das Klopfen auf die Sitzfläche eines Stuhls können dem Betroffenen helfen, zu verstehen, dass er sich hinsetzen soll.

Weil Mary Burmaster schlecht hört, ist die Körpersprache für einen ehrenamtlichen Tagesstättenmitarbeiter, der sich um sie kümmert, besonders effektiv. Nachdem er Blickkontakt hergestellt hatte, sagte er stets: „Mary, das Mittagessen ist fertig." Er berührte dann immer sanft ihre Schulter, tätschelte ihre Hand und führte sie an den Tisch.

Die sanfte Berührung des ehrenamtlichen Mitarbeiters sprach Bände.

Ein guter Freund ermuntert behutsam zur Teilnahme an Gesprächen.

Es ist wichtig, die Person mit der Alzheimer-Krankheit weitestgehend an alltäglichen Gesprächen zu beteiligen. Ein guter Freund kann offene Fragen stellen wie: „Erzählen Sie mir von …?", „Was halten Sie von …?"

Carmen K. Singh kümmerte sich um ihren Vater, Marcus P. Powell, einen früheren Professor an der University of Iowa. Nachdem er seine Fähigkeit, Gespräche anzufangen, größtenteils verloren hatte, ermutigte ihn seine Tochter zum Reden. Sie stellte dann immer Fragen wie: „Was hältst du davon, heute diese Fliege zu tragen?", „Kannst du mir etwas über die Angel erzählen, die du als Kind hattest?"

Freunde bauen das Selbstwertgefühl auf

Eine gute Freundschaft holt das Beste aus jedem Menschen heraus und baut das Selbstwertgefühl auf. Dazu gehört ein gegenseitiges System der Unterstützung, bei dem man konstruktive Kritik und Feedback austauscht und, wenn es Schwierigkeiten gibt, bedingungslose Unterstützung erfährt. Freunde schauen mehr auf Stärken als auf Schwächen.

Freundschaft in der Alzheimer-Pflege

Ein guter Freund macht oft Komplimente.

Wenn man einer Person mit der Alzheimer-Krankheit sagt: „Du siehst heute gut aus", oder: „Du warst beim Gärtnern richtig toll", wird das Selbstbewusstsein aufgebaut. Ein Kompliment kann einen Betroffenen auch entwaffnen, der gerade einen schlechten Tag oder Moment hat. Das Kompliment lenkt ihn ab und bringt ihn weg von dem Problem oder der Sorge. Komplimente rufen unweigerlich ein Lächeln hervor.

„Mas" Matsumura liebt Kegeln und würde es fast jeden Tag machen, wenn seine Familie damit einverstanden wäre. Bei einem Ausflug zur Kegelbahn war Mas etwas außer Form. Nach ein paar Kugeln in der Rinne machte seine Familie ihm Komplimente für seine früheren Fähigkeiten, indem sie sagten: „Vati, du kegelst großartig. Versuch es noch einmal." Mas räumte daraufhin mehrere Male ab.

Mas strahlte über das ganze Gesicht, als seine Familie seinen Erfolg feierte.

Wenn Marcus P. Powells Familie spürte, dass er traurig war, machten seine Kinder und Enkel ihm oft Komplimente für seine früheren Erfolge. „Papa", sagten sie dann immer, „du kannst so stolz auf die ganzen Studenten sein, denen du in Iowa geholfen hast. Du kannst uns allen immer noch viel beibringen."

Ein guter Freund fragt behutsam nach der Meinung oder um Rat.

Eine andere Möglichkeit, einer Person mit der Alzheimer-Krankheit zu zeigen, dass sie geschätzt wird, besteht darin, sie nach ihrer Meinung zu fragen. Die Frage braucht sich dabei nicht um die Staatsverschuldung oder um den Import/Export-Handel zu drehen. Stattdessen könnte ein Mann fragen: „Ich hatte heute noch keine Gelegenheit, in den Spiegel zu schauen. Glauben Sie, meine Krawatte passt zu meinem Hemd?“ Dies könnte zu einer ausgiebigen Diskussion über Stoffe, Gewebe, Farben, unterschiedlich breite Krawatten und vielleicht sogar eine neue Garderobe führen.

Christine Clark war eine traditionelle Hausfrau, die seit ihrer Teenagerzeit kochte. Sie hatte es gern, wenn die ehrenamtlichen Mitarbeiter der Tagesstätte sie um Rat fragten, was sie zum Abendessen zubereiten sollten. Sie konnten Christine auch nach ihrer Meinung zum Menü fragen: „Christine, meinen Sie, dass Kartoffelbrei oder Reis besser zu Brathähnchen passt? Was würden Sie nehmen?“

Ein guter Freund bietet immer seine Unterstützung an.

Personen mit der Alzheimer-Krankheit brauchen so viel Unterstützung wie möglich, die die unterschiedlichsten Formen annehmen kann. Manchmal ist es hilfreich, sie zu ermutigen, indem man sie an ihren Wert als Freund erinnert: „Sie bereichern mein Leben so sehr“, oder: „Wir sind wie Schwestern.“ Der Betroffene kann auch dazu ermuntert werden, sich an einer bestimmten Aufgabe zu versuchen, insbesondere an einer, die offenbar zu bewältigen ist. Ein guter Freund könnte sagen: „Ich könnte beim Zusammensetzen dieses Puzzles Ihre Hilfe gebrauchen. Würden Sie sich zu mir hersetzen und mir helfen?“

Ein wunderschöner Schal, kreativ als Ergänzung zu ihrem Outfit angelegt, war Edna Carroll Greenwades Markenzeichen. Eines Tages brachte der Leiter der Tagesstätte einen ganzen Stapel Schals mit und ermutigte Edna Carroll dazu, allen zu zeigen, wie man sie trägt. Edna strahlte, als sie jeder Teilnehmerin half, ihren Schal umzulegen, und als die Schal-Modenschau an ihr zur Begutachtung vorüberzog, rief sie: „Ich bin so froh, dass ich helfen kann!“

Oftmals braucht es nur ein wenig Ermunterung, um eine alte Fähigkeit zu aktivieren.

Ein guter Freund spricht seine Glückwünsche aus.

In der Alzheimer-Pflege sollte man dem Betroffenen oft zu kleinen und großen Erfolgen gratulieren.

Als Edna Edwards' Enkeltochter am Finale des Miss-Kentucky-Schönheitswettbewerbs teilnahm, „gratulierten" die ehrenamtlichen Mitarbeiter der Helping-Hand-Tagesstätte ihr oft zu ihrer erfolgreichen Enkeltochter: „Edna, Glückwunsch zum Erfolg ihrer Enkeltochter; Mary Dudley muss ihr gutes Aussehen von Ihnen geerbt haben!" Ednas Antwort lautete oft: „Das wissen Sie doch!"

Man kann einer Person mit der Alzheimer-Krankheit auch zu einem früheren Erfolg gratulieren.

Pauline Huffman war die erste Frau in Lexington, Kentucky, die beim Bowling ein „perfektes" 300er-Spiel geschafft hat. Für diese Leistung wurde sie in die Lexington Bowling Association's Hall of Fame aufgenommen. Sie hat auch einmal ein Hole-in-one beim Golf geschafft. Pauline hatte es gern, wenn man sie an diese Erfolge erinnerte. Sie konnte sich zwar nicht immer die Details ins Gedächtnis rufen, schien sich aber gut an die Gefühle zu erinnern, die sie bei dem Meisterschaftsspiel und dem Hole-in-one gehabt hatte.

Der Person mit der Alzheimer-Krankheit zu gratulieren, kann sie stolz machen und ihr das Gefühl geben, etwas gut zu können.

Freunde lachen oft

Humor ist ein wichtiger Bestandteil aller Beziehungen. Humor hilft Menschen, sich an gemeinsamen Erfahrungen zu erfreuen; er entspannt und bringt Menschen zusammen. Viele Forscher bestätigen auch, dass Lachen positive physiologische Auswirkungen hat, da es das Immunsystem stärkt und den Blutdruck senkt.

Freundschaft in der Alzheimer-Pflege

Ein guter Freund erzählt Witze und lustige Geschichten.

Auch der älteste Witz kann bei einem dementen Menschen schallendes Gelächter hervorrufen. Lustige Geschichten sind ebenfalls beliebt, besonders solche, die sich entweder um den Pflegenden oder den Betroffenen drehen. Zum Beispiel könnte ein guter Freund sagen: „Ich habe Ihnen immer noch nicht vergeben, dass Sie am vierten Juli das letzte Stück von Omas Kuchen gegessen haben."

Wir sollten nicht vergessen, dass sich die Person mit der Alzheimer-Krankheit manchmal an gute Geschichten oder Witze erinnern und sie erzählen kann.

Trotz der Tatsache, dass er mehrere Schlaganfälle hinter sich hatte, behielt Jerry Ruttenberg seinen ausgeprägten Sinn für Humor bei. Als ein ehrenamtlicher Mitarbeiter ihm in der Tagesstätte einmal einen gemischten Salat gab, sagte er laut: „Da haben wir den Salat!"

Das kann in einigen Freundschaften fast zu einem Running-Gag werden: „Nicht schon wieder diese Geschichte, ich kenne sie schon!" Dennoch kann in der Alzheimer-Pflege eine Geschichte, die oft wiederholt wird, dem Betroffenen am besten gefallen. Es könnte sein, dass er sich einfach nicht daran erinnert, sie schon einmal gehört zu haben. Wahrscheinlicher ist jedoch, dass es ihm auf das Lachen und die Freude ankommt, die sich bei der Geschichte ergeben.

Ein guter Freund nutzt Gelegenheiten zu spontanem Humor.

Oft ergeben sich Dinge spontan, die für die Person mit der Alzheimer-Krankheit und die Menschen um sie herum lustig sind. Man lacht vielleicht, wenn man beobachtet, wie das Personal einer Pflegeeinrichtung ein Kaninchen verfolgt, das aus dem Käfig entwischt ist.

Gary Dewhirst, ein Programmleiter einer Tagesstätte in San Luis Obispo, Kalifornien, verkündete lautstark vor der Gruppe, dass er persönlich den Thanksgiving-Truthahn grillen würde. Er stellte den Grill im Innenhof auf, und die Gruppe sah bei seinen Vorbereitungen zu. Alles lief gut, bis der Truthahn anfing zu brennen. Gary musste einen Feuerlöscher einsetzen, um die Flammen zu löschen, wodurch er den Truthahn ruinierte. Nach dem ersten Schock rief man bei Domino's (einem Pizzaservice) an. Später wurde Gary von allen aufgezogen, weil er nur eine „traditionelle" Thanksgiving-Pizza für die Gruppe organisieren konnte.

Ein guter Freund lacht oft über sich selbst.

Freunde haben keine Angst davor, zur Zielscheibe ihrer eigenen Witze zu werden. Wir alle kennen peinliche Momente, aber bei Menschen mit der Alzheimer-Krankheit stellen sie ein besonderes Problem dar. Wenn ein Betroffener den Namen eines alten Freundes vergisst, könnte ein guter Freund gut darauf reagieren, indem er sagt: „Das ist schon in Ordnung, ich bin froh, nicht der Einzige zu sein, der etwas vergisst", oder: „Ich habe letzte Woche überall nach meiner Brille gesucht und sie schließlich gefunden – direkt auf meiner Nase." Wenn man über sich selbst lacht, beruhigt das den Betroffenen, nicht der einzige vergessliche Mensch auf der Welt zu sein. Dadurch werden auch negative Situationen zerstreut, und die Person mit der Alzheimer-Krankheit bleibt leichter in einer positiven Stimmung. Eine gute Bemerkung, mit der man sich selbst auf den Arm nimmt, ermöglicht es auch, dass sich die Spannung durch Lachen auflöst, dass ein Stirnrunzeln sich in ein Lächeln verwandelt.

Das Rampenlicht der Tagesstätte war auf Marydean Evans gerichtet, während sie die Tanzschritte beim Walzer demonstrierte. Die Gruppe erfreute sich gerade an der Vorführung, als Marydean plötzlich anfing, nach etwas zu suchen, um es der Gruppe zu zeigen. Sie war sich sicher, dass sie es an dem Morgen noch hatte, als sie in die Tagesstätte gekommen war: „Ich verliere meine Sachen immer, und dabei wollte ich es doch allen zeigen." Um die Feierlaune zu erhalten, witzelte ihr Freund: „Ich habe manchmal das gleiche Problem. Zum Glück ist mein Kopf fest angewachsen. Ich würde ihn sonst auch verlieren!"

Freunde sind gleichwertig

Keine Freundschaft überlebt ein herablassendes Verhalten. Jeder hat unterschiedliche Stärken und Schwächen, aber man sollte die Unterschiede feiern, statt sie immer wieder zu betonen.

Freundschaft in der Alzheimer-Pflege

Ein guter Freund redet nicht herablassend mit der Person mit der Alzheimer-Krankheit.

Eine herablassende Sprache ist in einer guten Alzheimer-Pflege niemals angebracht. Zu den Beispielen für eine unangebrachte Sprache gehört, mit übertriebener, langsamer und akzentuierter Stimme zu sprechen, wenn es nicht nötig ist; unsensibel zu sein, Kindersprache zu benutzen; respektlos zu sein; der Person mit der Alzheimer-Krankheit keine Zeit zu geben, auf die Frage zu antworten; unangebrachte und peinliche Fragen zu stellen; oder „durch" die Person zu sprechen, als ob sie nicht da wäre.

Rubena Dean betrachtete gerne Karten, auf denen kurze Biografien berühmter Frauen waren. Eines Tages versuchte sie gerade, sich an die Daten von Helen Keller zu erinnern, als sie den Gedankenfaden verlor. Ein sensibler Freund konnte ihren Schmerz verstehen, den sie verspürte, weil sie den Gedanken nicht zu Ende bringen konnte, und sagte einfach: „Es tut mir leid." Ihr Freund verhielt sich nicht herablassend, indem er ihre Gefühle leugnete oder abtat. Rubena brauchte einen Freund, der ihren Schmerz verstand.

Ein guter Freund arbeitet immer daran, die Würde der Person mit der Alzheimer-Krankheit zu schützen, „das Gesicht zu wahren".

Viele Menschen mit der Alzheimer-Krankheit bleiben äußerst stolz.

Wenn Margaret Brubaker Besuch von Freunden oder der Familie bekam, machten sie sich häufig Sorgen, dass sie nicht genug aß. Sie war sehr stolz und lehnte geschenkte Lebensmittel ab, wobei sie immer sagte, sie sei nicht hungrig oder hätte „gerade eine Riesenportion gegessen!" Ein ehrenamtlicher Mitarbeiter ging die Sache anders an. Während eines Besuchs sagte er: „Margaret, Sie könnten mir einen großen Gefallen tun. Diese Woche waren Bananen im Angebot, und ich habe drei Pfund gekauft. Meine Frau war auch einkaufen und hat ebenfalls drei Pfund gekauft. Wir wissen einfach nicht, was wir mit den ganzen Bananen machen sollen. Sie würden uns sehr helfen, wenn Sie uns einige abnehmen würden."

Margaret akzeptierte die Bananen voller Freude, weil sie ihrem Freund einen Gefallen tat.

Ein anderes Beispiel dafür, der Person mit der Alzheimer-Krankheit zu helfen, das Gesicht nicht zu verlieren, wenn sie an einem Problem scheitert, ist, ihr aus der Patsche zu helfen. Wenn jemand eine ungeschickte oder peinliche Frage stellt („Wie viele Kinder haben Sie?") und ein guter Freund sieht, dass die Person zu kämpfen hat, kann er für sie einspringen und eine Antwort geben, das Thema wechseln oder einen Witz über sich selbst machen, damit sie sich nicht gedemütigt fühlt.

Ein guter Freund übernimmt nicht die Rolle eines Aufpassers.

In der Alzheimer-Pflege sollte es keine Chefs und Angestellten geben. Freunde sind gleichwertig, und die Person mit der Alzheimer-Krankheit reagiert oft nicht sehr gut darauf, wenn sie das Gefühl hat, herumkommandiert zu werden.

Bei Helen King, einer pensionierten Bibliothekarin, wurde die beginnende Alzheimer-Krankheit diagnostiziert. Ihr gefällt es, für die Bibliothek der Tagesstätte „zuständig" zu sein. Helen sagt oft über die Tagesstätte: „Mir gefällt es hier so, weil es keine Chefs gibt."

Wenn sie geschickt vorgehen, können es die Pflegenden leichter vermeiden, die „Bösen" zu werden, indem sie die Verantwortung auf andere schieben. Ein Sohn kann sagen: „Vati, ich weiß, dass du weiterhin fahren willst, aber die Führerscheinstelle erlaubt das nicht." Das ist für seine Beziehung zu seinem Vater besser, als zu sagen: „Vati, ich glaube nicht, dass du fahren solltest."

Ein guter Freund erkennt, dass jeder vom anderen lernen kann.

Gleichwertigkeit heißt, dass man voneinander lernt. Viele ehrenamtliche Mitarbeiter in Tagesstätten oder Einrichtungen der Langzeitpflege sagen, dass sie viel von den Menschen lernen, um die sie sich kümmern. Viele demente Personen können immer noch Episoden aus ihrer persönlichen Geschichte erzählen, Mitgefühl und Interesse ausdrücken, alte Fähigkeiten unter Beweis stellen und Hobbys ausüben.

Dicy Jenkins war ein wandelndes Lexikon für Informationen über Pflanzen und Kräuter, die für die Gesundheit und zum Heilen genutzt werden. Sie wusste, wie man Wacholderbeeren, Ginseng, Mutterkraut, Bienenpollen und Klettenwurzeln für medizinische Zwecke einsetzt. Die ehrenamtlichen Tagesstättenmitarbeiter machten sich oft umfangreiche Notizen zu Dicys Heilmitteln, um ihre Beschwerden zu lindern.

Freunde arbeiten an der Beziehung

Jede Freundschaft erlebt schwierige Momente. Eine Äußerung wird missverstanden, oder ein Freund enttäuscht uns irgendwie. Es ist ganz klar, dass keine Freundschaft eine kontinuierliche Serie von Enttäuschungen überlebt, aber gute Freunde reden über Meinungsverschiedenheiten und räumen sie aus dem Weg. Gute Freundschaften können harte Zeiten, konstruktives Sticheln und Übermut verkraften. Gute Freundschaften erfordern auch Arbeit und Engagement. Freunde müssen telefonisch oder schriftlich in Kontakt bleiben und gemeinsame Aktivitäten anregen.

Freundschaft in der Alzheimer-Pflege

Ein guter Freund ist nicht überempfindlich.

Freunde müssen erkennen, dass Probleme, wenn sie auftreten, normalerweise dem Krankheitsverlauf zuzuschreiben sind und nicht der Person mit der Alzheimer-Krankheit. Manchmal werden durch die Demenz Hemmungen reduziert. Der Betroffene kann überraschende Äußerungen von sich geben.

Geri Greenway schätzte großartige Kunstwerke, Musik, modische Kleidung und schönen Schmuck. Als eine ehrenamtliche Mitarbeiterin der Tagesstätte Geri fragte, was sie von dem neuen Modeschmuck halte, den sie mit in die Tagesstätte gebracht hatte, um ihn herumzuzeigen, antwortete Geri: „Also, das sieht für mich wie ein Haufen Müll aus." Daraufhin zeigte sich die Erfahrung der ehrenamtlichen Mitarbeiterin. Mit Humor erwiderte sie an die Gruppe gewandt: „Stell eine Frage, so wird dir geantwortet."

Ein guter Freund macht mehr als 50% der Arbeit.

In der Alzheimer-Pflege wird der Großteil der Arbeit eindeutig von dem Freund ohne Demenz erledigt. So, wie wir einem Freund, der gerade schwere Zeiten durchmacht, etwas Freiheit zugestehen würden, sollten wir das Gleiche oder mehr für die Person mit der Alzheimer-Krankheit tun.

Howard Woods verblüffte seine Familie damit, wie er sich täglich um seine Frau Emma kümmerte, die an der späten Alzheimer-Krankheit litt. Freunden gegenüber erklärte er, dass sie nicht die beste Ehe geführt und oft Meinungsverschiedenheiten gehabt hätten. Dennoch sagte er, dass er sich durch die Zeit mit ihr und dadurch, dass er sich um sie gekümmert und Dinge für sie getan hat, von denen er nie geglaubt hätte, dass er sie für irgendjemand tun würde, wieder von neuem in sie verliebt hätte.

Ein guter Freund baut eine vertrauensvolle Beziehung auf.

Eine vertrauensvolle Beziehung aufzubauen erfordert Zeit. Das Konzept der „Pflegerintegrität" wird in Kapitel 7 untersucht und ist ein wichtiger Bestandteil des Best-Friends-Modells. Vertrauen kann gewonnen werden, wenn die Pflegenden eine selbstsichere, beständige und liebevolle Pflege bieten. Es gibt offensichtlich Zeiten, in denen Probleme auftreten, und einige Menschen mit der Alzheimer-Krankheit stehen der Welt misstrauisch gegenüber. Eine vertrauensvolle Beziehung kann man jedoch Stück für Stück aufbauen.

Helen King stand dem Gedanken einer Tagesstätte beim ersten Besuch sehr misstrauisch gegenüber. Sie war sich ihres Gedächtnisverlusts sehr bewusst und wollte ihre Einschränkungen nicht offen zeigen. Als sie die ehrenamtlichen Mitarbeiter der Tagesstätte besser kennen lernte, wurde ihr klar, dass diese sich für sie einsetzten und ihre verbleibenden Fähigkeiten respektierten. Allmählich wuchs ihr Vertrauen, und sie sprach begeistert davon, jeden Tag in ihre „Klasse" zu gehen.

Ein guter Freund zeigt oft seine Zuneigung.

Wir kennen einige Einrichtungen der Langzeitpflege und Tagesstätten, die eine „Drei Umarmungen pro Tag"-Regel haben. Gute Freunde zeigen der Person mit der Alzheimer-Krankheit ihre Zuneigung so oft wie möglich und auf verschiedene Art, zum Beispiel durch Komplimente, Händehalten, Schulterklopfen, Umarmungen (warum nicht drei Umarmungen pro Stunde?) und Lächeln.

Während einer Aktion zum Thema Südamerika suchte eine Mitarbeiterin einen Freiwilligen, der ihr dabei helfen sollte, eine typische südamerikanische Begrüßung zu demonstrieren. Serge Gajardo dachte sich, dass das lustig werden könnte, und meldete sich. Als er geküsst wurde, erst auf die eine Wange und dann auf die andere, sagte er prompt: „Gebt uns mehr von diesen guten Sachen!"

Beziehungen umgestalten

Ein Wort an pflegende Angehörige

Eine der größten Herausforderungen für Familien, die mit der Alzheimer-Krankheit zurechtkommen müssen, ist, dass Erinnerungen verblassen und Identitäten sich ändern. Eine Mutter, ein Vater, eine Schwester, ein Bruder, eine Ehefrau, ein Ehemann oder ein Partner erkennt uns oder versteht die Beziehung zu uns vielleicht nicht mehr. Viele verzweifeln bei so einem Verlust. Die Mutter einer Frau war vielleicht immer deren engste Vertraute oder hat sie am meisten unterstützt. Jetzt kennt sie ihre Tochter nicht mehr. Ein Ehemann, der immer an jeden Geburtstag und jedes

Jubiläum dachte, versteht vielleicht nicht mehr, dass die Frau, die sich um ihn kümmert, seine Gattin ist.

So schwierig es auch scheint, Familienmitglieder, die sich mit der Alzheimer-Krankheit auseinander setzen müssen, sind gezwungen, die Beziehungen zu den Menschen, die sie lieben, umzugestalten. Wir empfehlen den pflegenden Angehörigen, dass sie sich durch den Schmerz arbeiten und darauf konzentrieren, aus der Gegenwart das Maximum herauszuholen, anstatt in einem Zustand der Verzweiflung zu verharren. Die Angehörigen sollten den Menschen, den sie lieben, jetzt als einen Freund ansehen, einen *guten Freund*. Die Beziehung umzugestalten heißt nicht, die Liebe zu entfernen oder den Betroffenen weniger zu lieben – er gehört immer noch zur Familie. Es heißt einfach, dass man *die Beziehung* anders angeht.

Wenn sie den geliebten Menschen wie einen Freund behandeln und die Ideen und Ansätze verwenden, die in diesem Kapitel beschrieben wurden, werden die Angehörigen feststellen, dass der Schmerz und der Verlust, den sie erfahren, abnimmt. Eine gute Freundschaft ist eine Quelle der Freude, und wir alle wissen, dass Beziehungen zu Freunden manchmal leichter und emotional weniger komplex sind als Beziehungen in der Familie.

Ein pflegender Angehöriger erzählte uns, dass er immer eine schwierige Beziehung zu seinem Vater gehabt hatte – es war sogar so schlimm, dass er mit 16 von zu Hause weglief. Er sorgt jetzt den ganzen Tag für seinen Vater und sagt, dass sie sich nie näher gewesen seien. Sie gehen jeden Tag zusammen spazieren, trinken am Abend einen Whiskey-Soda und schauen den Enkelkindern beim Fußballspielen zu. Sie haben bemerkt, dass sie jetzt gern zusammen sind. Da der Vater viel vergessen hat und sich über seine Beziehung zu seinem Sohn oft unsicher ist, hat dieser gemerkt, dass er ebenfalls vergangene Kränkungen und Ungerechtigkeiten vergessen muss. „Warum soll ich weiterhin darauf herumreiten?", fragt der Sohn. „Was vergangen ist, ist vergangen."

Wie viele andere pflegende Angehörige hätte es sich der Sohn nie träumen lassen, dass er sich einmal um seinen Vater kümmern würde, einen Vater, gegen den er, wie er zugibt, die meiste Zeit seines Lebens eine Abneigung hatte. Dennoch tun Angehörige, was sie tun müssen. Der Umgang dieser Familie mit der Alzheimer-Pflege hat nicht nur geholfen, die Beziehung des Sohnes zu seinem Vater zu kitten, sondern auch die Wunden, die er in sich getragen hatte, zu heilen. Wenn pflegende Angehörige ihre Beziehungen umgestalten, bringt das viele Vorteile mit sich, wie:

- sich der Prinzipien der Freundschaft bedienen, um auf neue Ideen zu kommen, wie man die alltägliche Pflege auf eine natürlichere, positivere Art durchführen kann.
- Problemen vorbeugen, bevor sie eintreten.
- eine neue Beziehung zu einem geliebten Menschen auf der Basis, dass man das Beste aus jedem Tag macht, aufbauen.
- Stress und Belastung der Pflege durch Befriedigung ersetzen.

Ein Wort an Pflegefachkräfte

Wir wissen, dass „Seien Sie dem zu Pflegenden ein Freund" normalerweise nicht in der Arbeitsbeschreibung für Angestellte zu finden ist, die in einer Pflegeeinrichtung, Tagesstätte oder anderen Institution für Menschen mit der Alzheimer-Krankheit tätig sind. Trotzdem zahlt sich das Best-Friends-Modell wirklich aus, wenn die Mitarbeiter die Bewohner einer Pflegeeinrichtung oder Tagesgäste wie einen guten Freund behandeln. Das Modell ermöglicht es dem Personal, Folgendes zu tun:

1. Mit Menschen, die die Alzheimer-Krankheit haben, so umzugehen wie mit einem guten Freund, wobei man zeigt, dass sie respektiert und geschätzt werden. Der Betroffene reagiert auf die positiven Gefühle, die ihm vom Personal entgegengebracht werden.

2. „Werkzeuge" kennen zu lernen, die man in jeder Situation einsetzen kann, um das Verhalten zu verbessern, Problemen vorzubeugen und die Arbeit zu erleichtern. Die Mitarbeiter werden bessere Möglichkeiten der Kommunikation, der Durchführung von Aktivitäten und der Arbeit mit dementen Menschen erlernen. Es ist immer besser, schwierigen Verhaltensweisen vorzubeugen, als sich mit ihnen auseinander zu setzen, wenn sie auftreten.

3. Andere Mitarbeiter mit unterschiedlichen Ausbildungswegen, Sprachen und kulturellen Hintergründen sowie Erfahrungen leicht auszubilden.

4. Die Einstellung zur Arbeit durch die Einführung eines optimistischen, lebensbejahenden Modells zu verbessern. Einrichtungen, die das Best-Friends-Modell übernehmen, werden feststellen, dass sich die Arbeitsmoral des Personals verbessert und die Anwerbung von ehrenamtlichen Mitarbeitern erfolgreicher verläuft.

Fazit

Das Best-Friends-Modells bringt sowohl dem Betroffenen als auch dem Pflegenden viele Vorteile. Wie dieses Kapitel gezeigt hat, können viele Elemente der Freundschaft in der Alzheimer-Pflege angewandt werden. Die Lektionen sind einfach zu verstehen und einfach in die Tat umzusetzen.

Die Alzheimer-Pflege kann eine Herausforderung darstellen. Wenn sie die vernünftigen Strategien des Best-Friends-Modells übernehmen und ihre Beziehungen umgestalten, können Pflegende besser auf die Bewältigung dieser Herausforderung vorbereitet sein.

6 Die Lebensgeschichte

Wie gut kennen wir unsere Freunde? Auch wenn sie flüchtige Bekannte sind, können wir normalerweise ihren Beruf, den Familienstand, allgemeine Interessen, ihr Lieblingsgericht, ihr Auto, ihre Hobbys und andere Details beschreiben. Was ist mit unseren *engsten* Freunden? Normalerweise wissen wir viel mehr über sie, einschließlich prägender Kindheitserlebnisse, Familientraditionen und sogar gut gehüteter Geheimnisse. Wir kennen auch ihre Stärken und Schwächen und verstehen ihre grundlegende Persönlichkeit.

Bei der Entwicklung des Best-Friends-Modells der Alzheimer-Pflege bemerkten wir, dass der durchschnittliche Mitarbeiter einer Pflegeeinrichtung oder Tagesstätte oder ein anderer professioneller Helfer nur über ein begrenztes Wissen über die Bewohner oder Klienten verfügt. Zum Beispiel lassen sich Pflegeeinrichtungen von neuen Bewohnern biografische Informationen geben, aber oft sind diese Informationen eher oberflächlich und werden nicht unbedingt von allen Mitarbeitern, die an der Pflege einer Person beteiligt sind, auswendig gelernt. Diese Kurzbiografie leistet gute Dienste, wenn die Betroffenen die fehlenden Informationen ergänzen können und ihre Lebensgeschichte mit allen teilen, die sie hören möchten.

Die Alzheimer-Pflege ist jedoch anders. Menschen mit der Alzheimer-Krankheit können ihre Geschichte nicht erzählen. Sie erinnern sich vielleicht nicht an ihren Familiennamen, ihr Umfeld, ihren Beruf, ihren Familienstand und ihre Kinder. Sie geben vielleicht widersprüchliche Informationen an oder bringen ihre eigene Geschichte mit der anderer Verwandter durcheinander.

Eine *schriftliche* Lebensgeschichte, die sich aus Informationen der Familie, der Freunde und sogar des Betroffenen zusammensetzt, ist ein entscheidender Bestandteil des Best-Friends-Pflegemodells. Wir müssen:

- Details aus der Vergangenheit der Person erfahren, um die Kommunikation zu verbessern, erfolgreiche Aktivitäten durchzuführen, notwendige Anhaltspunkte zu liefern und eine Verbindung zu lang zurückliegenden Erinnerungen herzustellen;

- in der Lage sein, vertraute Geschichten zu erzählen und ein Bild von den früheren Leistungen zu bekommen;
- Traditionen in Ehren halten, einschließlich religiöser Überzeugungen.

Da demente Personen ihre Autobiografie nicht mehr schreiben können, müssen wir ihre Biografen werden.

Im Grunde macht das Best-Friends-Modell einen einfachen Vorschlag: In der Alzheimer-Pflege können wir nicht einfach nur Bekannte sein; um das Beste aus Menschen mit der Alzheimer-Krankheit herauszuholen, müssen wir sie so gut kennen wie unsere *besten Freunde*.

Dieses Kapitel untersucht, wie man die Lebensgeschichte des Betroffenen zusammenträgt und sie in alltägliche Situationen einfließen lässt. Pflegende können sich als Detektive betrachten. Zum Zusammentragen und Festhalten von Informationen, um eine gute Biografie zu schreiben, kann es erforderlich sein, dass man Familienrätsel löst, entfernte Verwandte und Freunde befragt, alte Fotos und Zeitungsausschnitte heranzieht und, wenn möglich, die Person selbst um Informationen bittet.

Dieses Kapitel beginnt mit einer Skizzierung der Schlüsselelemente, die die Lebensgeschichte enthalten soll, ergänzt durch einige vielsagende Anekdoten über Menschen und Familien, die mit der Alzheimer-Krankheit konfrontiert wurden. Der Leser erfährt, dass die Lebensgeschichte mit allen Aspekten der Alzheimer-Pflege verknüpft werden kann. Das Kapitel endet mit der ausführlichen Lebensgeschichte von Rebecca Matheny Riley und Anmerkungen darüber, wie man sie für eine hervorragende Pflege von Menschen mit der Alzheimer-Krankheit und sinnvolle Aktivitäten mit ihnen nutzen kann.

Zutaten für die Lebensgeschichte

Dieser Abschnitt gibt eine Übersicht über die Elemente, die bei der Erstellung einer umfassenden schriftlichen Biografie eines Menschen mit der Alzheimer-Krankheit hilfreich sind (siehe Kasten 6). So, wie sich Rezepte unterscheiden, können wir die wichtigen Informationen wie Zutaten für die Lebensgeschichte(n), die wir schreiben, aussuchen.

Kindheit

In der Alzheimer-Pflege ist es manchmal wichtiger, die frühesten Jahre des Betroffenen zu verstehen, als mit späteren Jahren vertraut zu sein. Da sich viele demente Menschen an ihre Kindheit erinnern, sollten wir so viel wie möglich über diese prägende Zeit wissen.

Wir können damit beginnen, nach dem Geburtstag und -ort zu fragen. Wir wollen jedoch nicht nur die Grundinformationen aufzeichnen. Wir wollen ein Gefühl für die *Atmosphäre* bekommen, in der die Person aufgewachsen ist. Wurde sie auf dem Land oder in der Stadt geboren? Wuchs sie neben einer Zeche im Ruhrpott oder in einem Penthouse in München auf? Hat sie Hühner zu Hause gehabt oder welche gekauft? Was waren die wichtigsten Industriezweige des Ortes, in dem sie aufwuchs? Ist ihr Heimatort für irgendetwas berühmt? Jemand erinnert sich vielleicht an seinen Geburtsort als den Ort, an dem der erste VW-Käfer vom Band lief, eine berühmte Persönlichkeit geboren wurde oder an dem jeder zum Eiffelturm als Mittelpunkt der Stadt blickte. Zum Beispiel weist eine Freundin von uns, die in Stockbridge, Massachusetts, lebt, immer voller Stolz darauf hin, dass das die Heimatstadt von Norman Rockwell, einem bekannten amerikanischen Maler, ist und Mitglieder ihrer Familie in seinen Bildern auftauchen. Wenn eine solche Information verfügbar ist, kann sie ein faszinierender Teil der Lebensgeschichte sein.

Wir sollten versuchen, wenigstens einen einfachen Familienstammbaum aus der Kindheit der Person zu erstellen, der die Namen der Großeltern, Eltern und Geschwister enthält. Wir sollten nach besonders einflussreichen Verwandten fragen, etwa eine angebetete ältere Schwester oder eine Großmutter, die einen preisgekrönten Apfelkuchen backte. Wir müssen nach Möglichkeit mehr über diese wichtigen Verwandten erfahren. In einer Tagesstätte war das Personal beispielsweise erstaunt, als es erfuhr, dass drei der 15 Tagesgäste einen eineiigen Zwilling hatten.

Erinnert sich die Person an ihren ersten Schultag? Das ist normalerweise ein Meilenstein. War es ein Schulhaus, das nur aus einem Raum bestand, oder war es ein riesiges Gebäude? Hat die Schule Spaß gemacht? War die Person in der Schule gut? Gab es ein Lieblingsfach oder einen Lieblingslehrer? Wir erinnern uns an eine Frau, die stolz war, „Miss Quadratwurzel der siebten Klasse" gewesen zu sein.

Wir sollten auf jeden Fall in Erfahrung bringen, ob die Eltern der Person einen ungewöhnlichen (zumindest im Vergleich zur Gegenwart) Beruf hatten. Haben sie Milch geliefert oder einen Raddampfer gesteuert? Viele ältere Menschen sind eingewandert. Es ist oft wichtig, herauszufinden, aus welchem Land die Familie kam und wie sie nach Deutschland kam. Manchmal sind diese Geschichten äußerst dramatisch – lebensgefährliche Flucht aus einem unterdrückten Land, eine schwierige Fahrt auf einem unsicheren Boot oder Vertreibung aus einem Kriegsgebiet.

Kasten 6

Rezept für die Lebensgeschichte

Wir empfehlen die folgenden Zutaten, um eine umfassende Lebensgeschichte zu verfassen. Die Zutaten sind aus Gründen der Übersicht chronologisch aufgeführt, die Ereignisse sind jedoch nicht unbedingt auf diese Zeitabschnitte beschränkt. Zum Beispiel könnte jemand sein ganzes Arbeitsleben lang beim Militär gewesen sein.

Kindheit
Geburtstag und -ort
Eltern und Großeltern
Brüder und Schwestern
Frühe Erziehung
Haustiere
Spiele in der Kindheit

Jugend
Name der Schule
Lieblingsfächer
Freunde und Interessen
Hobbys und Sport
Erste Arbeitsstelle

Frühes Erwachsenenalter
Universität und Arbeit
Ehe(n)/Beziehung(en)
Familie und Kinder
Engagement in Vereinen, Parteien, Kirche etc.
Erstes Zuhause
Wehrdienst

Mittleres Erwachsenenalter
Enkelkinder
Hobbys
Rolle in der Arbeit/Familie
Vereine und Organisationen
soziales Engagement

Spätes Erwachsenenalter
Errungenschaften und Leistungen im Leben
Hobbys
Reisen
Familie

Andere wichtige Zutaten
Ethnischer Hintergrund
Religiöser Hintergrund
Kultureller Hintergrund
Auszeichnungen
Besondere Fähigkeiten

Wir sollten uns auch über alle prägenden Kindheitsereignisse informieren. Wir hoffen natürlich, glückliche Kindheitserfahrungen vorzufinden, aber wir wollen eventuelle Traumata verstehen, um ein Auslösen negativer Erinnerungen zu vermeiden. Vielleicht war der Gewinn einer Auszeichnung für den „Schüler des Jahres" oder eines nationalen Anglerwettbewerbs ein prägender Moment. Vielleicht war es der Tag, an dem der Vater der Person ins Landesparlament gewählt wurde. Es kann sich als wertvoll erweisen, wenn man weiß, ob jemand eine schwierige Kindheit hatte (zum Beispiel in jungem Alter zum Waisen werden, die

Kindheit während eines Krieges überleben). Ebenfalls wichtig sind Kindheitstraumata, vielleicht der Tod eines engen Freundes oder eine Naturkatastrophe wie eine Flut oder ein Feuer.

Es kann sich als wertvoll erweisen, wenn man ein Gefühl für wichtige geografische Veränderungen in der Kindheit bekommt. Es kann von Interesse sein, wenn jemand beispielsweise ein „Diplomatenkind" gewesen ist und in vielen Städten und Großstädten gelebt hat.

Ebenso sind Familiennamen wichtig. Wir können oft Bemerkungen zu den Familientraditionen von Namen machen.

„Ich habe meinen Vater geliebt. Er hieß Tobe. Ich habe unsere Tochter, Toby, nach ihm benannt", erklärte Willa McCabe voller Stolz.

Henrietta Frazier erzählt gerne die Geschichte von ihrem Namen. „Mein Vater starb, bevor ich geboren wurde. Deshalb hat mich meine Mutter nach meinem Vater benannt und mir den Namen Henrietta gegeben. Er hieß nämlich Henry."

Wir können auch etwas zu den vielen interessanten Namen aus der Vergangenheit sagen: „Ihr Vater hieß Zachariah, und Ihre Mutter hieß America; ist das nicht interessant!" Auch wenn sie manchmal gefürchtet und gehasst werden, ist es wichtig, Spitznamen zu notieren. Das Gleiche gilt für Kosenamen, die die Person ihren Eltern gegeben haben könnte – Mamutsch, Momma, Mami, Paps oder Vati.

Wir müssen die Lieblingsbeschäftigungen, Hobbys und Kindheitsspiele der Person in Erfahrung bringen. Schließlich haben die meisten von uns als Kinder viele Stunden mit Spielen verbracht. Sport hat sicherlich für viele Menschen eine große Rolle gespielt; sie haben vielleicht Volleyball, Basketball oder Fußball gespielt. Man kann sich an Spiele auf dem Schulhof erinnern und diese sogar neu aufleben lassen. Ernsthaftere Freizeitbeschäftigungen, wie das Spielen eines Musikinstruments oder das Sammeln von Briefmarken oder Münzen, können auch Teil einer umfassenden Lebensgeschichte sein.

Viele von uns haben lebhafte und angenehme Erinnerungen an die Haustiere der Kindheit. Gab es eine besondere Katze oder einen Hund in der Kindheit der Person, vielleicht eine schwarze Katze mit dem Namen Mitternacht oder ein Collie wie Lassie? Jemand hatte vielleicht sogar ein Reh als Haustier, wenn er auf einem Gut oder Bauernhof aufgewachsen ist. Menschen, die auf dem Land gelebt haben, erinnern sich vielleicht daran, dass sie eine Auszeichnung für ein preisgekröntes Tier auf einem Viehmarkt gewonnen haben, oder an ein Schwein, das die Familie zu sehr liebte, um es zu schlachten!

Jugend

Die Jugend wird als einer der einflussreichsten Lebensabschnitte angesehen. Zu den wichtigsten Ereignissen in dieser Zeit können der Schulabschluss, Verabredungen mit dem anderen Geschlecht, das erste Auto und die erste Arbeitsstelle gezählt werden. Die Jugend ist auch eine Zeit, in der Kinder eine größere Unabhängigkeit von den Eltern entwickeln – die ersten Schritte des Erwachsenwerdens.

Die Ausbildung ist oftmals ein guter Ausgangspunkt, wenn man diesen Teil der Lebensgeschichte abdeckt. Es ist immer gut zu wissen, welche Erfahrungen die Person in der Ausbildung gemacht hat. Hat sie das Gymnasium besucht? In der heutigen Zeit der Weiterbildung ist es wichtig, daran zu denken, dass für viele ältere Menschen, vor allem für Frauen, der Besuch einer weiterführenden Schule ein großes Ereignis war. Viele von ihnen waren vielleicht das erste Familienmitglied, das das Abitur gemacht hat, was oftmals eine Quelle großen Stolzes war.

Welche anderen Ereignisse im Leben wurden mit der Schule in Verbindung gebracht? Viele Menschen haben vielleicht positive Erfahrungen in der Schule gemacht, beispielsweise zur Fußballmannschaft zu gehören. Erfahrungen wie der Abiturabschlussball sind unvergesslich, und oft werden davon Bilder fürs Fotoalbum geschossen, die ausgegraben und als Teil der Lebensgeschichte verwendet werden können.

Frühe Transportmittel rufen besondere Erinnerungen hervor. Wie kam die Person zur Schule – mit dem Bus, dem Auto oder zu Fuß, wobei sie „kilometerlange Strecken durch den Schnee stapfte“? Was war ihr erstes Auto? Ein Leiter einer kalifornischen Tagesstätte teilte uns mit, dass eine Diskussion über das Thema „Mein erstes Auto“ eines der erfolgreichsten Programme der Tagesstätte sei. Sogar die Gäste mit einem schlechten Gedächtnis schienen sich an die Marke und Farbe ihres ersten Autos und dessen erste Reifenpanne erinnern zu können. Ein Tagesgast erinnerte sich an den „Schleudersitz“ seines Autos, was bei einigen jüngeren Mitarbeitern zu verblüfften Blicken führte. „Hat das etwas mit Erdbeben zu tun?“, fragte einer von ihnen.

Für viele Menschen ist die Arbeit oft die wichtigste Art, sich zu definieren. Die meisten älteren dementen Menschen haben in harten Zeiten angefangen zu arbeiten – während der Wirtschaftskrise oder des Zweiten Weltkriegs – als man lange schuften musste und wenig Geld dafür bekam. Eine umfassende Lebensgeschichte sollte sich mit der ersten Tätigkeit der Person auseinander setzen. Es kann interessant sein, nach ihrem ersten Lohn zu fragen. Viele jüngere Menschen würden sicherlich überrascht sein, zu hören, dass ein Lohn von ein paar Mark *pro Woche* nichts Ungewöhnliches war!

Ein passendes Ende für die schriftliche Lebensgeschichte dieser spannenden Zeit wäre vielleicht, die Person zu fragen, ob sie sich an ihren ersten Kuss erinnern kann. Diese Frage bringt fast immer ein Lächeln oder Lachen hervor.

Frühes Erwachsenenalter

Ausbildung, Arbeit und das Familienleben dominieren oft das frühe Erwachsenenalter. Natürlich wollen wir wissen, ob die Person geheiratet oder Kinder hat. Informationen über ihren Partner und ihre Kinder können dem zuvor begonnenen Familienstammbaum hinzugefügt werden. Wenn die Person allein geblieben ist, könnten wir mehr über eventuelle Geschwister herausfinden, zu denen sie eine enge Beziehung hatte, und ob es Nichten und Neffen oder Cousins und Cousinen gab, die ihre erweiterte Familie darstellten.

Viele Menschen streben während dieser Zeit nach einer höheren Ausbildung oder fangen an, einen Beruf auszuüben. Eine gute Lebensgeschichte schließt die höhere Ausbildung (falls vorhanden) mit ein und beschreibt frühe Entscheidungen zu Arbeit und beruflicher Laufbahn.

Eine Hochzeit kann den Höhepunkt dieses Lebensabschnitts darstellen, und eine Lebensgeschichte sollte Informationen zu der Hochzeitsfeier enthalten. Dazu gehören vor allem lustige Geschichten, die man nacherzählen kann, beispielsweise wie der Bräutigam den Ring verlegte oder ein mehrstöckiger Kuchen zusammenbrach. Hochzeitsfotos, die sich bei den meisten Familien finden lassen, können als eine fantastische Quelle für die Familiengeschichte dienen.

Wir sollten so viele Informationen wie möglich über die Tätigkeit oder berufliche Laufbahn der Person sammeln. War sie Arzt, Bauer, Tagelöhner, Hausmann/-frau, Elektriker oder Künstler? Eventuell vorhandene Arbeitsproben oder -sammlungen können vermerkt werden. Ein Architekt hat vielleicht immer noch seine Zeichnungen. Eine Hausfrau hat vielleicht eine umfangreiche Rezeptsammlung aufgehoben. Wir können festhalten, ob die Person eine besondere Arbeitskleidung trug, etwa eine Militäruniform, eine Schürze, Latzhose oder einen Blaumann.

Einige Produkte haben ein Firmenlogo, das für die Person von Bedeutung sein kann. Sie hat vielleicht viel Spaß daran, eine alte Kopfbedeckung von der Arbeit aufzusetzen oder einen Briefkopf mit dem Firmenlogo zu sehen. Manchmal können Personallisten, Entlassungspapiere der Bundeswehr, Urkunden, Lizenzen oder andere Dokumente gefunden werden, die wichtige Symbole ihrer beruflichen Laufbahn darstellen.

Oftmals hat die Person ihr erstes Haus oder ihre erste Wohnung in dieser Zeit gekauft, eine Handlung, die einen enormen symbolischen Wert hat. Wenn möglich, sollten der Lebensgeschichte Bilder des ersten Hauses beigefügt werden. Eine überraschende Anzahl an dementen Personen kann sich noch an den Betrag ihrer ersten monatlichen Hypothekszahlung erinnern. Wir können herausfinden, wie viele Zimmer das Haus hatte, wie es aussah, und ob es von einem Garten umgeben war oder auf einem kleinen Grundstück stand. Viele Menschen aus ländlichen Gebieten erinnern sich lebhaft an das Gartenhäuschen.

Mittleres Erwachsenenalter

Eine komplette Lebensgeschichte über das mittlere Erwachsenenalter zu schreiben könnte mehrere Bücher füllen, aber auch hier wollen wir wichtige Themen beleuchten, um die Vergangenheit der Person mit der Alzheimer-Krankheit besser zu verstehen. Das mittlere Erwachsenenalter ist ein Lebensabschnitt, in dem ein Mensch normalerweise den Höhepunkt seiner Karriere erreicht. Welche Tätigkeit übte der Betroffene vor dem Ruhestand aus, und gab es irgendwelche erwähnenswerten Leistungen? Es kann wichtig sein, zu verstehen, ob die Identität der Person mit ihrer Arbeit verbunden ist. Einige Menschen definieren sich in erster Linie als Arzt, Ingenieur, Klempner oder Landwirt. Bei anderen kam die Arbeit erst nach ihrer Identität als Vater, Ehefrau, Bruder oder Stiefmutter.

Während dieser Zeit entwickeln sich oft andere Interessen. Wir sollten herausfinden, welche Hobbys die Person hatte oder welchen Freizeitaktivitäten sie nachging. Golfspieler haben häufig unzählige Stunden damit verbracht, über ihr Spiel nachzudenken und zu reden und manchmal deswegen zu leiden. Wenn die Person Kegeln ging (oder immer noch geht), hat sie jemals eine Neun oder einen Kranz gekegelt?

Wir sollten auch herausfinden, was während dieser Zeit mit ihrer Familie geschehen ist. Haben Kinder geheiratet? Gab es Enkelkinder? Fanden Familientreffen statt?

Spätes Erwachsenenalter

Vielen Menschen bietet der Ruhestand die Gelegenheit, ein Hobby oder ein Interesse stärker zu verfolgen; jemand, der nur einmal im Monat Skat gespielt hat, kann jetzt drei Mal pro Woche spielen. Jemand anderes kann während der Saison jeden zweiten Tag angeln gehen. Viele Menschen erfreuen sich an der Gartenarbeit, und die Lebensgeschichte sollte ihre Lieblingsblumen und besondere Erfolge mit dem Gemüseanbau enthalten. Vielleicht gab es einmal einen 80-Pfund-Kürbis im Gemüsegarten!

War die Person im Ruhestand aktiv? Die Mutter des früheren US-Präsidenten Jimmy Carter, Miss Lillian, trat im Alter von 68 Jahren dem Peace Corps bei. Was für ein Fehler wäre es wohl gewesen, wenn ein Biograf diese Tatsache bei der Beschreibung ihres Lebens ausgelassen hätte!

Ist die Person körperlich aktiv geblieben? Heute trainieren nicht wenige ältere Menschen in Fitnesscentern, radeln durch das ganze Land oder nehmen jede Woche an organisierten Wanderungen teil. Wenn jemand sich dazu entschieden hat, den Ruhestand auf dem Balkon zu verbringen und dabei dem Leben zuzusehen, wie es an einem vorüberzieht, kann man einen neckischen Vermerk zu dem Schaukelstuhl eintragen, der seinen Tag bestimmte.

Der Ruhestand ist oft eine Zeit des Reisens, und ein besonderer Urlaub kann auch einer dementen Person lebhaft im Gedächtnis bleiben. Machte sie eine Reise, von der sie ein Leben lang geträumt hatte, oder fuhr sie alljährlich an einen bestimmten Urlaubsort? Was zog die Person besonders an – eine tropische Insel oder eine Oase in der Wüste? Sind Bilder oder Andenken vorhanden, die für die Lebensgeschichte verwendet werden können?

Viele Rentner leisten ehrenamtliche Dienste in ihrer Gemeinde. Finden Sie heraus, ob die Person in einem Krankenhaus ausgeholfen hat, sich für eine gemeinnützige Organisation engagiert hat oder in der Kirche aktiv war. Es kann sich als äußerst hilfreich erweisen, wenn man den Beitrag eines Menschen zur Gemeinschaft in der Lebensgeschichte vermerkt.

Einige Rentner nutzen diese Zeit, um ihr Leben durch eine fortwährende Weiterbildung – offiziell oder inoffiziell – zu bereichern. Finden Sie heraus, ob die Person viel gelesen, sich während dieser Zeit neue Fähigkeiten angeeignet oder ein neues Geschäft aufgebaut hat.

Andere wichtige Zutaten

Ein wichtiger Teil jeder Lebensgeschichte ist sicherlich der kulturelle, religiöse und ethnische Hintergrund der Person und die Rolle, die dieser Hintergrund in ihrem Leben gespielt hat. Ist sie jüdisch, hat sie koscher gelebt und ist in die Synagoge gegangen? Gab es Familientraditionen zur Feier der sudetendeutschen Abstammung der Person? Hat der Großvater der Person im Elsass gelebt, als es noch zu Deutschland gehörte?

Umgekehrt ist es auch wichtig zu vermerken, wenn jemand keinen starken religiösen Hintergrund hat. Vielleicht würde er oder sie sich beim Singen von Weihnachtsliedern in der Einrichtung unwohl fühlen.

Ein Teil der Lebensgeschichte, der häufig übersehen wird, sind die Auszeichnungen oder große Leistungen der Person. Einen Preis oder eine Auszeichnung zu bekommen ist ein so wichtiges Ereignis, dass es länger im Gedächtnis bleibt als viele andere Ereignisse. Deswegen sollten wir versuchen herauszufinden, ob die Person während des Zweiten Weltkriegs mit dem Eisernen Kreuz ausgezeichnet wurde, eine Ehrendoktorwürde bekommen hat oder zum „Fußballer des Jahres“ ernannt worden ist.

Es ist hilfreich, dem Betroffenen oder seiner Familie zusätzliche Fragen zu stellen, um ihn gut kennen zu lernen. Hat er irgendwelche besonders starken Vorlieben oder Abneigungen? Wir erlebten in einer Tagesstättengruppe, dass ein Tagesgast diese Frage mit „Republikaner“ beantwortet hatte, während ein anderer in derselben Gruppe mit „Sozis“ antwortete. An diesem Tag versuchten wir, das Thema Politik zu vermeiden.

Einige Leute haben ihre eigenen speziellen Ausdrücke, die zu ihrem „Markenzeichen“ geworden sind, wie „Darauf können Sie wetten!“ oder „Zwei Hände sind besser als eine“. Es kann der Lebensgeschichte einer Person eine gewisse Würze verleihen, wenn man die besonderen Ausdrücke kennt, die sie immer benutzt hat.

Ein wichtiger Teil der Lebensgeschichte ist das Essen, das die Person mochte oder mag. Viele Menschen verbringen viel Zeit damit, über das Essen nachzudenken. Einige sind stolz darauf, dass sie besondere Rezepte kennen oder wissen, wie man Gerichte kocht, die ihren ethnischen Hintergrund widerspiegeln. Essen kann für die Person immer noch eine Quelle üppigen Genusses und sinnlichen Vergnügens sein.

Wir sollten auch das Lieblingslied oder die bevorzugte Musikrichtung kennen. Es ist wichtig, Menschen die Musik hören zu lassen, die sie mögen, sei es Bach, Benny Goodman oder die Beatles.

Auch wenn es unbedeutend erscheint, sollten wir fragen, welche Lieblingsfarbe die Person hat. Oftmals kann jemand mit stark fortgeschrittener Demenz immer noch auf Fragen zu Farben reagieren und ist zufrieden, wenn er von Dingen umgeben ist oder Kleidungsstücke trägt, die seine Lieblingsfarbe haben.

Manchmal scheint eine Person die Gesellschaft eines Geschlechts zu bevorzugen. Hat sie hauptsächlich männliche oder weibliche Freunde gehabt?

Die Lebensgeschichte sollte auch alle besonderen Fähigkeiten der Person enthalten. Zum Beispiel erhalten sich viele die Fähigkeit, ein schönes altes Lied zu spielen, das sie viele Jahre lang gespielt haben, auch wenn die Alzheimer-Krankheit sie daran hindert, ein einfaches neues Lied zu lernen. Weitere Fähigkeiten sind unter anderem Kochen, Nähen, Malen, Handarbeiten, Schreinern.

Die allgemeine Persönlichkeit des Einzelnen vor der Alzheimer-Krankheit zu bestimmen ist manchmal schwieriger, aber ebenfalls wichtig, da alte Persönlichkeitsmuster oft erhalten bleiben. War er oder sie generell optimistisch oder pessimistisch? Wie hat er oder sie Probleme gelöst? Wie ist er oder sie mit Stress umgegangen?

Wir empfehlen, die Lebensgeschichte der Person regelmäßig auf den neuesten Stand zu bringen. Haben sich irgendwelche größeren Entwicklungen in der Familie ereignet, wie Hochzeiten, Familientreffen oder neue Enkelkinder? Hat die Person eine Reise gemacht? Hat die Familie ihr ein neues Haustier geschenkt?

Die Lebensgeschichte sollte besonders auf Erfolge und positive Erinnerungen achten, die zum Nutzen der Person verwendet werden können. Sie sollte auch vor schmerzvollen Themen, Phobien oder wichtigen Informationen warnen, die nach Möglichkeit zu vermeiden sind. Beim Zusammentragen der Lebensgeschichte sollte Folgendes beachtet werden:

- Es wird unweigerlich Lücken in der Lebensgeschichte geben, weil die Angehörigen vielleicht nicht zur Beantwortung von Fragen zur Verfügung stehen und die Berichte des Betroffenen eventuell unzuverlässig sind. In diesem Fall müssen wir das Beste aus der Sache machen. Ganz gleich, wie viele Lücken oder Rätsel sich ergeben, Sie werden beim Schreiben der Geschichte mit Sicherheit einige Perlen finden.
- Man kann unkonventionelle Fragen über den Betroffenen stellen, um die Lebensgeschichte zusätzlich zu bereichern. Zum Beispiel könnte der Leiter einer Tagesstätte beim Schreiben einer Lebensgeschichte die Familie fragen, ob die Person ihr erstes selbst verdientes Geld gespart oder sofort ausgegeben hat. Kasten 7 bietet eine kurze Liste mit Musterfragen.
- Wenn der Betroffene Vorstellungen von seinem Leben hat, die nicht den Tatsachen entsprechen, sollten sie trotzdem in die Lebensgeschichte aufgenommen werden. Wir fordern nicht dazu auf, diese Ungenauigkeiten zu betonen, aber wenn einige dieser Informationen für ihn real sind, sollten Sie bereit sein, diese neuen Informationen zu akzeptieren und sie in Ihren Pflegeplan einfließen zu lassen.

Der Richter Jean Auxier unterschrieb einmal in der Tagesstätte mit „Senator Jean Auxier“. Die Mitarbeiter fragten seine Frau, ob er jemals Senator für den Staat Kentucky gewesen sei, und dachten, dass sie eine wichtige Leistung in seiner schriftlichen Lebensgeschichte übersehen hätten. Seine Frau war überrascht und antwortete: „Nein, aber er wollte immer einer sein!“ Die Mitarbeiter redeten Jean normalerweise mit „Richter“, seinem offiziellen Titel, an, aber gelegentlich rutschte ihnen „Senator“ heraus. Das gefiel ihm sehr gut. Er hat die „Wahl“ gewonnen, ohne jemals einen Wahlkampf gemacht zu haben!

Kasten 7

Fragen, die eine schriftliche Lebensgeschichte bereichern

Wir haben schon immer empfohlen, „Detektiv zu spielen“, wenn man eine Lebensgeschichte schreibt. Unter die Oberfläche zu schauen, kann sich reichlich auszahlen, da man die Person mit der Alzheimer-Krankheit besser kennt. Ungewöhnliche Fragen können viel über ihre Einstellungen zum Leben enthüllen. Die Fragen können Freunden, der Familie oder, wenn möglich, der Person selbst gestellt werden. Da wir hoffen, eine Vorstellung von den Werten der Person vor dem Ausbruch der Alzheimer-Krankheit zu bekommen, wurden die Fragen in der Vergangenheit formuliert, aber wann immer es möglich ist, sollten wir auch gegenwärtige Antworten einholen.

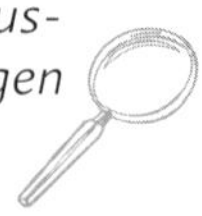

1. *Wie hätte die Person gern Silvester verbracht? Es kann aufschlussreich sein, wenn man weiß, ob sie gerne in einem vornehmen Hotel getanzt oder zu Hause ein Buch gelesen hätte.*

2. *Hatte die Person ein Lieblingsbuch? Es wäre interessant zu wissen, ob sie einen guten Krimi, Shakespeare, die Bibel, Lyrik, ein Handbuch zur Autoreparatur oder das Jahrbuch der Landwirtschaft bevorzugt hat.*

3. *Wenn die Person auf einer einsamen Insel festsitzen würde, welche drei Dinge würde sie gern bei sich haben (vorausgesetzt, Essen, Trinken und eine Schutzhütte sind vorhanden)?*

4. *Wie hätte die Person ihren Schreibtisch eingerichtet? (Wenn sie keinen Schreibtisch hatte, kann man stattdessen Küchenregale und Schubladen, einen Werkzeugkasten oder einen Schuppen nehmen.)*

5. *Hätte die Person in Bezug auf das Leben das Glas als halb voll (Optimist) oder halb leer (Pessimist) angesehen?*

6. *Hätte die Person das erste selbst verdiente Geld gespart oder hätte es „ein Loch in ihre Tasche gebrannt“?*

Wie man die Lebensgeschichte verwendet

Alle Elemente der Lebensgeschichte stellen wichtige Hilfsmittel dar, mit denen die Kommunikation verbessert wird, Aktivitäten sinnvoller werden, Problemen vorgebeugt wird und mehr Freude in die Beziehung eines Pflegenden zu der dementen Person kommt. Einige der wichtigsten Möglichkeiten, die Lebensgeschichte zu verwenden, werden im Folgenden diskutiert.

Den Betroffenen grüßen und die Wiedererkennung verbessern

Abhängig vom Schweregrad der Demenz vermag der Betroffene einen vertrauten Tagesstättenmitarbeiter, ein Familienmitglied oder einen Freund zu erkennen oder auch nicht. Ohne ein Wiedererkennen kann der Anfang jeder Interaktion schwierig sein. Die Person wird vielleicht unruhig, wenn sie sich bedroht fühlt (Wer ist diese Frau, die da auf mich zukommt? Will sie mir wehtun oder mich ausrauben?), verlegen (Ich sollte diese Frau kennen, aber...) oder einfach teilnahmslos.

Wenn ein Pflegender die Lebensgeschichte der Person erst einmal kennt, fällt es ihm leicht, die Wiedererkennung einzuleiten. Betrachten Sie das folgende Beispiel. Der Busfahrer einer Tagesstätte kommt morgens bei einer Klientin zu Hause an, um sie abzuholen. Der Fahrer weiß, dass es manchmal passiert, dass die Frau nervös ist und das Haus nur widerwillig verlässt. Er beginnt das Gespräch damit, dass er lächelt, ihr herzlich die Hand schüttelt oder sie berührt und sich vorstellt: „Hallo Mary! Ich bin John, Ihr Busfahrer von der Tagesstätte.“ Wenn John Marys Lebensgeschichte kennt, kann er zum Beispiel erwähnen: „Ich sehe, Sie tragen dieses schöne rosa Kleid. Ich erinnere mich daran, dass Rosa schon immer Ihre Lieblingsfarbe war.“ Dann könnte er noch hinzufügen: „Wie geht es Ihrem Enkel Ed? Ist er immer noch in der Fußballmannschaft seiner Schule?“

In der Tagesstätte begrüßen die Angestellten und ehrenamtlichen Mitarbeiter Ruby Lee Chiles oft mit einer Frage wie: „Ruby Lee, wie geht es Delbert, ihrem gut aussehenden Sohn? Sie müssen so stolz auf ihn sein. Er ist ein meisterhafter Elektriker!“

Wenn man Elemente der Lebensgeschichte am Anfang der Begrüßung verwendet, wird eine bessere Wiedererkennung gefördert. In diesen Beispielen haben Informationen aus der Lebensgeschichte die Betroffenen sofort beruhigt.

Den Betroffenen anderen vorstellen

Pam Richards war die Leiterin einer Tagesstätte, und ihr Vater nahm an ihrem Programm teil. Sie stellte ihn anderen oft lautstark vor: „Hallo zusammen! Ich möchte Ihnen meinen Vater vorstellen, Vern Clark. Er ist ein toller Mensch. Ich weiß, dass es Ihnen gefallen wird, ihn kennen zu lernen."

Man kann die Person auch mit einer biografischen Information vorstellen, wie zum Beispiel: „Ich möchte Ihnen meinen Freund vorstellen, der in London geboren wurde." Diese Möglichkeiten, jemanden vorzustellen, erfüllen zwei Hauptzwecke. Erstens steigern sie das Selbstwertgefühl und rufen ein Lächeln hervor, wobei sie manchmal in unbehaglichen sozialen Situationen bei dem Betroffenen für Erleichterung sorgen. Zweitens wird die Person anderen als wertvolles Mitglied der Gesellschaft vorgestellt, als jemand, den man kennen sollte.

Es wird immer noch darüber diskutiert, ob man jemanden mit dem Nachnamen, z. B. Herr Schmidt, oder mit dem Vornamen anreden soll. Obwohl wir der Ansicht sind, dass man die Person mit der Alzheimer-Krankheit am besten mit dem Vornamen anredet, findet man in der Lebensgeschichte wichtige Informationen zu diesem Thema. Wenn jemand aus dem Norden kommt, wo die Gesellschaft förmlicher ist als im südlichen Deutschland, kann es sein, dass er oder sie es vorzieht, etwas förmlicher vorgestellt zu werden, als „Herr" oder „Frau" Müller. Jean Auxier war sicherlich daran gewöhnt, mit „Richter" angeredet zu werden, was er auch erwartete.

Den eigenen Namen zu erkennen ist oft eine der letzten kognitiven Fähigkeiten, die der Alzheimer-Krankheit zum Opfer fallen. Wir empfehlen, den Namen des Betroffenen häufig zu gebrauchen, sei es ein richtiger Name oder eine Verwandtschaftsbezeichnung („Papa" oder „Schwester"). Dadurch erweckt man Aufmerksamkeit, verstärkt die Beziehung zu der Person, und manchmal beruhigt man sie dadurch.

Jemanden in einer Gruppensituation vorzustellen, wie etwa einer Aktivitätsgruppe in einem Pflegeheim oder einer Tagesstätte, ist eine Kunst. Während einer Gruppenaktivität kann das Personal durch den Raum gehen und jeden erneut vorstellen, wobei jedes Mal eine kleine biografische Information hinzugefügt wird. Wenn eine Gruppe beispielsweise einen Kreis bildet und sich einen Ball zuwirft, kann die Gruppenleiterin jedes Mal, wenn jemand den Ball fängt, sagen: „Okay, jetzt hat Dicy den Ball. Dicy hat eine Enkeltochter namens Nawanta." Diese wenigen Worte lenken Dicys Aufmerksamkeit auf die Aktivität und verstärken ihr Interesse daran, weiterzuspielen. Die Tatsache, dass die Leiterin im Verlauf der Aktivität über jeden etwas Besonderes sagen kann, fördert den individuellen Selbstwert und den Zusammenhalt der Gruppe.

In Erinnerungen schwelgen

Der offensichtlichste Vorteil einer guten, umfassenden Biografie des Betroffenen ist vielleicht die Möglichkeit, in Erinnerungen zu schwelgen. Wir alle haben Spaß daran, Erinnerungen und alte Geschichten auszutauschen; wir können eine alte Geschichte vielleicht detailliert erzählen, wobei sie natürlich oft reichlich ausgeschmückt wird (denken Sie an die klassischen Anglergeschichten).

Personen mit der Alzheimer-Krankheit schwelgen immer noch gern in Erinnerungen. Wenn er sich ein altes Familienfoto ansieht, kann sich der Betroffene mit Hilfe von Hinweisen vielleicht an *einige* Namen und Beziehungen erinnern. Wenn das nicht der Fall ist, kann man das Foto immer noch dazu gebrauchen, über die Mode dieser Zeit zu reden („Mama, schau dir die Hüte an, die die Frauen damals trugen!") oder über andere interessante Dinge auf dem Bild zu sprechen („Mama, trägt diese Frau wirklich einen Fuchspelz?").

Erinnerungen an und Eindrücke von den Eltern und Großeltern bleiben oft sehr lebhaft im Gedächtnis.

Mary Burmaster mochte es gern, daran erinnert zu werden, dass ihr Großvater ein beliebter Landarzt war. Die Mitarbeiter ihrer Tagesstätte erinnerten sie an ihren Großvater und schwelgten dann mit ihr in Erinnerungen, wobei es nicht so sehr um Details aus dem Leben ihres Großvaters ging, sondern um Landärzte im Allgemeinen. Sie redeten über Ärzte bei der Entbindung, ihre schwarzen Taschen, und brachten ihren Wunsch zum Ausdruck, dass Ärzte immer noch Hausbesuche machten. Wann immer es möglich war, ließen die Mitarbeiter Details über ihren Großvater einfließen. „Mary, ich kann mich daran erinnern, dass Sie mir gesagt haben, sein erster Hausbesuch sei an der Jahrhundertwende gewesen!"

Geschichten aus der frühen Kindheit, besonders wenn sie sich um kindlichen Unfug drehen, machen der Person mit der Alzheimer-Krankheit Spaß. Einen früheren Universitätsprofessor vorsichtig zu necken, wie er die Schule geschwänzt hat, kann ihn zum Lachen bringen. Ein Tagesgast kann daran erinnert werden, wie er den Filzhut seines Onkels genommen und im Kamin versteckt hatte und man ihn erst entdeckte, als ein Feuer angezündet wurde und der Raum sich mit Rauch füllte!

Margaret Brubaker mochte es gern, wenn man sie an die Zeit erinnerte (und deswegen neckte), als sie Würfelspiele spielte. Sie hat sogar ihrem Sohn Jim beigebracht, wie man würfelt. Da sie Besucher immer korrekt grüßte und einen sehr traditionellen Eindruck machte, machte es Spaß, sich mit ihr an dieses versteckte und unerwartete Talent zu erinnern.

Die Kommunikation durch Hinweise und Anhaltspunkte verbessern

Die Auswirkungen einer Demenz auf die sprachlichen Fähigkeiten können verheerend sein. Menschen mit der Alzheimer-Krankheit verwenden falsche Wörter, vergessen Wörter und haben ganz allgemein Schwierigkeiten mit der Kommunikation. Die Kenntnis der Lebensgeschichte kann die Kommunikation verbessern, da man durch die Lebensgeschichte vielleicht Hinweise bekommt, mit denen man besser verstehen kann, was der Betroffene sagt. Wenn zum Beispiel eine demente Person sagt: „Ich muss nach Hause gehen, die Kinder, es ist schon spät", erinnert sich ein Pflegender, der mit ihrer Lebensgeschichte vertraut ist, vielleicht daran, dass sie eine Hausfrau war, die jeden Abend ein großes Essen für ihre Familie zubereitet hat. Die Pflegekraft könnte sie beruhigen: „Oh, Carol, machen Sie sich keine Sorgen. Ihre Tochter Stephanie hat schon ein köstliches Abendessen für alle gemacht. Heute werden *Sie* verwöhnt."

Die Lebensgeschichte ermöglicht es uns auch, der Person mit der Alzheimer-Krankheit bei Bedarf Stichworte zu geben, um einen Satz zu Ende zu bringen. Wenn eine Frau sagt: „Ich muss meinen Mann anrufen ...", und mühevoll nach seinem Namen sucht, kann der Pfleger ihr den Namen nennen, indem er sagt: „Sie meinen ihren Mann *Mike*?" Wenn jemand über seine oder ihre Kindheit spricht, aber scheinbar nicht viele Details anzugeben vermag, kann man sich der Lebensgeschichte bedienen, um zu fragen: „Paula, es muss toll gewesen sein, in Berlin aufzuwachsen. Sind Sie nicht froh, in einer so schönen, lebhaften Stadt mit so vielen Sehenswürdigkeiten aufgewachsen zu sein?"

Evelyn Talbott hatte ein starkes Bedürfnis nach Gesprächen. Sie lebte immer auf, wenn sie jemand aufforderte, etwas über ihre Arbeit, ihre Liebe zu Hunden, ihr Interesse am Tanzen und ihre schönen Spaziergänge in der Natur zu erzählen. Sie zeigte immer mit ihren Händen auf ihren Körper, wobei die Hände sagten: „Gib mir mehr, mach weiter." Menschen, die ihre Lebensgeschichte zum Teil kannten, konnten sich leicht mit ihr unterhalten, aber jemand, der nicht viel über sie wusste, merkte bald, dass die Unterhaltung schnell zu Ende war. Evelyn brauchte Menschen, die den Großteil der Arbeit übernahmen, ihr bei den Gesprächen „die Bälle zuspielten".

Angemessene Aktivitäten entwerfen

Die Lebensgeschichte gibt viele wichtige Hinweise auf Aktivitäten, die die besten Chancen haben, das Interesse der Person zu wecken und eine positive, freudige Reaktion hervorzurufen. Wir können in ihrer Lebensgeschichte nach Hinweisen auf ihre *Fähigkeiten* suchen. Zum Beispiel ist ein Buchhalter, bei dem die Alzheimer-Krankheit diagnostiziert wurde, sicher nicht mehr in der Lage, einen komplexen Geschäftsvorgang zu bearbeiten, aber er „hilft" vielleicht gern dabei, eine Reihe von Zahlen zu addieren. Man könnte einen pensionierten Bibliothekar bitten, beim Ordnen einer Sammlung von Zeitungsausschnitten und Fotos zu helfen. Ein ehemaliger Hausmann hilft vielleicht gern beim Plätzchenbacken oder beim Zusammenlegen der Wäsche. Ein pensionierter Schuhverkäufer hat vielleicht Spaß daran, sich einen Großhandels-Schuhkatalog anzuschauen und eine neue Bestellung „aufzugeben". Die Möglichkeiten sind unbegrenzt.

Larkin Myers zeigte anderen immer gern, wie man einen „Kreisel dreht". Er hatte sich die Fähigkeit aus seiner Kindheit erhalten, die Schnur um den hölzernen Kreisel zu wickeln und ihn dann in Rotation zu versetzen, so dass er sich scheinbar unendlich lange dreht.

Ruby Lee Chiles wuchs mit einer sehr stark ausgeprägten Arbeitsmoral auf. Sie verweigert alle Aktivitäten, die unproduktiv erscheinen. Ihre Lebensgeschichte ermöglichte es dem Personal ihrer Tagesstätte, eine Reihe von „Aufgaben" für sie zu entwerfen. Auch wenn sie an einer Freizeitaktivität teilnimmt, wie zum Beispiel einem Kunstprojekt, sagen die Mitarbeiter: „Kommen Sie, Ruby Lee, es gibt Arbeit, die erledigt werden muss." Ein Handarbeitsprojekt in diesen Kontext zu stellen und sie zu bitten, „dieses zu reparieren", „jenes zu falten" und „das hier gerade zu machen", scheint sie dazu zu motivieren, sich stärker an der Aktivität zu beteiligen.

Die Lebensgeschichte stellt eine reiche Quelle für Ideen zum „Zeigen und Erzählen" dar. Wenn die Person mit der Alzheimer-Krankheit Handarbeiten gemacht, Briefmarken gesammelt, Bilder gemalt, Pokale beim Kegeln gewonnen oder anderes gemacht hat, kann dies in der Lebensgeschichte vermerkt und später verwendet werden, um gemeinsam in Erinnerungen zu schwelgen. Wenn man einfach eine Auswahl an alten Krawatten mitbringt, kann das einen Nachmittag mit Diskussionen und Gelächter über die verschiedenen Stile, Farben und Breiten füllen, die in und aus der Mode kamen und dann wieder modern wurden.

Wir sollten nicht vergessen, dass es die wichtigste aller Aktivitäten ist, mit anderen zusammen zu sein. Viele demente Personen haben ein großes Bedürfnis nach Aufmerksamkeit. Die Kenntnis der Lebensgeschichte der Person mit der Alzheimer-Krankheit ermöglicht es einem ehrenamtlichen Mitarbeiter, einer Pflegefachkraft oder sogar einem Freund der Familie, einen besseren Zugang zu ihr zu finden und das Zusammensein mit ihr zu verbessern.

Auf frühere Leistungen hinweisen

Wir halten demente Menschen in Ehren, indem wir an ihre Leistungen erinnern.

Mary Katherine Davis erinnerte sich daran, dass sie es auf dem Bauernhof nicht mochte, früh aufzustehen und Kühe zu melken. Sie war entschlossen, vom Bauernhof wegzukommen, und ging zur Schule, um Krankenschwester zu werden. Das erfüllte sie immer mit Stolz, wenn es im Gespräch erwähnt wurde.

Die Lebensgeschichte gibt uns Informationen, mit denen wir auf die Leistungen der Familienmitglieder hinweisen können; zum Beispiel hören fast alle Eltern gern Gutes über ihre Kinder. Wir können darauf hinweisen, dass der Enkel eines Betroffenen ein großer Fußballstar ist, oder ihm gratulieren, wenn seine Tochter gerade befördert wurde.

Während der 40er und 50er Jahre hatte Marcus Powell den Ruf, einige der besten Agrarprodukte in Iowa City anzubauen; Produkte, die er freizügig mit seinen Kollegen und Schülern teilte. Jahre später freute er sich immer noch darüber, wenn man ihn an seinen meisterhaften grünen Daumen erinnerte.

Helfen, schwierige Verhaltensweisen zu verhindern

Viele schwierige Verhaltensweisen werden durch erkennbare Auslöser verursacht, wie etwa in der Gegenwart von zu lauten Enkeln zu sein, unangebrachte Fragen gestellt zu bekommen oder gedrängelt zu werden. Dennoch sind einige Verhaltensweisen manchmal nur schwer zu erklären und könnten eventuell auf tiefer liegende Sorgen zurückgeführt werden, die vielleicht nur durch die Lebensgeschichte der Person mit der Alzheimer-Krankheit ersichtlich werden.

Manchmal kann ein bestimmtes Verhalten ausgelöst werden, wenn versehentlich schmerzhafte Erinnerungen geweckt werden. Wenn ein

Betroffener zum Beispiel Angehörige bei einem Bootsunfall verloren hat, könnten Probleme auftreten, wenn ein ehrenamtlicher Mitarbeiter in einer Tagesstätte Fotos von seinem neuen Boot herzeigt. Er könnte unfähig sein, seine Gefühle auszudrücken, und aggressiv oder depressiv werden. In diesem Fall ist es ohne eine gute Lebensgeschichte fast unmöglich festzustellen, warum Gespräche über das Bootfahren jemanden unglücklich machen.

Brevard Crihfield war es gewohnt, in der Arbeit der Chef zu sein. Er hatte am gemeinsamen Singen in der Tagesstätte Spaß, bis er einmal während des wöchentlichen Treffens zornig wurde. Der Gruppenleiter an jenem Tag hatte eine wundervolle Stimme und versprühte Charisma, als er vor der Gruppe stand. Die Gruppe liebte ihn. Er war aber auch etwas bestimmend, und „Crihf" hielt ihn für jemanden, der vor ihm steht und ihm sagt, was er zu tun hat. Als der Gruppenleiter sich ans Klavier setzte, um durch die Lieder zu führen, anstatt zu stehen, waren Crihfs Wutausbrüche vorbei.

Eine einfache Intervention brachte sehr viel, da Crihf sich beruhigte und das Programm fortgesetzt werden konnte.

Geri Greenway hatte eine Abneigung gegen Schlager. Ihr gefielen gute klassische Musik und Opern, aber sie konnte die populären, nostalgischen Lieder nicht ertragen, die in der Tagesstätte gesungen wurden. Das Personal lernte schnell, dass es besser ist, Geri während der Musikstunde abzulenken und andere Dinge tun zu lassen.

Das Personal der Helping Hand war eines Tages erstaunt, als die normalerweise freundliche Patsy Peck zornig wurde und den Leiter der Tagesstätte einen „aufgeblasenen Beutel" nannte. Später diskutierten die Mitarbeiter über die mögliche Ursache für den Wutausbruch und zogen Patsys Lebensgeschichte zu Rate. Ihnen wurde klar, dass Patsy als leitende Physiotherapeutin in einem örtlichen Krankenhaus immer der „gute Samariter" gewesen war, der Mensch, der anderen half. Vielleicht hatte ihr Wutausbruch mit ihrem Frust zu tun, dass sie nicht mehr in dieser Rolle war. Die Mitarbeiter baten Patsy daraufhin, mit einem neuen Studenten des Programms zu arbeiten. Die beiden wurden schnell unzertrennlich, und Patsy hatte wieder Spaß daran, in der Rolle der Helferin zu sein.

Tägliche Rituale aus der Vergangenheit einfließen lassen

Einige Menschen haben in ihrem täglichen Leben Rituale, sei es, jeden Morgen zur Messe zu gehen, täglich spazieren zu gehen oder, was wir einmal über einen berühmten Regisseur gelesen haben, jeden Tag um zwei Uhr nachmittags einen Kakao zu trinken! In der Alzheimer-Pflege kann man auf tägliche Rituale zurückgreifen.

Wenn eine Person mit der Alzheimer-Krankheit jeden Tag gern die Zeitung gelesen und einen Kaffee getrunken hat, lassen Sie sie den Tag so beginnen. Auch wenn jemand die Zeitung vielleicht nicht richtig lesen oder den Inhalt behalten kann, hat es einen enormen symbolischen Wert, sie einfach in der Hand zu halten und darin zu blättern. Eine Zeitung zu lesen macht auf andere den Eindruck, gebildet, informiert und am Weltgeschehen interessiert zu sein. Dem Betroffenen einen Kaffee anzubieten ist sowohl ein sozialer Kontakt als auch ein Geschenk, und die Wärme und das Aroma des Kaffees erwecken vielleicht positive Erinnerungen. Eine Familie erzählte uns, dass ihr Vater immer über eine Stunde lang beschäftigt und zufrieden war, als sie dieses Ritual entdeckten.

Nancy Zechman liebte nichts mehr als eine lange tägliche Fahrt aufs Land. Oft stieg Nancy lange vor der planmäßigen Zeit um vier Uhr nachmittags in den Lastwagen ihres Mannes Fred und sagte: „Auf geht's, Fred." Diese Routine war bei Nancy besonders erfolgreich. Aufs Land zu fahren war eine Aktivität, die sowohl Nancy als auch Fred Spaß machte; sie erleichterte auch die Sorgen, die zu einer Tageszeit aufkommen, die für viele Pflegende Stress bedeutet.

Beverly Wheeler ging immer gern spazieren. Sie und ihr Mann sind der Ansicht, dass ein Spaziergang am Holzpier entlang der zentralen kalifornischen Küste ein gutes Training ist und die Gelegenheit bietet, die salzige Luft zu atmen, den rauschenden Wellen zu lauschen, nach Delfinen zu schauen und Seelöwen und Pelikane zu beobachten. Sie haben es sich zum Ziel gemacht, an jedem Pier an der südlichen kalifornischen Küste spazieren zu gehen – vielleicht sogar irgendwann einmal des ganzen Staates.

Das Pflegenetzwerk und die Ressourcen erweitern

Eine Lebensgeschichte kann Familien, Behörden, Leiter von Tagesstätten und von Pflegeheimen an die reiche Vergangenheit der Person mit der Alzheimer-Krankheit erinnern. In vielen Fällen hat sie ehrenamtlich in einer Kirchengruppe oder einem Verein gearbeitet. In einigen Fällen hat sie einer Militäreinheit, der Polizei, der Feuerwehr oder einer Gewerkschaft angehört.

Mit Hilfe der Lebensgeschichte kann eine Liste mit potenziellen Organisationen oder Freiwilligen erstellt werden, die der Familie helfen oder das Dienstleistungsprogramm mit Freiwilligen unterstützen können. Die örtliche Feuerwehr kann gebeten werden, ihr Maskottchen mit in die Einrichtung zu bringen, um einem pensionierten Feuerwehrmann, der an einer Demenz leidet, einen Besuch abzustatten. Ein Kirchenorganist kann gebeten werden, für ein Gemeindemitglied zu spielen, das nicht mehr zur Messe gehen kann. Ein örtlicher Verein kann gebeten werden, für eine neue Tagesstätte Spenden zu sammeln, die mehreren seiner Mitglieder zugute kommen würden.

Da das Personal der Tagesstätte wusste, dass Nancy Zechman eine begeisterte Tennisspielerin war, suchte es in ihrem Bekannten- und Freundeskreis nach potenzieller ehrenamtlicher Unterstützung. Man kontaktierte ihre Tennispartner im Lexington Tennis Club, und Nancys enge Freundin Jody Bollum willigte ein, einmal in der Woche zu Nancy in die Tagesstätte zu kommen. Wenn sie zusammen waren, trug Jody dazu bei, dass Nancy sich sicher fühlte, zum Teil deswegen, weil sie auf viele gemeinsame Geschichten und Erfahrungen zurückblicken konnten.

Im nächsten Abschnitt wird die ausführliche schriftliche Lebensgeschichte von Rebecca Matheny Riley vorgestellt. Dabei erläutern Kommentare, wie man sie für eine gute Pflege verwenden kann. Wir hoffen, dass Sie Spaß daran haben werden, unsere Freundin Rebecca noch besser kennen zu lernen.

Die Lebensgeschichte von Rebecca Matheny Riley

Rebecca ist das älteste Kind von Elsie Arnold und S. F. Matheny und wurde am 8. Januar 1925 geboren. Sie hat auch die Ehre, für beide Seiten ihrer Familie die erste Enkeltochter zu sein. Rebecca und ihre einzige Schwester, Mary Frances, die 18 Monate jünger ist, standen sich als Kinder sehr nahe und sind weiterhin enge Freunde. Als Rebecca erst drei Jahre alt war, starb ihre Mutter, und ihre Großel-

über die Verantwortung von Erstgeborenen reden

einzigartige Familiengeschichte

spricht gern über Geschichten aus der Kindheit

tern wurden für Rebecca und ihre kleine Schwester zu Eltern.

eine Quelle der Trauer

Rebecca verehrte ihre Großeltern und nannte sie Opa und Oma. Ihre Großmutter kam 1892 aus Österreich in die USA, und einige Familienmitglieder wohnen immer noch dort.

über Namen reden, die man Großeltern gibt

Die kleinen Mädchen waren unbeschwert, wenn sie an dem Bach spielten, der durch die Farm ihrer Großeltern verlief. An heißen Sommertagen war es ein beliebter Zeitvertreib, Frösche und Kaulquappen zu fangen, die in dem Bach lebten. Im Herbst sammelten sie gern Hickory- und Walnüsse, die von den vielen Bäumen auf der Farm gefallen waren.

sich an das Sammeln von Nüssen erinnern, über den Geschmack und die Verwendung von Nüssen reden

Opa hatte viele Tiere, unter anderem ein Pferd, auf dem die Mädchen alleine reiten durften. Dieses Pferd war sehr langsam, vorsichtig und immer zuverlässig, wenn es die Mädchen sicher auf seinem Rücken trug. Eines Tages erschrak dieses verlässliche Pferd, und die Mädchen hielten sich „in Todesangst" fest, als es schneller und schneller rannte. Rebecca erinnert sich an den schrecklichen Ritt und daran, wie froh sie waren, als ein Nachbar sie rettete.

unvergessliche Geschichte, die einen großen Eindruck hinterlassen hat, kann wiederholt werden

Rebecca hatte viele Freunde in der Schule. Eines ihrer Lieblingsspiele, das sie mit ihren Klassenkameraden spielte, war Verstecken. Als Rebecca in der ersten Klasse war, lud sie die ganze Klasse nach der Schule zu sich nach Hause ein. Das war eine große Überraschung für Opa und Oma. Obwohl sie alle beim Spielen auf der Farm viel Spaß hatten, erinnert sie sich an eine ernste Diskussion darüber, um Erlaubnis zu fragen, bevor man so viele Freunde zu Besuch einlädt.

eine Collage mit Bildern zum Thema Schule anfertigen

Rebecca liebt Spiele – vielleicht einmal mit Scharade probieren

necken Sie sie damit

hin und wieder Diskussion über Disziplin

Rebecca und Mary Frances waren oft nach dem Abendessen für den Abwasch zuständig, um ihrer Großmutter zu helfen. Sie stritten darüber, wer mit dem Küchendienst an der Reihe war.

an Haushaltsarbeiten erinnern

Als Rebecca älter wurde, stellte sie Fragen über ihre Mutter: „Wie war sie wirklich?“ „Warum musste sie mich verlassen, als ich ein kleines Mädchen war?“ Ihr Vater heiratete wieder, und sie hatte jetzt zwei Brüder, Sam und Earl. Obwohl Oma und Opa wunderbare „Eltern“ waren, war Rebecca oft traurig, weil sie ihre Mutter nicht kannte.

denken Sie daran, wenn sie Gefühle der Trauer zeigt; es könnten alte Gefühle/Erinnerungen sein

Schon als kleines Mädchen war Rebecca sehr zielstrebig. Sie war entschlossen und hatte ihren eigenen Willen, und ein Nein wurde von ihr nicht akzeptiert. Sie ist zum großen Teil immer noch so. Sie wollte immer helfen, besonders denen, die in großer Not waren. Sie war motiviert, zu lernen, wodurch sie eine ausgezeichnete Schülerin wurde. In ihrer Jugend war Rebecca Mitglied der Methodisten-Kirche und in der Epworth League aktiv, die von der Kirche unterstützt wurde. Ihr religiöser Glaube nährte ihren Geist und ihr Bedürfnis zu helfen. Sie äußerte sich oft zu ihren Zielen im Leben: Krankenschwester zu sein, als Missionarin zu dienen und einen Pfarrer zu heiraten.

merken Sie sich das, formulieren Sie Aussagen positiv und nicht negativ

einige zentrale Charaktereigenschaften – motiviert, zielstrebig, hilfsbereit

die Religion ist ihr sehr wichtig

Während ihrer Jahre auf der Stanford High School spielte Rebecca in der Band. Sie war ebenfalls Mitglied des Girl's Reserve Club und hat einen sehr guten Abschluss gemacht. Nach der Schule meldete sie sich für die Ausbildung zur Krankenschwester im Good Samaritan Hospital in Lexington, Kentucky, an. Als Auszubildende begegnete sie ihrem Mann, der Patient in dem Krankenhaus war. Obwohl es Auszubildenden zu der Zeit nicht erlaubt war, nach der Hochzeit in der Schule zu bleiben, verließ sich Rebecca

schauen Sie einmal, ob sie immer noch ein Instrument spielt

Gelegenheit zur Gratulation

wird gern daran erinnert, dass sie Krankenschwester ist, und mag Komplimente für ihre früheren Leistungen als Krankenschwester

lustige Geschichte, wie sie sich getroffen haben

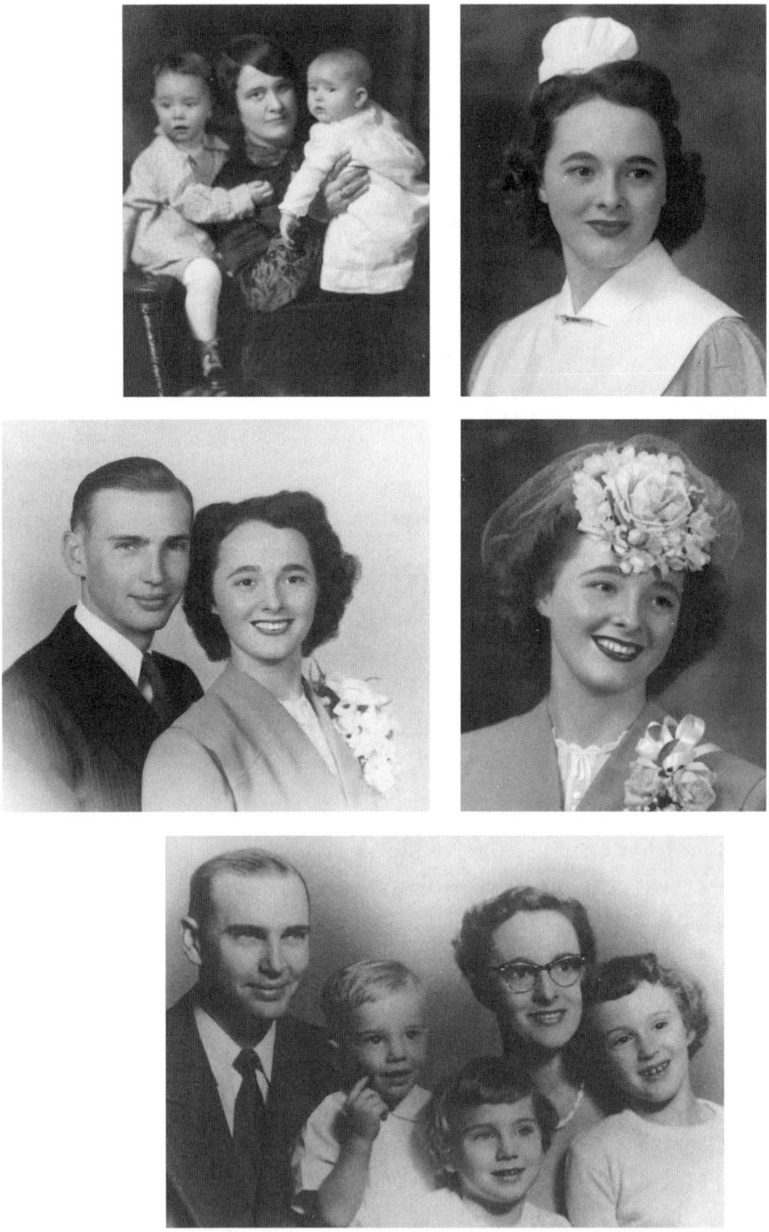

Die Lebensgeschichte kann mit Fotos der Person ergänzt werden. Rechts sind Bilder von Rebecca aus ihrer Kindheit (hier mit ihrer jüngeren Schwester Mary Frances), den Anfängen ihrer Karriere als Krankenschwester, ihrer Hochzeit mit Jo und ihrem frühen Erwachsenenalter, als sie sich um die Familie kümmerte, zu sehen.

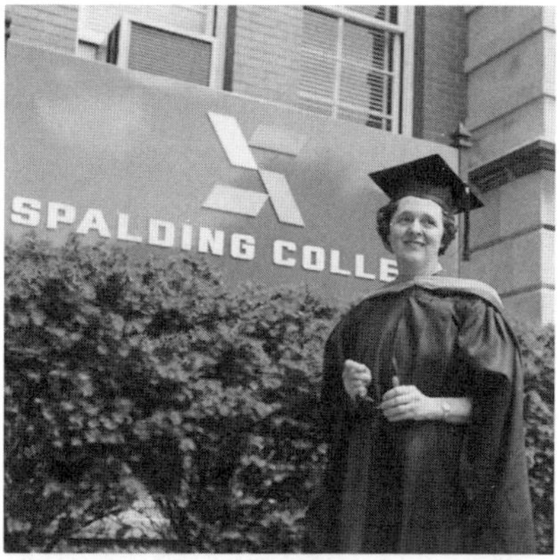

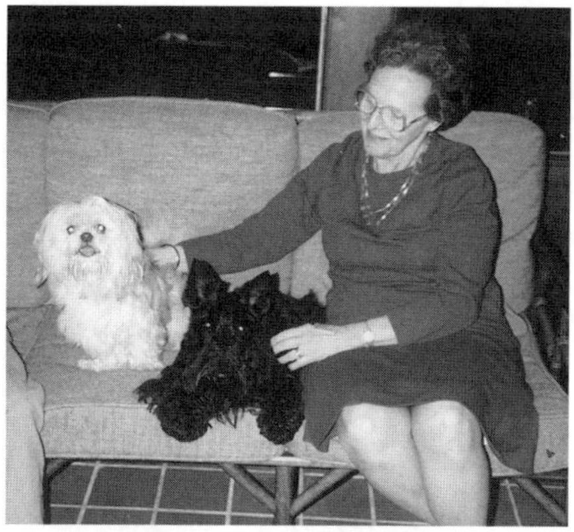

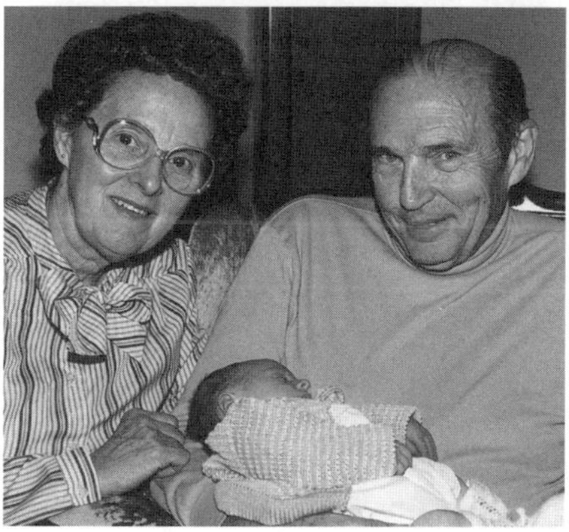

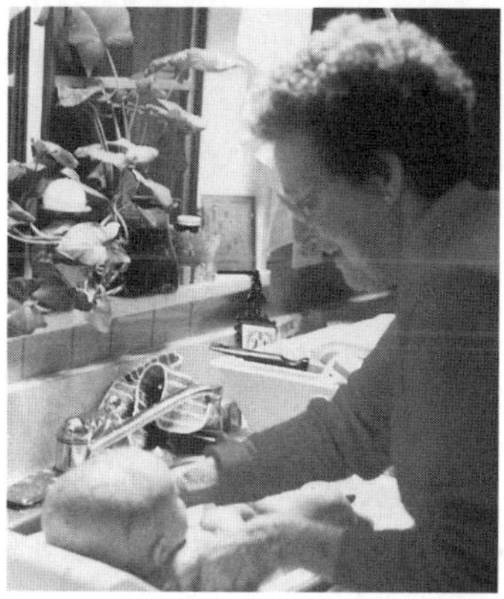

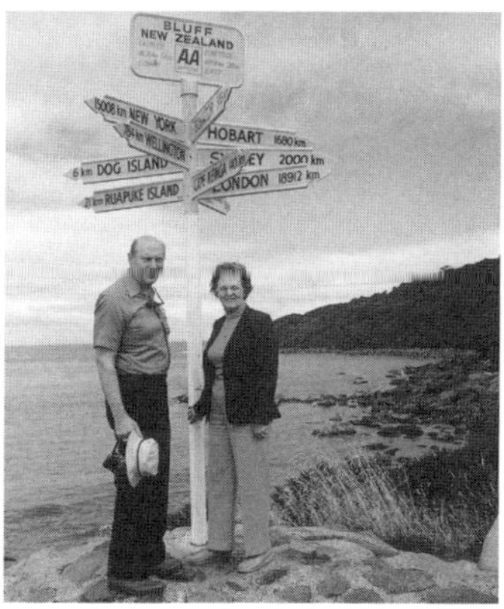

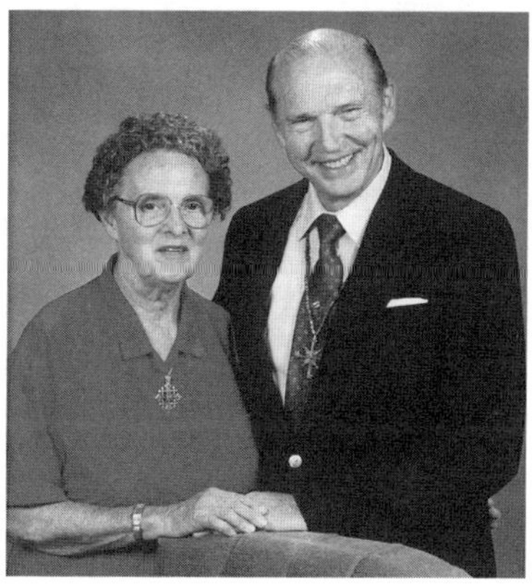

Rebecca machte einen Bachelor in der Krankenpflege. Als die Demenz voranschritt, beruhigten sie das Spielen mit ihren Hunden und das Reisen mit Jo. Sogar als sie in einem Heim gepflegt werden musste, hatte sie immer noch ihre sanften Augen und ihr warmherziges Lächeln.

auf ihren starken Willen und wurde die erste verheiratete Auszubildende des Krankenhauses.

Entschlossenheit als wichtige Errungenschaft festhalten

Am 20. April 1945 heiratete sie Jo M. Riley, einen Priester der „Jünger Christi" (Disciples of Christ). Sein Pastorat führte sie nach Kokomo, Indiana; Wilson, North Carolina; Decatur, Illinois; Louisville, Kentucky; und Centralia, Illinois. Sie gab Kindern und jungen Erwachsenen Religionsunterricht und unterstützte alle Kirchenaktivitäten. Sie gehörte einem Ausschuss ihrer Kirche für eine landesweite „Woche des Mitgefühls" an. Dies war eine besondere Ehre für Rebecca, da es ihr die Gelegenheit gab, ihre Fachkenntnis auf nationaler Ebene anzuwenden.

über Hochzeitstraditionen reden

machen Sie ihr Komplimente für ihre Führungsqualitäten

es war eine glückliche Zeit für sie

Rebecca wurde für den Titel „Mutter des Jahres" nominiert, während sie in Kokomo, Indiana, lebte, und war Vorsitzende der Minister's Wife Organization of Illinois. Diese Würden sind für sie etwas ganz Besonderes. Die Gemeinde profitierte ebenfalls von Rebeccas Hilfe. Sie war mehrere Jahre lang Anführerin von Pfadfindern.

loben Sie sie für ihren Beitrag zur Gemeinde

Rebecca und Jo wurden Eltern dreier Kinder, Lucinda, Joetta und Louis. Lucinda und ihr Sohn Josh leben in Washington, D.C. Joetta ist mit William Parris verheiratet und lebt in North Carolina. Louis und seine Frau Joy haben drei Kinder, Ian, Tristan und Grant. Sie leben in Tennessee. Rebecca hat sich immer auf die Familie konzentriert; ihre Familie steht an erster Stelle.

verwenden Sie die Namen als Anhaltspunkte in Gesprächen

jede Erwähnung ihrer Familie macht sie stolz und gibt ihr das Gefühl, etwas Besonderes zu sein

Rebecca und Jo besitzen eine Hütte am Crystal Lake in Michigan. Jeden Sommer machte die Familie dort Urlaub.

könnte eine Quelle für alte Fotos, Souvenirs oder lustige Erinnerungen sein

Rebecca sagte, dass sie innerhalb einer Stunde packen und bereit zur Abfahrt sein konnten. Es war ein wunderbarer

Ort zum Spielen für die Kinder. Die Hütte war nur einen Katzensprung entfernt vom Wasser. Schwimmen und Ruderbootfahren waren großartige Möglichkeiten für die Familie, zusammen Zeit zu verbringen. Darüber hinaus kamen andere Familien und Freunde jedes Jahr wieder zu den nahe gelegenen Hütten. Diese Freunde trafen sich oft mit der Familie Riley, um an besonderen Stellen am See ein Picknick zu veranstalten. Eine von Rebeccas Lieblingsbeschäftigungen war Frühstückspicknick an einem heißen Sommertag. Die Sanddünen in der Nähe waren sehr groß und luden nach dem Picknick zum Besteigen ein.

reden Sie über die Erfahrungen, die ihre Kinder jeden Sommer am See machten

necken Sie sie, weil sie nach einer üppigen Mahlzeit so viel Sport gemacht hat

Kochen ist für Rebecca eine Kunst. Wo auch immer sie gewohnt hat, lernte sie die Zubereitung örtlicher Gerichte und freute sich, diese Gerichte den Besuchern der Gemeinde zu servieren. Zwei Spezialitäten von Rebecca waren ein „Popcorn"-Kuchen und ein Persimonenpudding. Rebecca erinnert sich daran, wie sie einen Empfang für 500 Personen vorbereitete – was für eine große Aufgabe!

ihr könnte es gefallen, wenn man sie nach ihrer Meinung über Rezepte fragt und ungewöhnliche Gerichte probieren lässt

1972 ging Rebecca wieder zur Schule, um einen Bachelor der Krankenpflege zu machen, und 1974 bekam sie einen Magister in Pädagogik vom Spaulding College. Sie bildete Pflegepersonal aus, bis bei ihr im Juli 1984 die Alzheimer-Krankheit diagnostiziert wurde. Das Spaulding College, das Jefferson Community College und das Centralia College profitierten von ihrem Lehrtalent.

macht gern Dinge, die die Fähigkeiten des Lehrens erwecken

Nachdem ihre Kinder erwachsen waren, reisten Jo und Rebecca nach England, Schottland, Australien, Neuseeland, Israel, Jordanien, China, Russland, Österreich und anderen europäischen Ländern. Als sie in Österreich waren, besuchten sie das Haus von Rebeccas Großmutter, für Rebecca die Erfüllung eines Traums.

Bilder, Souvenirs?

Rebecca mag auch klassische Musik, Stricken, Nähen, Lesen und Hausarbeit. Ihre Lieblingshymne ist „Amazing Grace". Ihr Hund Corky ist ein ständiger Begleiter, besonders seit der Diagnose der Alzheimer-Krankheit. Corky erinnert sie an Briar, den Hund, den sie als Kind hatte.

alles gute Ideen für Aktivitäten

Rebecca wollte das Ergebnis ihrer Bewertung hören. Sie hat ihre Gefühle bezüglich ihrer Diagnose offen und ehrlich gezeigt. Sie will alles in ihrer Macht Stehende tun, um anderen zu helfen. Sie ist besonders darauf bedacht, ihren Teil zur Forschung nach der Ursache der Alzheimer-Krankheit beizutragen.

Die folgende Aktualisierung wurde uns im August 2002 von Rebeccas Familie mitgeteilt:

Rebecca kam 1996 ins Christian Health Center. Nachdem er sie viele Jahre lang zu Hause betreut hatte, besuchte ihr Mann Jo Rebecca jeden Tag in ihrem neuen Zuhause, um bei ihr zu sein und zusätzliche Pflege zu leisten.

Rebecca starb am 26. August 1999.

Es folgt ein Auszug aus ihrem Gedenkgottesdienst:

Rebecca war eine liebevolle Tochter, Schwester, Ehefrau, Mutter, Großmutter, ehrenamtliche Mitarbeiterin, Dozentin und Freundin. Durch alle Rollen ihres Lebens zog sich ein roter Faden: Rebecca war immer Lehrerin. Sie gab wahrscheinlich ihren besten Unterricht, nachdem bei ihr die Alzheimer-Krankheit festgestellt worden war. Rebecca war entschlossen, etwas zu bewirken. Sie beteiligte sich an Forschungsstudien, um beim Aufspüren der Krankheitsursache zu helfen, und sie erklärte jedem, der es hören wollte, wie es ist, in der Welt der Alzheimer-Krankheit zu leben. Sie lebt in ihren vielen Schülern auf der ganzen Welt weiter.

Fazit

Die Lebensgeschichte ist ein wichtiges Element des Best-Friends-Pflegemodells. Eine gute Alzheimer-Pflege muss auf den *Einzelnen* ausgerichtet sein. Die Lebensgeschichte hilft uns, eine besondere, fürsorgliche, persönliche Beziehung zu jeder Person mit der Alzheimer-Krankheit aufzubauen, mit der wir in Kontakt kommen, ob sie nun zu Hause, in einer Tagesstätte oder sogar in einer großen Pflegeeinrichtung ist.

Das Erstellen einer Lebensgeschichte erfüllt noch einen anderen wichtigen Zweck: Für die Person mit der Alzheimer-Krankheit und die Familie ist die Lebensgeschichte eine Möglichkeit, das persönliche Lebenswerk festzuhalten. Wenn die Familien zusammenkommen, um das Dokument zu erstellen, kann die Lebensgeschichte ein Heilmittel sein. Sie kann das Leben des Betroffenen ehren. Sie kann ein Dokument sein, das man in die Familienbibel stecken kann, damit es den folgenden Generationen erhalten bleibt.

Die Medizin hat Prothesen für Menschen entwickelt, die ein Körperglied verloren haben, Techniken hervorgebracht, um Menschen mit dem grauen Star das Augenlicht zurückzugeben, und Geräte geschaffen, mit denen das Hören verbessert wird. Auch wenn es kein Heilmittel und keine Behandlungsmethoden für Menschen mit der Alzheimer-Krankheit gibt, so haben wir doch ein Mittel, um Erinnerungen zurückzubringen – *eine menschliche Prothese*, gute Freunde. Gute Freunde sind ihr Gedächtnis, ihre Biografen.

7 Pflege mit Geschick

In Selbsthilfegruppen und bei Konferenzen überall in den Vereinigten Staaten macht sich hinsichtlich des Fortschritts der medizinischen und wissenschaftlichen Forschung zur Alzheimer-Krankheit ein neuer Optimismus breit. Dennoch suchen pflegende Angehörige und professionelle Helfer immer noch nach Unterstützung, um zu lernen, wie man Pflege leistet; sie sehen sich immer noch mit täglichen Fehlern konfrontiert und setzen sich nach wie vor mit den Herausforderungen auseinander, die eine hochqualitative institutionelle Pflege mit sich bringt. Die folgenden Sorgen gehören zu den häufigsten, die wir während unserer Gastreden in den USA vernommen haben:

> *Ich bin zwei Stunden länger als normal aufgeblieben, um eine dreistündige Handarbeit für meine Mutter vorzubereiten, und das ganze Projekt war in fünf Minuten vorbei.*
>
> *Ich habe das Gefühl, dass mir die Ideen ausgehen, was man in der Tagesstätte machen könnte. Mein Programm wird langsam fad.*
>
> *Die Helfer im Pflegeheim geben sich wirklich alle Mühe, aber sie scheinen einfach keine Verbindung zu meinem Mann aufbauen zu können.*

Während wir von diesen Problemen und Sorgen erfahren, lernen wir zugleich überall Leute wie die folgenden kennen, die bei ihrer Arbeit mit oder Pflege von Menschen mit der Alzheimer-Krankheit ein „magisches Händchen" zu haben scheinen:

- der beliebte Krankenpfleger, der anscheinend in jeder Situation das Richtige sagt oder tut,
- der Ehemann, der seine Frau liebevoll pflegt, auf örtliche Dienstleistungen zurückgreift und seine Aufgaben mit Freude angeht, wobei er offenbar das „Ausbrennen" vermeidet, das so viele Pflegende trifft,
- der Gruppenleiter der Tagesstätte, der immer neue Ideen für ein Aktivitätsprogramm hat, das immer vielfältig und innovativ ist.

Worin besteht der Unterschied zwischen diesen zwei Arten von Pflegenden? Einige Pflegende haben größere finanzielle Ressourcen, auf die sie zurückgreifen können, was sich positiv auswirken kann. Eine große und unterstützende Familie kann hilfreich sein. Im professionellen Rahmen können das Budget und die Anzahl der ehrenamtlichen Mitarbeiter die Programme bereichern. Dennoch schaffen es einige Pflegekräfte und Einrichtungen trotz nahezu unbegrenzter Ressourcen nicht, eine gute Pflege zu leisten, während andere ohne Ressourcen erfolgreich sind.

Der Unterschied ist, dass die letztgenannte Art von Pflegenden ein *Geschick* für die Pflege entwickelt hat. Das Wort „Geschick" wird definiert als die Fähigkeit und das Vermögen, etwas mit Leichtigkeit zu tun, ein Talent, ein Händchen für etwas zu haben. Einige Menschen werden einfach mit diesem Geschick geboren; ihre Persönlichkeit und Sensibilität helfen ihnen dabei, großartige Helfer zu sein. Das Best-Friends-Modell kann die nötigen Fähigkeiten vermitteln und nebenbei viele raffinierte Tricks und Tipps vorschlagen, was man in der Alzheimer-Pflege machen sollte und was nicht.

Geschickte Pflege: Was gehört dazu?

Das Geschick für die Pflege einer Person mit der Alzheimer-Krankheit besteht aus vielen Fähigkeiten und Fachkenntnissen (die auch in Kasten 8, S. 108, aufgeführt sind). Dieser Abschnitt beschäftigt sich mit den Elementen geschickter Pflege, die im Mittelpunkt des Best-Friends-Pflegemodells stehen.

Gut informiert sein

Pflegende mit Geschick bringen über die Alzheimer-Krankheit so viel wie möglich in Erfahrung, um über neue Forschungsergebnisse und Behandlungsmethoden informiert zu sein, Pflegetipps anzuwenden und neue Ressourcen in der Gemeinde aufzuspüren. Sie besuchen Tagungen und Workshops, abonnieren entsprechende Rundbriefe und reden mit anderen Familien, die mit einer Demenz konfrontiert sind. Sie wissen, dass bei der schwierigen Arbeit als Pfleger umso weniger Stress entsteht, je mehr man über die Alzheimer-Krankheit weiß.

Mitgefühl haben

Pflegende mit Geschick haben sich Zeit genommen, um sich vorzustellen, wie es wäre, die Alzheimer-Krankheit zu haben. Das hilft ihnen da-

Kasten 8

Elemente geschickter Pflege

Gut informiert sein

Mitgefühl haben

Die Grundrechte der Person mit der Alzheimer-Krankheit respektieren

Die Integrität des Pflegenden erhalten

Gewandtheit an den Tag legen

Wissen, dass Vergebung einfacher zu erlangen ist als eine Erlaubnis

Den gesunden Menschenverstand einsetzen

Geschickt kommunizieren

Optimistisch bleiben

Realistische Erwartungen haben

Humor einsetzen

Spontaneität zulassen

Geduldig sein

Flexibilität entwickeln

Konzentriert bleiben

Keine Urteile fällen

Den Augenblick schätzen

Selbstbewusstsein bewahren

Hinweise gebrauchen, die mit der Lebensgeschichte zusammenhängen

Sich um sich selbst kümmern

Vorausplanen

bei, die Welt der Person, die sie pflegen oder für die sie sorgen, zu verstehen und zu erkennen, wie schwierig und beängstigend diese Welt sein kann. Das Mitgefühl lehrt die Pflegenden auch, dass die Welt der Person mit der Alzheimer-Krankheit für sie sehr real ist und dass auftretende Probleme durch ihre Versuche entstehen könnten, sich mit ihrer Welt logisch auseinander zu setzen.

Die Grundrechte von Menschen mit Alzheimer-Demenz respektieren

Pflegende mit Geschick betrachten Personen mit der Alzheimer-Krankheit als Menschen von unendlichem Wert, Menschen, die eine liebevolle, hochqualitative Pflege verdienen. Sie nehmen die Grundrechte der Menschen mit der Alzheimer-Krankheit nicht als ein formales, juristisches Dokument an, sondern sehen sie eher als eine Formulierung von Zielen. Sie gestehen dem Betroffenen so viel Mitspracherecht wie möglich in seiner Pflege zu und versuchen, ihn so lange wie möglich in der Arbeit und beim Spiel aktiv zu halten.

Die Integrität des Pflegenden erhalten

Pflegende mit Geschick gehen Probleme und Entscheidungen so an, dass ihr guter Wille in Bezug auf die Person mit der Alzheimer-Krankheit sichtbar wird, und sie berücksichtigen ethische Prinzipien bei der Pflege. Wenn sie Informationen zurückhalten oder sich problematischen Situationen entziehen, geschieht dies aus Sorge um den Betroffenen und in seinem besten Interesse. Zum Beispiel könnte eine pflegende Angehörige, die sich entscheidet, ihrer Mutter nichts über den ersten Besuch einer Tagesstätte zu sagen und sie damit „überrascht“, in der Tat Informationen zurückhalten, aber diese Entscheidung wird mit der Integrität der Pflegenden getroffen.

Gewandtheit an den Tag legen

Pflegende mit Geschick setzen ihre Gewandtheit ein, um auf schwierige Situationen zu reagieren. Sie benutzen geschickte, subtile, taktvolle, diplomatische und zeitlich geschickte Schachzüge, um mit Problemen fertig zu werden. Beim Bridge bedeutet Gewandtheit, dass man einen „billigen“ Stich macht. Das Gleiche gilt für die Alzheimer-Pflege; als Pflegender wollen wir ein paar Partien gewinnen. Wenn eine Person mit der Alzheimer-Krankheit sagt: „Ich will nach Hause gehen“, und wir mit „Gleich“ antworten, handeln wir daher gewandt, um ihr die Antwort zu geben, die sie hören will. Wir hoffen, dass sie das Thema wechselt. Wenn jemand wissen will, wo seine Frau ist, die aber schon lange verstorben ist, kann sich ein geschickter Themenwechsel als nützlich erweisen. Einige Familienmitglieder haben mit dieser Strategie zu kämpfen, da sie das Gefühl haben, zu lügen oder hinterlistig zu sein. So lange die Integrität des Pflegenden gewahrt bleibt, glauben wir, dass Raffinesse und Gewandtheit Teil einer guten Alzheimer-Pflege sind.

Wissen, dass Vergebung einfacher zu erlangen ist als eine Erlaubnis

Pflegende mit Geschick wissen, dass man manchmal Entscheidungen für die Person mit der Alzheimer-Krankheit treffen muss. Bisweilen sind sie es, die entscheiden müssen. Sie wissen, dass das Fragen nach Erlaubnis bei Personen funktioniert, deren kognitive Fähigkeiten nicht beeinträchtigt sind. Sie wissen aber auch, dass dies nicht immer die beste Idee ist, wenn jemand an einer Demenz leidet. Falls eine Person also einen Arzttermin braucht, ist es oft das Beste, wenn der Pfleger den Termin vereinbart und eine vorübergehende Verärgerung aushält, wenn er dadurch sein Ziel erreicht. Normalerweise vergisst sie den Vorfall und vergibt damit letztendlich dem Pfleger, dass er den Termin ohne Erlaubnis vereinbart hat. Wenn sie doch erregt ist oder auf den Pflegenden wütend wird, weil er diese Entscheidung getroffen hat, ist es für diesen vielleicht vorteilhaft, einfach „die Schuld auf sich zu nehmen“, um den Frieden zu erhalten und damit die Betroffene das „Gesicht wahren“ kann.

Den gesunden Menschenverstand einsetzen

Pflegende mit Geschick gebrauchen den gesunden Menschenverstand. Sie haben keine Angst davor, einfache Lösungen für komplexe Probleme zu suchen. Beispiele dafür, den gesunden Menschenverstand einzusetzen, die wir von Pflegenden gehört haben, sind unter anderen, auf Koffein zu verzichten, wenn die Person mit der Alzheimer-Krankheit Schlafprobleme hat; Ersatzschlüssel für den Fall anfertigen zu lassen, dass ein Bund nicht mehr auftaucht oder verloren geht; die Person ein Armband mit ihrem Namen tragen zu lassen und Fotos von ihr zu machen, falls sie umherirrt.

Geschickt kommunizieren

Pflegende mit Geschick kommunizieren auch geschickt und geben der Person mit der Alzheimer-Krankheit dabei geeignete Stichworte aus ihrer Lebensgeschichte, verwenden eine positive Körpersprache und kennen die richtige und die falsche Art, Fragen zu stellen und zu beantworten. Zu einer guten Kommunikation gehört auch ein geschultes Zuhören; und die besten Pfleger arbeiten hart daran, dem Betroffenen zu einer besseren Kommunikation zu verhelfen. Weitere Ideen zur Kommunikation werden in Kapitel 8 besprochen.

Optimistisch bleiben

Pflegende mit Geschick versuchen, über die Alzheimer-Krankheit hinauszuschauen und an die guten Dinge im Leben zu denken. Sie genießen sogar die kleinen Freuden, die das Zusammensein mit dem dementen Menschen, der ihnen nahe steht, mit sich bringen kann. Pfleger hegen immer eine gewisse Hoffnung, dass die Zukunft besser aussieht und man eines Tages ein Heilmittel für die Alzheimer-Krankheit findet. Sie versuchen, dieses optimistische Gefühl der Hoffnung auf die Person mit der Krankheit zu übertragen.

Realistische Erwartungen haben

Pflegende mit Geschick denken darüber nach, was die Person mit der Alzheimer-Krankheit immer noch machen kann. Mit Hilfe des in Kapitel 3 besprochenen Bewertungsformulars kann der Pfleger ihre verbleibenden kognitiven Stärken, ihre körperliche Gesundheit und andere Faktoren feststellen, die sich auf das tägliche Leben und die Pflege auswirken. Zu hohe oder zu niedrige Erwartungen können für den Pflegenden wie auch die Person mit der Alzheimer-Krankheit frustrierend sein.

Humor einsetzen

Pflegende mit Geschick scheuen nicht davor zurück, lustige Geschichten und Witze zu erzählen oder zu lachen, wenn etwas Lustiges passiert. Ihnen ist klar, dass Lachen und positive Gefühle ansteckend sind, auch wenn die Person mit der Alzheimer-Krankheit eine lustige Geschichte oder einen Witz nicht versteht. Sie saugt jedoch diese positiven Gefühle auf. Ein weiterer wichtiger Aspekt von Humor ist, dass die Pflegenden sich nicht scheuen sollten, Witze über sich selbst zu machen. Die Selbstherabsetzung wahrt die Würde und ist ein kleiner Preis, den man dafür zahlt, dass der andere sich in Bezug auf seine eigenen Umstände besser fühlt.

Spontaneität zulassen

Pflegende mit Geschick haben keine Angst davor, spontan zu sein. Ein Tag, der für das Pflanzen von Gemüse vorgesehen war, kann eine Stunde ungeplante Vogelbeobachtung beinhalten, wenn farbenprächtige Rotkehlchen in den Bäumen entdeckt werden. Personen mit der Alzheimer-Krankheit leben in einer Welt voller spontaner Ereignisse. Wenn sich jemand plötzlich für die Farbe eines Autos oder für einen bestimmten Gegenstand im Haus interessiert, lassen Sie sich treiben!

Geduldig sein

Pflegende mit Geschick erkennen, dass eine demente Person länger braucht, um Aufgaben zu erledigen und um auf Worte und Ereignisse zu reagieren. Das Anziehen kann zwar eine Stunde dauern, aber in dieser Stunde kann die Person konzentriert sein und fühlt sich vielleicht nicht verloren oder einsam. Wenn der Pfleger nicht so viel Zeit hat, um sie anzuziehen, können kreative Lösungen den Ablauf flüssiger gestalten (z. B. Kleider mit Klettverschlüssen oder einfache Kleidung verwenden). Alle Pfleger verlieren hin und wieder die Geduld, aber frustriert und wütend zu werden macht die Sache eher schlimmer.

Flexibilität entwickeln

Pflegende mit Geschick erkennen, dass ein noch so gut geplantes Programm nicht unveränderlich vorgegeben werden kann, weil die Person mit der Alzheimer-Krankheit vielleicht ihre eigenen Vorstellungen davon hat, wie sich ihr Tag entwickelt. Es ist wichtig, dass man sich als Pfleger selbst überprüft und flexibler wird. Einige Menschen waren ihr Leben lang sehr diszipliniert, haben alles pünktlich erledigt und sich an einen Zeitplan gehalten. Für einen Pfleger kann das unweigerlich zu einer Katastrophe führen. Maßstäbe müssen manchmal vielleicht geändert, dürfen aber niemals herabgesetzt werden.

Konzentriert bleiben

Pflegende mit Geschick lernen, wie wichtig es ist, konzentriert zu bleiben. Bei all den Ablenkungen um uns herum kann es bisweilen schwierig sein, der Person mit der Alzheimer-Krankheit die Aufmerksamkeit zukommen zu lassen, die eine gute Pflege erfordert. Das ist vor allem in der Langzeitpflege und in Tagesstätten, wo viele Dinge gleichzeitig passieren, eine echte Herausforderung. Ein Pfleger sollte sich beispielsweise immer auf den Akt des Badens einer Person konzentrieren, und nicht darauf, ihr zu erzählen, wie ein Freund einmal zu einer Verabredung nicht erschienen ist. Zum Konzentriertsein gehört, dass man der Person wirklich zuhört beziehungsweise sie tatsächlich sieht, und dass man aus jeder Begegnung so viel wie möglich herausholt. Dazu gehört auch, dass der Pfleger seine eigenen Sorgen oder Probleme während dieser Zeit vergisst. Die Besorgnis kann sich zum Beispiel in den Gesichtszügen oder im Tonfall zeigen und von der Person mit der Alzheimer-Krankheit falsch interpretiert oder verstanden werden.

Keine Urteile fällen

Pflegende mit Geschick arbeiten daran, über die Person mit der Alzheimer-Krankheit, die Familie und Freunde und sich selbst keine Urteile zu fällen. Stress und Strapazen gehören zur Pflege, und die Freunde und die Familie sind vielleicht nicht immer da, wenn man sie braucht, sagen vielleicht das Falsche oder lassen den Pfleger im Stich. Natürlich kann es trotz bester Absichten des Pflegers leicht passieren, dass er verärgert wird oder von der Person enttäuscht ist. Pfleger sind vielleicht nicht immer in Topform und müssen lernen, nicht zu hart zu sich selbst zu sein.

Den Augenblick schätzen

Pflegende mit Geschick wissen, wie wichtig es ist, für den Augenblick zu leben und diesen zu schätzen. Ein schönes Mittagessen, Zeit, die man mit dem Arrangieren von Blumen verbringt, oder ein lustiges Spiel sind vielleicht bald vergessen, aber jeder kann sich in diesem Augenblick daran erfreuen. Wenn Pfleger lernen, diese positiven Momente aneinander zu reihen, kann eine gute Alzheimer-Pflege erreicht werden.

Selbstbewusstsein bewahren

Pflegende mit Geschick zeigen in ihrem Umgang mit der Person mit der Alzheimer-Krankheit Selbstvertrauen. Wir hoffen, dass das Best-Friends-Modell dabei hilft, dieses Selbstvertrauen auf die Person zu übertragen. Um zuversichtlich zu sein, müssen wir das Gefühl haben zu wissen, was wir tun; wir brauchen einen Handlungsplan und etwas Erfolg, damit wir das Gefühl bekommen, das Richtige zu tun. Oftmals kann die Person diese innere Stärke spüren und sich dadurch von ihren eigenen Sorgen und Ängsten befreien. Umgekehrt könnte sie, wenn Betreuer, Familienangehörige oder Pflegefachkräfte zögerlich agieren, diese Gefühle spüren und unruhig werden.

Hinweise gebrauchen, die mit der Lebensgeschichte zusammenhängen

Pflegende mit Geschick können die Lebensgeschichte in alle Aspekte der Pflege einbinden. Dabei geben sie der Person mit der Alzheimer-Krankheit Anhaltspunkte, damit sie sich an bestimmte Namen, Orte und Dinge erinnert, erzählen vertraute Geschichten und erinnern sie an ihre früheren Leistungen.

Sich um sich selbst kümmern

Pflegende mit Geschick warten nicht zu lange mit der Inanspruchnahme von wichtigen örtlichen Diensten wie Tagesstätten, ambulanter Hilfe oder Essen auf Rädern. Jeder geschickte Pflegende versucht, Zeit für sich selbst zu finden, Freundschaften zu pflegen, Sport zu treiben, gut zu essen und seine Identität nicht von der Rolle als Helfer verdrängen zu lassen. Mehr Informationen darüber, wie man sich selbst ein guter Freund wird, finden sich in Kapitel 13.

Vorausplanen

Pflegende mit Geschick planen Aktivitäten im Voraus und greifen auf Dienste, Mahlzeiten und andere Aspekte der Pflege zurück. Darüber hinaus hat für geschickte Pflegende die Ordnung der finanziellen und rechtlichen Angelegenheiten der Person mit der Alzheimer-Krankheit Priorität. Dazu sollte auch ein Notfallplan gehören, falls der Pflegende arbeitsunfähig wird oder stirbt. Wer kümmert sich dann um die Person? Diese Entscheidungen sind wichtig und sollten von dem leitenden Pfleger nicht vernachlässigt werden.

Das Best-Friends-Modell

Dieser Abschnitt bietet eine Zusammenfassung des Best-Friends-Modells, wie es bisher in diesem Buch beschrieben wurde. Denken Sie daran, dass uns das Best-Friends-Modell dabei hilft, ein Geschick für eine gute Pflege zu entwickeln.

Es ist aufschlussreich, sich einige traditionelle Definitionen des Wortes „Modell“ anzusehen und zu überlegen, wie das Best-Friends-Modell ihnen entspricht. In Kasten 9 wird diese Übereinstimmung skizziert. Das Best-Friends-Modell gleicht einer Reihe von Plänen, einer Analogie, einem Muster oder einem Beispiel, das bei der Entwicklung von Pflegefähigkeiten hilft. Das Best-Friends-Modell ist ein Fahrplan, der pflegende Angehörige und professionelle Helfer von „hier“ nach „dort“ bringt. Das Modell hat viele verschiedene Wege zu bieten, die zum Ziel führen. Das Ergebnis ist, dass der Pflegende mit Geschick einen „Musterpfleger“ darstellt, jemand, der dazu beitragen kann, dass das volle Potenzial der Person mit der Alzheimer-Krankheit ausgeschöpft wird, der bei der Pflege Selbstvertrauen zeigt und die Fähigkeit besitzt, aus beinahe jeder Situation das Beste zu machen. Wir geben in Kasten 10 einen Überblick über die Ziele auf diesem Weg.

Voraussetzungen

Die Grundlagen kennen

Obwohl Pflegende kein umfassendes medizinisches oder akademisches Wissen über die Alzheimer-Krankheit haben müssen, ermutigen wir sie dazu, so viel wie möglich in Erfahrung zu bringen. Für die Zwecke des

Best-Friends-Modells ist es besonders wichtig, sich gründlich zu informieren, damit man versteht, dass die Auswirkungen der Krankheit auf die Kognition real sind, und das Konzept der „unnötigen Behinderung" kennen zu lernen.

Stärken bewerten und angemessene Erwartungen haben

Das Ziel einer Bewertung besteht darin, zu erfahren, wer die Person mit der Alzheimer-Krankheit ist und was sie immer noch machen kann. Angehörige und professionelle Helfer mit zu hohen Erwartungen werden unweigerlich frustriert und enttäuscht werden. Diejenigen, die zu niedrige Erwartungen haben, werden eine Zunahme der Probleme erleben, weil die Person sich aufgrund mangelnder Einbindung in alltägliche Aktivitäten langweilt oder wütend oder aufgeregt wird. Es ist wichtig, auch daran zu denken, dass wir es im Rahmen des Best-Friends-Modells nicht zulassen wollen, wenn eine Bewertung jemanden zu sehr eingrenzt, da durch eine Etikettierung die Spontaneität oder kreative Pflegeansätze unterdrückt werden können.

Kasten 9

Definition des Wortes „Modell"

Standarddefinitionen	**Best-Friends-Modell**
eine Reihe von Plänen für ein Gebäude	*ein Plan zur Entwicklung der Pflegefähigkeiten*
eine Analogie, die dabei helfen soll, etwas zu visualisieren	*eine Analogie, die Pflegenden hilft, einen anderen Ansatz zu visualisieren*
ein Muster, an das man sich halten muss	*ein Muster für mehrfache Erfolge*
ein Beispiel zur Nachahmung	*ein Beispiel, das dem Pflegenden hilft, Geschick zu entwickeln und eine Person zu sein, die von anderen nachgeahmt wird*

Kasten 10

Das Best-Friends-Modell der Alzheimer-Pflege: ein Fahrplan zum Erfolg

Voraussetzungen	Veränderungen herbeiführen	Ergebnis
die Grundlagen kennen (siehe Kapitel 2) *Stärken bewerten und angemessene Erwartungen haben (siehe Kapitel 3)* *die Grundrechte würdigen (siehe Kapitel 4)* *an die Bestandteile einer guten Freundschaft denken (siehe Kapitel 5)* *die Lebensgeschichte der Person mit der Alzheimer-Krankheit gut kennen (siehe Kapitel 6)*	*Umgestalten der Beziehungen*	*Geschick*

Die Grundrechte würdigen

Wir fordern Pflegende auf, die Grundrechte der Menschen mit der Alzheimer-Krankheit in der Demenzpflege zu berücksichtigen. Familien sollten diese Rechte als Ausgangspunkt für Diskussionen über die Pflege verwenden und die dazugehörige Grundhaltung in die tägliche Pflege einfließen lassen. Leiter von Pflegeeinrichtungen sollten die Grundrechte der Menschen mit der Alzheimer-Krankheit in ihre Programme und Pflegepläne einfließen lassen, und zwar nicht als eine weitere Reihe von Regeln, sondern als eine Formulierung von Zielen. Letztendlich liegt der Sinn dieser Grundrechte darin, uns an den Wert der Person, die wir pflegen, zu erinnern – mit Sicherheit ein essenzieller Bestandteil von Geschick.

An die Bestandteile einer guten Freundschaft denken

Die Elemente einer guten Freundschaft können uns viel mehr über die Alzheimer-Pflege beibringen. Dazu zählen, den Hintergrund und die Traditionen des anderen zu kennen, die individuelle Persönlichkeit zu kennen, zusammen etwas zu unternehmen, Aktivitäten zu beginnen, den anderen zu ermuntern, das Selbstwertgefühl aufzubauen, gut zuzuhören, Komplimente zu machen, nach der Meinung zu fragen, sich über alte Geschichten zu freuen, zusammen zu lachen, einen Sinn für Gleichberechtigung zu haben, mit den Höhen und Tiefen zu leben und vor allem an der Beziehung zu arbeiten.

Die Lebensgeschichte der Person mit der Alzheimer-Krankheit gut kennen

Eine umfassende Kenntnis der Lebensgeschichte der Person mit der Alzheimer-Krankheit kann uns bei allen Aspekten der Demenzpflege wertvolle Dienste leisten. Da Personen mit der Alzheimer-Krankheit ihre Lebensgeschichte nicht erzählen können, müssen wir zu ihren Biografen werden. Eine Lebensgeschichte zu kennen ist viel komplexer, als einfache Fakten und Daten zu lernen. Wir wollen etwas über ihre Werte, früheren Ziele und Träume und besonderen Leistungen erfahren. Wichtig dabei ist, dass die Lebensgeschichte weitergeht; aktuelle Ereignisse sollten in die täglichen Aktivitäten oder die Pflege einfließen, wann immer es angebracht ist.

Veränderungen umsetzen: Beziehungen umgestalten

Pflegende Angehörige, die sich mit der Alzheimer-Krankheit auseinander setzen müssen, sind oft bestürzt über die Veränderungen in ihrer Beziehung zu der Person. Anstatt zu verzweifeln, können sie die Beziehung zu ihr umformen, um ein Modell der Freundschaft anzunehmen – sie können gute Freunde werden. Professionelle Helfer sollten ihre Beziehung auch umgestalten und daran arbeiten, den Bewohner einer Pflegeeinrichtung oder den Tagesgast wie einen guten Freund zu behandeln.

Professionelle Helfer stehen vielleicht einer anderen Herausforderung bei der Umgestaltung von Beziehungen gegenüber. Leiter von Tagesstätten und Pflegeheimen müssen vielleicht ihre Arbeitsplatzbeschreibungen, ihre Terminplanung, ihre Personalausbildung und ihre Grundhaltung oder ihr Unternehmensleitbild überprüfen, um zu versuchen, organisatorische Veränderungen zu bewirken. Es ist eine Herausforderung, sich an den Menschen zu orientieren anstatt den Aufgaben.

Ergebnis: geschickte Pflege

Pflegende, die sich erfolgreich das Best-Friends-Pflegemodell aneignen, werden Geschick oder die Fähigkeit, *etwas mit Leichtigkeit zu tun*, entwickeln und dabei viele Tricks lernen. Bei Familien bezieht sich das Geschick hauptsächlich auf eine Widerstandsfähigkeit, die Krankheit zu überleben, eine gute Pflege und darauf, die Momente mit der Person mit der Alzheimer-Krankheit zu genießen. Es geht um die Lebensqualität, und zwar für den Betroffenen und die ihm nahe stehenden Menschen. Es geht darum, sich durch den Schmerz zu arbeiten. Eine Tür wird geschlossen, und eine andere öffnet sich.

Geschick in der Alzheimer-Pflege

Dieser Abschnitt skizziert einige gängige Szenarien, mit denen sich die Pflegenden bei der Arbeit mit Personen mit der Alzheimer-Krankheit konfrontiert sehen. Es werden eine Reihe von Situationen angeführt, bei denen zwischen einer „ungeschickten" Alzheimer-Pflege und einer „mit Geschick" verglichen wird. Diese Beispiele veranschaulichen dem Leser den Einsatz des Best-Friends-Modells in typischen Situationen. Einige der „roten Fäden", die sich durch diese Beispiele ziehen, sind gutes Zuhören, Empathie, Humor, Kreativität, geschickte Kommunikation und viel Geduld. Wie schon bereits erwähnt wurde: Wenn wir eine Person mit der Alzheimer-Krankheit kennen, kennen wir nur eine Person mit der Alzheimer-Krankheit, jeder Fall ist etwas anders. Deswegen können die folgenden Beispiele in einer bestimmten Situation angebracht sein, müssen aber nicht. Wir hoffen, dass sich die Leser von diesen Beispielen für Geschick oder die beste Form der Alzheimer-Pflege inspirieren lassen und die Lektionen auf ihre eigenen Situationen anwenden.

Der Umgang mit dem Vergessen

Eine Klage, die Angehörige häufig zu hören bekommen, könnte lauten: „Ich kann mir einfach nichts merken! Wie heißen meine Enkelkinder?"

Ungeschickte Antwort	Beispiel für Geschick
„Das bessert sich bald. Machen Sie sich deshalb keine Sorgen."	*„Es muss schwierig sein, die Dinge zu vergessen, an die Sie sich unbedingt erinnern wollen. Lassen Sie mich die Namen Ihrer Enkel für Sie aufschreiben."*

Diskussion: Viele Menschen mit der Alzheimer-Krankheit sind sich ihres Gedächtnisverlusts bewusst und bringen hin und wieder ihre Enttäuschung zum Ausdruck, dass sie Namen nicht abrufen, sich nicht an Situationen erinnern oder eine Frage beantworten können. Oftmals wurde ihnen gesagt, dass sie die Alzheimer-Krankheit haben; sie erinnern sich vielleicht daran, vielleicht auch nicht.

Es scheint unnötig, sogar grausam zu sein, jemandem falsche Hoffnungen zu machen. Es funktioniert auch nie, wenn man jemandem sagt, er solle sich keine Sorgen machen, während er gerade besorgt ist. Das ist so, als würde man sagen: „Egal was Sie tun, kratzen Sie sich nicht, wenn es juckt!"

Der Ansatz mit Geschick ist sanft und bejahend. Der Pfleger erkennt die Gefühle der Person an und bietet eine praktische Lösung an, die ihr beim Erinnern helfen soll. Es ist sicherlich möglich, dass sie die Liste verliert oder sogar vergisst, dass sie die Liste hat, aber die Antwort wird sie in dem Moment bestimmt zufrieden stellen.

Halluzinationen

Eine bestürzt aussehende Frau mit Alzheimer-Demenz geht zu ihrem Sohn ins Wohnzimmer und behauptet: „Da ist eine große Katze in meinem Schlafzimmer. Sie könnte mir wehtun!"

Ungeschickte Antwort

„Ich wette, es ist eines dieser netten Zirkustiere. Die können richtig groß sein, aber ich weiß, wie man sie zähmt. Lass mich etwas magisches Katzenfutter aus dem Kühlschrank holen. Das wird sie sicher besänftigen, so dass wir alle später ins Bett gehen können." [etwas später] „Ich war gerade im Zimmer, wir haben geredet und sie ist zurück in den Zirkus gegangen."

Beispiel für Geschick

„Du bleibst hier, Mutti, und ich seh' mir das Zimmer an." [etwas später] „Also, Mutti, ich habe sehr gute Nachrichten. Es ist jetzt alles in Ordnung!"

Diskussion: Manchmal halluzinieren Personen mit der Alzheimer-Krankheit und sehen Menschen, Tiere oder andere Dinge, die nicht da sind. Sie bringen vielleicht alte Erinnerungen durcheinander. Der Anblick eines leeren Gartens könnte zum Beispiel Erinnerungen an eine Zeit auslösen, als sich tatsächlich ein böser Hund im Garten herumtrieb. Sie verwechseln vielleicht Vergangenheit und Gegenwart. Was wie eine

Halluzination aussieht, könnte auch ein Sprachproblem sein. Vielleicht will die Person darauf hinweisen, dass der Postbote durch den Vorgarten kommt, während sie aber tatsächlich sagt, dass ein Ostgote durch den Vorgarten kommt.

Im obigen Szenario ist es nicht ratsam, die Situation irrational auszuschmücken. Dadurch, dass er auf die Sorgen seiner Mutter so extrem reagiert, hat der pflegende Angehörige ihre Ängste nicht respektiert. Sie könnte seine mangelnde Aufrichtigkeit spüren. Wenn man den Ansatz mit Geschick verwendet, wird dadurch signalisiert, dass alles in Ordnung ist, und das sollte reichen. Wenn die Person sich weiterhin besorgt über Tiere äußert, kann der Pflegende raffiniert reagieren und sagen: „Oh, Mutti, ich habe die Katze zur Tür hinausgehen sehen. Sie ist jetzt draußen."

Nach Hause gehen wollen

Eine Frau ist verblüfft, dass ihr Mann nach Hause gehen will, obwohl er sich in dem Haus befindet, in dem er seit 40 Jahren wohnt. Sie kann sich nicht vorstellen, warum er sich in seinem eigenen Haus wie ein Fremder vorkommt.

Ungeschickte Antwort

[Mit hoher Stimme] „Das ist dein Zuhause, und das schon seit 40 Jahren! Ich kann den Kaufvertrag in den Akten suchen, um ihn dir zu zeigen. Erinnerst du dich, wie wir schuften mussten, um dieses Anwesen zu bezahlen?"

Beispiel für Geschick

[Nimmt seine Hand und spricht ruhig] „Erzähl mir etwas über dein Zuhause. Wir können etwas Eis essen, während wir darüber reden."

Diskussion: Die Person mit der Alzheimer-Krankheit denkt vielleicht, dass sie nicht zu Hause ist, oder meint es nicht wörtlich; nach Hause zu müssen kann heißen, dass man dahin zurückgeht, wo alles wieder einen Sinn ergibt. Wenn man sie mit zorniger Stimme mit den Fakten konfrontiert, wird sie defensiv; sie ist vielleicht überzeugt davon, Recht zu haben, weil sie sich nicht daran erinnern kann, das Haus gekauft zu haben.

Im obigen Beispiel lässt das Interesse der Pflegenden („Erzähl mir etwas über dein Zuhause") ihren Ehemann wissen, dass sie zuhört. Die offene Aussage gibt ihm die Möglichkeit, eine Zeit lang zu reden, was der Zuhörerin helfen könnte, die Aussage hinter seinen Worten besser zu verstehen. Das Eis kann eine ausgezeichnete Ablenkung sein.

Traurigkeit

Die Mitarbeiter der Tagesstätte bemerken, dass einer ihrer Lieblingsgäste am Boden zerstört zu sein scheint. Normalerweise hat sie an allen Aktivitäten Spaß, auch am Tanzen und Singen. Als sie nach ihren Gefühlen gefragt wird, antwortet sie: „Ich bin heute sehr traurig. Keiner liebt mich mehr!"

Ungeschickte Antwort

„Ich halte es nicht für gut, wenn Sie sich selbst bemitleiden. Sie können für so viele Dinge dankbar sein. Sie haben eine große Familie, zu der auch eine Enkeltochter in Taiwan gehört, die Sie bald besuchen kommt, sowie Ihre Cousins in Ohio und Ihre Schwester in New York. Gestern waren Sie fröhlich; versuchen Sie heute einfach, etwas Spaß zu haben."

Beispiel für Geschick

„Es tut mir leid, dass Sie heute traurig sind. Mir geht es manchmal auch so." [Pause für ihre Antwort] „Aber Sie wissen doch, dass Sie meine Freundin sind und ich Sie sehr liebe." [Pause für eine lange Umarmung und gemeinsam verbrachte Zeit] „Ihre Enkeltochter kommt bald. Das wird sicher sehr lustig."

Diskussion: Die ungeschickte Antwort erkennt die Gefühle der Person mit der Alzheimer-Krankheit nicht an. So gut es auch gemeint sein mag, die Mitarbeiterin gibt einfach zu viele Informationen auf einmal von sich. Sie versucht sogar, das Problem wegzudiskutieren und einen anderen Standpunkt zu vertreten, was noch schlimmer ist. Es ist unmöglich, eine Diskussion mit jemandem zu gewinnen, der die Alzheimer-Krankheit hat! Die letzte Äußerung der Mitarbeiterin, die im Prinzip besagt: „Lassen Sie sich nicht so hängen!", wäre wahrscheinlich in keiner Situation hilfreich, in der jemand traurig ist.

Der Ansatz mit Geschick bestätigt die Gefühle der Einsamkeit, die die Person hat – ohne zu urteilen, nur durch Zuhören und Akzeptieren. Die Mitarbeiterin der Tagesstätte gibt zu, ähnliche Gefühle zu haben, was der Person hilft, sich nicht allein zu fühlen, weil wir alle solche Gefühle kennen.

Die Mitarbeiterin setzt auch hervorragend Pausen ein, um der Person Zeit zum Antworten zu geben. Eine innige Umarmung nach einem Kompliment sorgt ebenfalls für eine besondere Verbindung. Da sie die Lebensgeschichte der Person kennt, weiß die Mitarbeiterin, dass die Enkelin für diesen Tagesgast etwas Besonderes ist. Deswegen erinnert sie die Frau an den baldigen Besuch ihrer Enkeltochter, wodurch sie sich besser fühlt.

Von Fragen überwältigt werden

Eine Familie, die ihren Großvater zu Hause pflegt, empfindet die meisten Tage als angenehm und leicht. Jedoch kommen alte Freunde, die für die Alzheimer-Krankheit nicht sensibel sind, ein paarmal die Woche vorbei und stellen oft eine Reihe von schwer zu beantwortenden Fragen. Die Familie beobachtet nach den Besuchen der Freunde eine zunehmende Besorgnis und Rastlosigkeit bei ihrem Großvater.

Ungeschickte Antwort
„Was hast du gestern getan?" „Was machen deine Enkel jetzt?" „Welche neuen Lieder hast du in letzter Zeit gelernt?"

Beispiel für Geschick
„Hast du dich heute gut amüsiert?" „Wie geht es deinen Enkeln Jeremy und Rachel? Stehen sie immer noch auf der Ehrentafel ihrer High School?" „Ich wette, du hast eine Menge Spaß mit diesen alten Liedern, die du so gut singst."

Diskussion: Das auffälligste Symptom der Alzheimer-Krankheit ist der Gedächtnisverlust, besonders der Verlust des Kurzzeitgedächtnisses. Wenn wir dementen Personen Fragen stellen, die sie nicht beantworten können, löst dies Gefühle der Besorgnis aus. Das ist, als würde man vom Lehrer aufgerufen werden und die Antwort nicht wissen. Wir kennen dieses Gefühl sehr gut!

Wir neigen dazu, unangebrachte Fragen zu stellen, die einen Abruf von Fakten erfordern, und vergessen dabei die Schwierigkeiten, die solche Fragen der Person mit der Alzheimer-Krankheit bereiten. Die erste Reihe von Fragen wäre für die meisten Menschen mit der Alzheimer-Krankheit schwierig und würde Verlegenheit, Frustration und gelegentlich Zorn hervorrufen.

Die zweite Reihe enthält offene Fragen und gibt der Person die Gelegenheit, die akzeptablen Antworten „Ja" oder „Nein" zu geben. Im obigen Beispiel kann der Großvater am Gespräch teilnehmen, auch wenn er sich nicht erinnern kann. Es ist auch möglich, dass eine emotionale Erinnerung vorhanden ist, weshalb eine Frage, die mit „Ich wette, du hast Spaß an ..." beginnt, Emotionen und bedeutsame Erlebnisse wachrufen kann, die er während des Tages verspürt bzw. gemacht hat.

Die zweite Reihe von Fragen zeigt wieder einmal, wie wichtig es ist, die Lebensgeschichte der Person zu kennen und zu verwenden. In diesem Fall können ihn seine Freunde an die Namen seiner Enkel und seine Lust am Singen erinnern. Diese Art, Hinweise zu geben, kann es ihr darüber hinaus ermöglichen, Namen zu erkennen und eine Verbindung herzustellen, auch wenn sie den Abruf von Erinnerungen nicht einleiten kann.

Beschäftigt werden wollen

Viele ältere Menschen können sich an eine Zeit erinnern, in der man für wenig Lohn hart arbeiten musste. Trotz dieser Umstände war die Arbeitsmoral sehr gut. Eine Frau mit der Alzheimer-Krankheit wollte immer etwas tun – das Haus putzen, die Veranda kehren und Kleidung zusammenlegen. Die Mitarbeiter des Pflegeheims, die für die Aktivitäten zuständig waren, wurden zuweilen ungeduldig und wütend, weil sie sich nicht für ihre geplanten Aktivitäten interessierte.

Ungeschickte Antwort

„Sie müssen nicht ständig arbeiten. Heute wollen wir etwas Spaß haben. Die Handarbeitsstunde fängt um drei Uhr an."

Beispiel für Geschick

„Ich brauche Ihre Hilfe. Würden Sie mir bitte helfen, den Raum für heute Nachmittag herzurichten? Wir werden an Geschenken arbeiten, mit denen wir Kindern helfen wollen. Sie sind meine größte Hilfe!"

Diskussion: Spielen war für diese Frau nie eine akzeptable Beschäftigung gewesen. Die Arbeitsmoral war immer die entscheidende Kraft. Wenn ihr die Aktivität sinnvoll erscheint, wird sie sich beteiligen.

Dieses Szenario ist ein gutes Beispiel für die Feinheiten dabei, den eigenen Ansatz auf die Bedürfnisse und wichtigen Themen der Person mit der Alzheimer-Krankheit auszurichten. Die erste Antwort, mit der der Mitarbeiter versucht, sie behutsam zur Teilnahme zu gewinnen, ist sicherlich freundlich und gut gemeint, aber sie respektiert nicht ihren Wunsch, produktiv zu sein. Der Ansatz mit Geschick verwendet nicht nur eine Sprache, auf die die Person anspricht, sondern gibt ihr auch einen Grund, an einer Aktivität teilzunehmen, die für sie sonst anstößig wäre.

Der Umgang mit Plänen, die misslingen

Die Leiterin einer Tagesstätte arbeitete mit dem astronomischen Seminar des örtlichen College zusammen, um ein ehrgeiziges Kunstprojekt umzusetzen, bei dem es um ein Mobile des Sonnensystems ging. Man wollte Luftballons mit Pappmaché-Streifen bekleben und dann so anmalen, dass sie alle Planeten darstellen.

Am Tag, als die Aktivität stattfand, kamen die Angestellten und ehrenamtlichen Mitarbeiter zusammen. Die Leiterin hielt die Papierstreifen und den Klebstoff bereit. Die Ballons waren bunt, und es machte Spaß, sie unterschiedlich groß aufzublasen. Plötzlich schlug ein Tagesgast einen Ballon in die Luft, ein anderer schlug ihn zurück, und alle Teilnehmer schlossen sich einem ausgiebigen Luftballonspiel an.

Ungeschickte Antwort

„Jetzt reicht's aber! Wir müssen dieses Projekt zu Ende bringen. Nächsten Dienstag müssen wir die Planeten bemalen. Wenn wir heute nicht alles schaffen, werden wir nicht weitermachen können. Die Planeten brauchen eine Woche, um zu trocknen."

Beispiel für Geschick

„Das macht aber Spaß! Luftballons werden schließlich für Feiern hergestellt. Ich schätze mal, dass das Sonnensystem sich bis nächste Woche nicht verändern wird, wenn wir uns dem nächsten Abschnitt des Projekts später widmen. Sie wissen ja, was man über genau ausgearbeitete Pläne sagt!"

Diskussion: Oftmals ist es für pflegende Angehörige und professionelle Helfer schwierig, ihre sorgfältig ausgearbeiteten Pläne zu verwerfen. Aber demente Menschen teilen diese Sorge nicht. Sie leben und genießen den Augenblick.

In diesem Fall war die ungeschickte Leiterin der Tagesstätte frustriert, weil sie befürchtete, im Zeitplan für ihr Planetenprojekt zurückzufallen. Das Drängeln der Teilnehmer könnte Spannungen und Frust erzeugen. Hätten die Tagesgäste an dem vollendeten Projekt mehr Spaß gehabt als an ihrem spontanen Ballonspiel?

Die Leiterin mit Geschick scheut nicht davor zurück, über sich selbst zu lachen („die genau ausgearbeiteten Pläne"). In diesem Fall gebietet der Ansatz mit Geschick, den Augenblick zu genießen und das Pappmaché-Projekt später abzuschließen. Aktivitäten mit Geschick konzentrieren sich nicht so sehr auf das Endergebnis; der Weg ist genauso wichtig wie das Ziel.

Der Umgang mit Unruhe

Viele Tagesstätten haben Gäste, die sich während des Tages Sorgen machen. Sie machen sich Sorgen, wer sie abholen wird, oder kommen auf den Gedanken, dass sie unpünktlich zu einem Termin erscheinen. Manchmal befürchten sie, dass keiner kommt und sie zurückbleiben.

Ungeschickte Antwort
„Es dauert noch mindestens fünf Stunden bis Ihr Sohn kommt, vielleicht sogar noch länger! Sie wissen ja, dass er sehr beschäftigt ist und manchmal zu spät kommt. Entspannen Sie sich einfach!"

Beispiel für Geschick
„Wir stehen mit Ihrem Sohn in Verbindung. Er wird hier sein, wenn wir zusammen gesungen haben. Er kommt bald."

Diskussion: Im ersten Ansatz stecken mehrere Fehler. Zunächst verstärken zu viele Details und der Versuch, Dinge logisch zu erklären, die Verwirrung, und die Person mit der Alzheimer-Krankheit wird sich nicht daran erinnern. Zweitens ist bei zu genauen Angaben („mindestens fünf Stunden") ebenfalls ein Fiasko vorprogrammiert, vor allem deshalb, weil Menschen mit Gedächtnisverlust nicht mitbekommen, wie die Zeit vergeht. Schließlich könnte die Person, da erwähnt wird, dass er oft zu spät kommt, denken, dass etwas nicht stimmt, und sich noch mehr Sorgen machen.

Die Antwort mit Geschick ist beruhigend: „Wir stehen mit Ihrem Sohn in Verbindung." „Er kommt bald." Man sollte beachten, dass dadurch die Wahrheit etwas gestreckt wird, der Pfleger den Integritätstest aber dennoch besteht. Die Tagesstätten können normalerweise die Angehörigen bei Bedarf erreichen („Wir stehen in Verbindung"), und das Wort „bald" kann alle möglichen Zeitspannen bezeichnen. In diesem Fall werden die Worte im besten Interesse der Person benutzt, um Ängste zu mildern.

Auch das Mittel der Ablenkung wird ins Spiel gebracht, um sie zu beruhigen. Ihre Lebensgeschichte weist auf Spaß am Singen hin, weshalb das Erwähnen dieser Aktivität ein Lächeln und positive Gefühle hervorruft, die die Sorgen vertreiben.

Das Verwechseln von Vergangenheit und Gegenwart

Aufgrund des nachlassenden Gedächtnisses und der Verwirrung, die die Demenz begleiten, bringt die Person mit der Alzheimer-Krankheit oft Vergangenheit und Gegenwart durcheinander. Eine Mutter könnte zu ihrer Tochter sagen: „Ich warte auf Manuel. Ich bin sicher, dass er jede Minute zu Hause sein wird", auch wenn er schon lange verstorben ist.

Ungeschickte Antwort

[Gereizt oder wütend] „Erinnerst du dich nicht? Vater ist tot! Er ist jetzt schon zehn Jahre tot. Wie konntest du so etwas vergessen?"

Beispiel für Geschick

„Ich habe so gute Erinnerungen an Vati. Es ist schwer, sich vorzustellen, dass er jetzt schon zehn Jahre tot ist! Erzähl' mir mehr über ihn. Ihr habt viel Spaß bei gemeinsamen Konzertbesuchen gehabt. Willst du heute vorbeischauen und bei der Zubereitung des Abendessens helfen? Ich hole dich ab."

Diskussion: Man sollte eine Person mit der Alzheimer-Krankheit nie fragen: „Erinnerst du dich?" Es ist eine sinnlose Frage mit einer offensichtlichen Antwort. Wenn jemand manchmal denkt, dass ein toter Verwandter lebt, kann das für den Pflegenden ziemlich erschütternd sein. Es ist dann wichtig, nicht überzureagieren, auch wenn schmerzliche Erinnerungen geweckt werden.

Die Tochter mit Geschick berichtigte ihre Mutter auf subtile Weise, wodurch das Gesicht gewahrt und darauf hingewiesen wurde, dass der Vater tot ist. Dann wechselte sie das Thema mit einer Bitte, die ihre Mutter daran erinnerte, dass sie geschätzt wird („Mama ... willst du ... helfen?").

Wir empfehlen nie, dass man sagen sollte, jemand sei am Leben, wenn das nicht der Wahrheit entspricht. So eine Äußerung überschreitet die Grenzen der Pflegerintegrität und kann offensichtlich ins Auge gehen.

Der Umgang mit unangemessenem sexuellem Verhalten

Es ist eine der erschütterndsten und unangenehmsten Erfahrungen für einen Pflegenden, wenn eine Person mit der Alzheimer-Krankheit einen unangemessenen sexuellen Annäherungsversuch unternimmt. Was sollte man tun, wenn ein Mann mit der Alzheimer-Krankheit versucht, sich seiner Tochter sexuell zu nähern?

Ungeschickte Antwort
[wütend und außer sich] „Du alter Dreckskerl! Hör sofort damit auf!"

Beispiel für Geschick
„Vati, ich bin's, Mary, deine Tochter. Schau, was ich hier habe – ein Foto von Mutter. Ist sie nicht hübsch?"

Diskussion: Eine Eigenschaft, die wir bei einer guten Alzheimer-Pflege anstreben, ist, Ruhe zu bewahren und gelassen zu bleiben, wenn Probleme auftreten. In diesem Fall ist der Mann kein schlechter Mensch. Er ist in Bezug auf die Identität vielleicht tatsächlich verwirrt. Wenn der Mann seine Tochter für seine Frau hält, scheint der Annäherungsversuch nicht so ungewöhnlich zu sein. Seine Verwirrung könnte dadurch noch verschlimmert werden, dass Töchter ihren Müttern oft ähnlich sehen.

Die obige Antwort mit Geschick zeigt in vielerlei Hinsicht Sensibilität. Die Tochter identifiziert sich eindeutig mit einem Satz, indem sie sagt: „Vati, ich bin's, Mary, deine Tochter." Wenn sie ihrem Vater dann ein Bild von ihrer Mutter zeigt, bietet sie weitere Anhaltspunkte für Rollen und Identitäten. Schließlich geht die Tochter ruhig und unvoreingenommen an die Situation heran.

Es ist ebenfalls wichtig, zu beachten, dass das Etikett des sexuellen Fehlverhaltens manchmal falsch vergeben wird. Wenn eine Person anfängt, sich auszuziehen, könnte es sein, dass es ihr zu warm ist. Ein Mann macht den Reißverschluss seiner Hose vielleicht deshalb auf, weil er zur Toilette gehen will, und nicht, um sich zu entblößen.

Der Umgang mit Wutausbrüchen

Aufgrund der Verwirrung und der Frustration, die die Alzheimer-Krankheit begleiten können, werden Betroffene manchmal wütend und schlagen sogar nach den Pflegenden. Das kann sehr ärgerlich sein und für den Pfleger sogar das Risiko einer Verletzung bedeuten. Trotzdem hat Wut oft eine ergründbare Ursache. Wenn eine Person zum Beispiel gewaschen und dabei wütend wird, könnte Angst dafür der Grund sein (z.B. Angst davor, von jemandem ausgezogen zu werden, an den sie sich vielleicht nicht mehr erinnert; Angst davor, zu ertrinken).

Ungeschickte Antwort

[stürzt sich auf die Person, versucht, sie hinunterzudrücken oder die Arme festzuhalten] „Sei nicht wütend auf mich! Ich versuche, dir zu helfen! Du musst dich benehmen!“

Beispiel für Geschick

- *Der Person Zeit geben, sich zu beruhigen*
- *Die Person ablenken*
- *Die Schuld auf sich nehmen („Vati, es tut mir Leid, dass ich dich verärgert habe. Nimmst du meine Entschuldigung an?“)*

Diskussion: Die besten Generäle wissen, wann sie vorrücken und wann sie sich zurückziehen müssen. Ein geschickter Pfleger zwingt die Person niemals, etwas gegen ihren Willen zu tun, wenn es nicht absolut notwendig ist und/oder alle anderen Alternativen fehlgeschlagen sind (z.B. eine umherirrende Person von einer belebten Straße entfernen). Pfleger sollten auch auf ihre eigene Sicherheit achten und einfach das Haus verlassen, einen Freund oder Angehörigen anrufen oder 110 wählen, wenn sie bedroht werden.

Der Umgang mit Wiederholungen

Menschen mit der Alzheimer-Krankheit wiederholen oft Fragen oder Bitten. Das kann für Pflegende natürlich sehr ärgerlich sein und dazu führen, dass sie die Beherrschung verlieren. Eine typische Situation wäre vielleicht, wenn jemand immer wieder fragt: „Wann gibt es Mittagessen?"

Ungeschickte Antwort

„Wie oft muss ich dir noch sagen, dass wir gerade zu Mittag gegessen haben! Sei bitte still, du machst mich noch wahnsinnig! Du hörst einfach nicht mehr auf!"

Beispiel für Geschick

[Auch wenn das Mittagessen erst 20 Minuten her ist] „Wir werden bald essen, liebe Schwester. Hier ist etwas Obst zur Überbrückung."

[Sorgt für Ablenkung] „Lass uns ein paar von unseren geliebten Langspielplatten auflegen und herausfinden, wer von uns noch am besten tanzen kann. Erinnerst du dich noch daran, als wir beide unsere erste Verabredung hatten?"

Diskussion: Getadelt zu werden kann dazu führen, dass die Person defensiv und sogar wütend wird, aber es trägt wenig dazu bei, dass die Wiederholungen aufhören. Der Ansatz mit Geschick („Wir werden bald essen") geht auf ihre Frage ein. Das Angebot der Schwester, alte Schallplatten aufzulegen, und die Frage nach ihrer ersten gemeinsamen Verabredung sind wunderbare Ablenkungsmanöver, die, so ist zu hoffen, das Muster der wiederholten Fragen durchbrechen.

Dinge anderer Leute nehmen

Manchmal nehmen Menschen mit der Alzheimer-Krankheit etwas, was einem anderen gehört, weil sie denken, es würde ihnen gehören. Diese irrige Annahme kann zu vielen Problemen führen, vor allem in einem Pflegeheim, in dem die Türen nicht verschlossen werden und die Mitarbeiter nicht überall zur gleichen Zeit sein können.

Ungeschickte Anwort
„Frau Miller, das gehört nicht Ihnen. Bringen Sie es dahin zurück, wo Sie es gefunden haben!“

Beispiel für Geschick
„Frau Miller, Sie haben ja meinen blauen Mantel gefunden, den ich verlegt hatte. Vielen Dank, dass Sie ihn mir zurückgeben.“

Diskussion: Der erste Ansatz stützt sich natürlich auf logisches Denken, das durch die Alzheimer-Krankheit außer Gefecht gesetzt sein kann. Jeder Pfleger wird außerdem bei der Vorstellung unweigerlich lachen müssen, dass Frau Miller den Mantel wirklich dorthin zurückbringen könnte, wo sie ihn gefunden hat. Der Gegenstand würde dann nicht nur entwendet, sondern verlegt werden, so dass man ihn vielleicht nie mehr findet.

Der Ansatz mit Geschick ist einfach und erweckt alte soziale Umgangsformen, da jemandem für einen Gefallen gedankt wird, in diesem Fall für das Auffinden eines „verlorenen Mantels“. Wir empfehlen, dass die Pflegekräfte, falls dieser Ansatz nicht funktioniert, einfach den Mantel nehmen, wenn Frau Miller gerade wegsieht oder mit etwas anderem beschäftigt ist. Wir empfehlen auch, dass Tagesstätten, Pflegeheime und sogar Pflegende zu Hause ständig daran arbeiten sollten, die Umgebung zu vereinfachen. Wenn Pflegende nicht mehr benötigte oder verwendete Besitztümer entfernen können, kann es einfacher sein, die Dinge an ihrem vorgesehenen Platz zu lassen.

Fazit

Auch geschickte Pfleger werden hin und wieder scheitern. Es liegt in der Natur der Alzheimer-Krankheit, dass es immer gute und schlechte Tage gibt. Eine Aktivität oder ein Ansatz funktioniert vielleicht an einem Tag wunderbar, schlägt aber an einem anderen fehl. Aber geschickte Pfleger können ihren Ansatz immer den Gegebenheiten anpassen, und die Verwendung von Geschick zur Lösung von Problemen wird die Situation nie verschlechtern. Das Geschick hilft uns, das Beste aus jeder Situation zu machen.

Teil III – Das Best-Friends-Pflegemodell in Aktion

Die Anwendung des Best-Friends-Modells in den Bereichen Kommunikation, Aktivitäten, häusliche Pflege, Tagesstätte und Pflegeheim

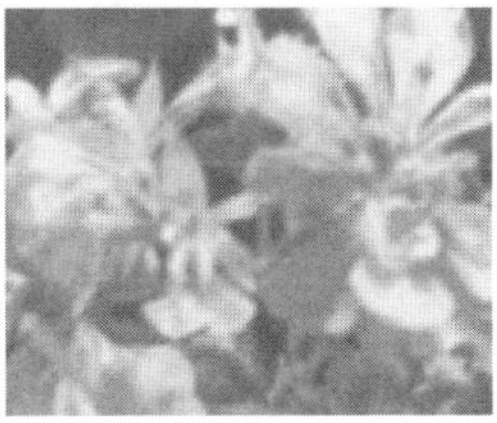

8 Das Best-Friends-Modell der Kommunikation

Wenn Familien und professionelle Helfer über potenzielle medikamentöse Therapien für die Alzheimer-Krankheit sprechen, dreht sich das Gespräch normalerweise um effektive Behandlungsmethoden zur Wiederherstellung des Gedächtnisses. Stellen Sie sich aber einmal vor, es gäbe ein Medikament, das nichts anderes bewirken würde, als die Sprache und Kommunikationsfähigkeit der Person mit der Alzheimer-Krankheit zu schützen. Dieses Medikament könnte die Alzheimer-Pflege grundlegend verändern. Mit intakter Kommunikationsfähigkeit wäre der Betroffene imstande:

- Gefühle über die Krankheit klarer und präziser ausdrücken,
- alltägliche Wünsche besser mitteilen,
- auf Anweisungen und Bitten besser reagieren,
- an Entscheidungen teilhaben,
- sich an der Bewertung der Pflege, die er bekommt, beteiligen.

Dieses Kapitel untersucht die Anwendung des Best-Friends-Modells in der Kommunikation zwischen der dementen Person und ihrem Pfleger oder ihren Pflegern. Wir können keine „Zauberpille" anbieten, aber viele der hier vorgeschlagenen Ideen verbessern die Kommunikation und machen alltägliche Interaktionen produktiver und verleihen ihnen mehr Sinn.

Das Kapitel beginnt mit einem Überblick, wie man das Best-Friends-Modell in der Kommunikation einsetzen kann. Dann werden einige kurze, ausgearbeitete Szenen vorgestellt, die demonstrieren, wie eine gute Kommunikation aussieht. Das Kapitel schließt mit einer ausführlichen Diskussion darüber, wie wichtig es ist, sich die Sprache anzusehen, die wir zur Beschreibung der Alzheimer-Krankheit verwenden, und wie Worte die Pflege beeinflussen.

Das Best-Friends-Konzept in der Kommunikation: ein Überblick

Für die Anwendung des Best-Friends-Modells in der Kommunikation werden den Pflegenden folgende Vorschläge gemacht.

An die Grundlagen einer guten Kommunikation denken.

Die Prinzipien einer guten Kommunikation gelten für jeden Gedankenaustausch, auch wenn keiner der Beteiligten die Alzheimer-Krankheit hat. Die Kommunikation kann man immer durch intensiven Blickkontakt, die Verwendung einer charakteristischen, anschaulichen Sprache, die Verwendung einer angemessenen Lautstärke und eines geeigneten Tonfalls sowie den Gebrauch angemessener Gesten verbessern.

Das Bedürfnis der Person mit der Alzheimer-Krankheit nach Kommunikation verstehen.

Personen mit der Alzheimer-Krankheit haben noch lange, nachdem ihr Vokabular und ihre sprachlichen Fähigkeiten nachgelassen haben, ein Bedürfnis nach Kommunikation. Sie wollen verstehen und verstanden werden. Gleichzeitig muss das Bedürfnis nach Kommunikation auch beim pflegenden Angehörigen oder professionellen Helfer vorhanden sein. Wir müssen aktiv zuhören und bei der Arbeit für die Person da sein.

Einen guten ersten Eindruck machen.

Der erste Eindruck ist entscheidend. Wir sollten uns der Person immer vorstellen, unsere Beziehung zu ihr erklären und sie mit Namen ansprechen. Die Kommunikation wird ebenfalls stark verbessert, wenn man den Kontakt mit einem Lächeln und einer positiven Begrüßung einleitet. Umgekehrt können Probleme auftreten, wenn man die Person überrascht; wir müssen daran denken, dass für sie bei jedem Treffen das zählt, was sie sieht.

Eine Umgebung schaffen, die eine gute Kommunikation begünstigt.

Denken Sie immer an die Welt, in der Menschen mit der Alzheimer-Krankheit leben, und daran, wie diese die Kommunikation beeinträchtigen könnte. Sie bekommen Botschaften aus allen Teilen ihrer Umgebung. Ist das Haus, die Tagesstätte oder das Pflegeheim gut beleuchtet, sauber, aufgeräumt und angenehm, oder gibt es viele potenzielle Störfaktoren? In Pflegeheimen ist die Kommunikation zum Beispiel aufgrund der Umgebungsgeräusche und anderer Ablenkungsquellen im Hintergrund oft schlecht. Wir sollten versuchen, an relativ ruhigen Orten zu reden, an denen es wenig Ablenkung gibt. Wie Rebecca Riley sagte (siehe Kapitel 1): „Es ist schwierig, Gesprächen bei so viel Lärm zu folgen."

Die Person mit der Alzheimer-Krankheit wie einen Erwachsenen behandeln.

Wir sollten bei der Kommunikation nicht in Babysprache verfallen. Eine einfache Sprache kann immer noch „erwachsen" klingen. Wir müssen nicht so langsam sprechen, dass es lächerlich wird. Wir sollten uns ebenso bewusst sein, dass es eine Neigung zum Gebrauch des „königlichen Wir" gibt. Wenn man sagt: „Jetzt ziehen wir unsere Hose an" oder „Jetzt nehmen wir unsere Medizin", obwohl nur die Person eine Tablette einnimmt, ist das für sie schwierig und kann zu Verwirrung führen. Sie fragt sich wahrscheinlich tatsächlich, wer die Hose anziehen wird!

Die Integrität des Pflegenden bewahren.

Der Pflegende sollte nicht vorgeben, dass er die Person versteht, wenn das nicht der Fall ist. Wenn man die Worte nicht verstehen kann, kann man etwas Positives sagen, wie etwa: „Vati, ich bin immer gern mit dir zusammen" oder „Mama, du hast immer die richtigen Ideen." Viele können es erkennen, wenn man nicht aufrichtig ist; wir dürfen nicht zu überschwänglich oder begeistert sein. Das kann der Person oder anderen Anwesenden auf die Nerven gehen.

Auf emotionale Bedürfnisse reagieren.

Wir sollten versuchen, die Gefühle hinter unverständlichen Worten zu verstehen. Wenn die Person mit der Alzheimer-Krankheit verärgert zu sein scheint, können wir sagen: „Es tut mir leid"; wenn sie scheinbar glücklich ist, können wir sagen: „Das muss toll gewesen sein!" Wenn sie etwas über ihre Sorgen oder Gefühle bezüglich ihrer Krankheit sagen kann, können wir sie anerkennen und unser Mitgefühl zeigen („Es muss schwierig sein, mit der Alzheimer-Krankheit zu leben"). Schließlich sollten wir immer auf ein Lächeln, Handschläge oder Umarmungen zurückgreifen, um eine emotionale Bindung aufzubauen und sie zu beruhigen.

Kasten 11

Das Best-Friends-Konzept der Kommunikation

An die Grundlagen einer guten Kommunikation denken.

Das Bedürfnis der Person mit der Alzheimer-Krankheit nach Kommunikation verstehen.

Einen guten ersten Eindruck machen.

Eine Umgebung schaffen, die eine gute Kommunikation begünstigt.

Die Person mit der Alzheimer-Krankheit wie einen Erwachsenen behandeln.

Die Integrität des Pflegenden bewahren.

Auf emotionale Bedürfnisse reagieren.

An die Bedeutung der nonverbalen Kommunikation denken.

Daran denken, dass das Verhalten eine Botschaft transportiert.

Die Person mit der Alzheimer-Krankheit nicht zu wörtlich nehmen.

Auf ein gutes Timing achten.

Wiederholungen verwenden, um die Kommunikation zu verbessern.

Nicht diskutieren oder die Person mit der Alzheimer-Krankheit konfrontieren.

Beunruhigende Nachrichten oder Neuigkeiten herausfiltern.

Eine positive Sprache verwenden.

Humor in die Kommunikation einfließen lassen.

Den Großteil der Arbeit auf sich nehmen.

An die Bedeutung der nonverbalen Kommunikation denken.

Der Tonfall, die Haltung, die Lautstärke und die Körpersprache vermitteln der Person mit der Alzheimer-Krankheit eine Botschaft. Nehmen wir das Bespiel eines Sohnes, der seiner Mutter eine lustige Geschichte erzählt. Während er die Geschichte erzählt, lacht er, lächelt er und nimmt eine freundliche Körperhaltung ein. Er hat ein lebendiges Gesicht. Auch wenn seine Mutter den Witz nicht versteht, lässt sie sich von seinen positiven Gefühlen und seiner guten Laune anstecken. Umgekehrt können sogar positive verbale Botschaften untergraben werden, wenn der Pflegende angespannt oder besorgt ist.

Daran denken, dass das Verhalten eine Botschaft transportiert.

Am Anfang der Krankheit kann die Person Gefühle und Probleme verbal mitteilen; später teilt ihr Verhalten das mit, was Worte nicht mehr können. Verhaltensweisen wie Schreien oder Ausschlagen können ein Zeichen dafür sein, dass sie Schmerzen hat. Ein Umherwandern kann auf Langeweile schließen lassen. Tränen lassen vielleicht auf Einsamkeit und ein Bedürfnis nach mehr Beschäftigung und Kontakt zu anderen Menschen schließen.

Die Person mit der Alzheimer-Krankheit nicht zu wörtlich nehmen.

Wir müssen erkennen, dass sich der Krankheitsverlauf auf das Vokabular und das Abrufen von Wörtern auswirkt. Zum Beispiel könnte sie denken, dass sie sich klar ausdrückt, aber dennoch das falsche Wort benutzen. Sie könnte zu ihrem Pfleger sagen: „Geben Sie mir dieses *Glas*", aber „*Kaffeetasse*" meinen.

Auf ein gutes Timing achten.

Wir sollten versuchen, mit der Person mit der Alzheimer-Krankheit auf einer Wellenlänge zu liegen, um zu wissen, wann wir eine verbale Hilfe anbieten sollen. Wenn sie zum Beispiel 15 Sekunden braucht, um einen Satz zu Ende zu bringen, ist es immer ratsam, Geduld zu haben (auch wenn einem diese 15 Sekunden wie eine Ewigkeit vorkommen) und sie ihren Erfolg genießen zu lassen. Manchmal, wenn sie versucht, sich auszudrücken, kann ein Pfleger sinnvolle Kommentare aufgreifen oder fehlende Worte oder Ausdrücke ergänzen. Ein verbaler Detektiv zu sein kann sich auszahlen, wenn man eine Verbindung aufbaut.

Wiederholungen verwenden, um die Kommunikation zu verbessern.

Wenn Pflegende eine Frage zweimal stellen und dabei zur Veranschaulichung zusätzliche Anhaltspunkte liefern, kann das der Person mit der Alzheimer-Krankheit helfen, den anderen besser zu verstehen: „Mama, gib mir bitte diesen Besen [*zeigt auf ihn*]. Mama, gib mir den gelben Besen da drüben [*zeigt auf ihn*]."

Nicht diskutieren oder die Person mit der Alzheimer-Krankheit konfrontieren.

Wir wollten demjenigen, der uns beweisen kann, dass er eine Diskussion mit einem Menschen mit der Alzheimer-Krankheit „gewonnen“ hat, ein Preisgeld von 1 Million Dollar anbieten, aber das wurde von unserem Herausgeber abgelehnt. Wir sind nach wie vor davon überzeugt, dass wir unser Geld nicht verloren hätten. Es ist praktisch unmöglich, eine Diskussion mit einem Menschen mit der Alzheimer-Krankheit zu gewinnen. Wenn man versucht, ein Argument anzubringen oder die Person von einer bestimmten Ansicht zu überzeugen, wird man scheitern und frustriert werden. Darüber hinaus macht eine Konfrontation sie nur noch defensiver.

Beunruhigende Nachrichten oder Neuigkeiten herausfiltern.

Eine Person mit der Alzheimer-Krankheit tut sich schwer, Informationen zu ordnen; deshalb ist es wichtig, traurige, heftige, bedrohliche oder kontroverse Botschaften nach Möglichkeit herauszufiltern. Auch besorgniserregende Geschichten, die ein Happyend haben, können sie beunruhigen. Wenn eine Nachbarin zum Beispiel einer Person mit der Alzheimer-Krankheit erzählt, dass ihr Auto gestohlen, aber ein paar Stunden später wieder gefunden wurde, bleibt sie vielleicht in der Mitte der Geschichte hängen und macht sich weiterhin Sorgen um den ursprünglichen Diebstahl.

Eine positive Sprache verwenden.

Wann immer es möglich ist, sollten wir eine positive Sprache verwenden, wenn wir mit der Person mit der Alzheimer-Krankheit reden. Es ist besser zu sagen: „Lassen Sie uns hier entlanggehen“, als „Gehen Sie nicht dort entlang“. Menschen mit der Alzheimer-Krankheit sind oft stolz, und keiner mag es, wenn man ihm sagt, was er zu tun hat.

Humor in die Kommunikation einfließen lassen.

Einen Witz zu erzählen oder ein Wortspiel mit dem damit verbundenen Lachen zu machen, ist die höchste Form der Kommunikation. Dabei wird die Verbindung verstärkt und werden Emotionen freigesetzt. Außerdem ist Lachen ansteckend; wir neigen dazu, über einen Witz zu lachen, ob wir ihn nun verstehen oder nicht.

Den Großteil der Arbeit auf sich nehmen.

In einer guten Freundschaft kompensieren wir die Schwächen unserer Freunde. Da sich der Krankheitsverlauf auf die Sprache auswirkt, können wir von der Person mit der Alzheimer-Krankheit nicht erwarten, einen gleichen Anteil zu tragen; wir müssen mehr für eine gute Kommunikation tun.

Kommunikation mit Geschick

Die folgenden Situationen zeigen, wie das Best-Friends-Modell bei einigen geläufigen Kommunikationsproblemen angewandt wird. Die pflegenden Angehörigen und professionellen Helfer in diesen Szenarien zeigen alle ein gewisses Geschick in Bezug auf ihre Fähigkeit des Zuhörens, auf ihr Mitgefühl, ihre Geduld, ihre Konzentration auf die Gegenwart, ihren Humor und ihre Versuche, das Leben trotz schwieriger Umstände positiv zu sehen. Die Pflegenden zeigen auch das Geschick des Selbstvertrauens, wovon wir hoffen, dass das Best-Friends-Modell es in jedem hervorbringt.

Eine Frau, die ihren Mann bittet, eine bestimmte Handlung auszuführen

[*Stellt Blickkontakt her*] „Lance, komm hierher." [*Gestikuliert mit den Händen und spricht mit angenehmer Stimme*] „Setz dich zu mir aufs Sofa." [*Klopft mit der Hand auf das Sofa, lächelt*] „Komm schon, komm ins Wohnzimmer, hierher, dieses blaue Sofa ist so bequem. Gut." [*Umarmt ihn*] „Ich bin froh, dass du hier neben mir bist."

Beachten Sie, dass die Pflegerin kurze, direkte Sätze verwendet. Sie spricht ihren Mann mit Namen an, wiederholt wichtige Satzteile und setzt Körpersprache und Gesten effektiv ein. Außerdem sorgt sie für eine zusätzliche Betonung, als sie das Sofa und dann das „blaue Sofa" erwähnt. Schließlich umarmt sie ihn liebevoll und belohnt ihn in gewisser Weise dafür, dass er in das Zimmer gekommen ist.

Eine Leiterin einer Tagesstätte, die eine anschauliche Sprache verwendet, um Anweisungen zu verdeutlichen

[*Reicht dem Tagesgast Jane eine Vase mit Blumen*]

„Jane, würden Sie diese schöne Blumenvase für mich halten?"

[*Lässt ihr Zeit, die kleine Vase in die Hand zu nehmen und die Blumen zu bewundern*]

„Würden Sie diese hübsche orangefarbene Vase

[*gestikuliert*]

auf diesen weißen Tisch

[*zeigt in die Richtung, gibt Jane Zeit, den Tisch zu finden*]

neben dem Klavier stellen?"

Die Leiterin zeigte Geschick, indem sie anschauliche Hauptwörter anstatt Fürwörter verwendete. Sie bat sie nicht vage, *dies dorthin* zu bringen. Stattdessen sprach sie von einer orangefarbenen Vase und einem weißen Tisch neben dem Klavier. Sie zeigte außerdem Geduld, indem sie Jane die Vase gab, ihr Zeit ließ, die Vase zu bewundern und den Tisch und das Klavier zu finden.

Eine Mitarbeiterin einer Tagesstätte, die die Elemente der Lebensgeschichte verwendet, um eine Verbindung zu einer Programmteilnehmerin herzustellen

[*Nimmt sanft die Hand der Teilnehmerin und lächelt*]

„Guten Morgen, Andrea. Ich bin ihre Freundin, Mary. Wie geht es Ihnen heute Morgen? Ich habe eine Überraschung für Sie!"

[*Wartet auf eine Reaktion*]

„Ich habe mir gemerkt, dass Pablo Picasso Ihr Lieblingskünstler ist. Ich habe Ihnen dieses Buch gekauft. Wissen Sie, ich würde mir wünschen, dass sich jeder etwas mehr für Kunst interessiert, so wie Sie."

Die Mitarbeiterin lässt Teile von Andreas Biografie geschickt in die alltäglichen Gespräche einfließen, wodurch sich Andrea in der Umgebung einer vertrauten Freundin entspannt und beruhigt. Die Tatsache, dass die Mitarbeiterin die Aktivität nach Andreas früheren Interessen individuell ausrichtet, zeugt von einer guten Programmgestaltung. Schließlich zahlt sich die letzte Aussage, ein Kompliment, immer aus.

Ein Sohn, der auf die Anschuldigungen seiner Mutter reagiert

Mutter: [*Zornig*] Du hast meinen Geldbeutel weggenommen! Wo ist mein Geld?

Sohn: [*Hält etwas Abstand, spricht mit ruhiger Stimme, schaut seiner Mutter direkt in die Augen*] Mama, ich bin's, Jeff, dein Sohn. Du bist immer so neckisch. [*lächelt*] Ich helfe dir. Ich wette, wenn wir ein paar Minuten zusammen suchen, finden wir diesen Geldbeutel.

Mutter: Jeff, jemand hat meinen Geldbeutel weggenommen.

Sohn: Mama, erzähl mir etwas über diesen Geldbeutel.

Mutter: Es ist mein Geldbeutel.

Sohn: Ich glaube, ich kann mich erinnern, dass du heute den braunen Geldbeutel herumliegen hattest. War es der braune Geldbeutel?

Mutter: Ja.

Sohn: Da ist er, Mama. Weißt du, ich hab' ihn in die Schublade getan, weil er da sicher aufgehoben ist. Es tut mir Leid, wenn ich dich beunruhigt habe. Ich werde es nie wieder tun.

Mutter: Schon gut. Fass ihn nicht noch einmal an.

Jeff geht mit der Situation gut um, indem er Abstand hält und seine Mutter sich abreagieren lässt. Er stellt sich vor und versucht dann, seine Mutter abzulenken, indem er sie etwas neckt. Er sagt, er hätte den Geldbeutel für sie beiseite gelegt (was wahr oder unwahr sein kann). Er hat das Geschick, für seine Mutter die Schuld auf sich zu nehmen, und er entschärft dabei eine schwierige Situation und hilft ihr, „das Gesicht zu wahren".

Eine Schwester, die versucht, die scheinbar unverständlichen Worte ihres Bruders zu verstehen

Greg: [*Schaut aufgeregt aus*] Äh, es ist draußen. Kalt.

Linda: [*Überprüft Gregs Gesicht, sieht Besorgnis*] Stimmt etwas nicht, Greg?

Greg: Es ist kalt. Geräusch. Kalt.

Linda: Es ist kalt draußen. Schauen wir zur Tür hinaus. Hilfst du mir dabei, nachzusehen? [*Nimmt Greg bei der Hand und führt ihn behutsam zu der Schiebetür aus Glas*] Brrr, es ist kalt da draußen! Zeig mir, was du siehst.

Greg: Da war ein Geräusch.

Linda: Oh, siehst du dir diese Katze da draußen an? Wie ist Mouser rausgekommen? Sollen wir ihn reinlassen? Er möchte bestimmt auf einem warmen Schoß sitzen. Ich glaube, er mag dich, Greg. Rufen wir ihn herein und setzen uns an den Ofen.

Linda zeigte, wie man effektiv kommuniziert, indem sie geduldig war, die Beunruhigung ihres Bruders ernst nahm und die Anhaltspunkte zusammensetzte, um herauszufinden, dass die Katze tatsächlich bei dem kalten Wetter nach draußen gelangt war. Indem sie Gregs Körpersprache beachtete (sein Gesicht und das Herumgehen), stellte sie fest, dass es ein Problem gab, und reagierte angemessen mit der Frage: „Stimmt etwas nicht?“ In diesem Fall erinnert sie sich vielleicht auch noch daran, dass Greg das Wort „Geräusch“ verwendet, wenn er das „Miau“ der Katze meint. Manchmal kann das Puzzle zusammengesetzt werden.

Eine Pflegerin in einem Pflegeheim, die mit einer Bewohnerin redet, die sich verständlich zu machen versucht

Pflegerin: [*Trifft im Gang auf Fr. Arthur*] Hallo Frau Arthur, ich bin Marsha. Es ist schön, Sie wiederzusehen. Wie geht es ihrem süßen Enkel Mike?

Frau Arthur: Es ist einfach, einfach da. Machen Sie das für mich!

Pflegerin: Zeigen Sie mir, was Sie meinen, Frau Arthur.

Fr. Arthur: Machen Sie es.

Pflegerin: [*Versteht nicht*] Wissen Sie, Frau Arthur, ich bin gern mit Ihnen zusammen. [*Lächelt*] Ich wette, Sie sind sehr weise. Ich könnte wahrscheinlich viel von Ihnen lernen!

Fr. Arthur: [*Lächelt und geht weiter den Gang entlang*]

Marsha machte das Beste aus einer aussichtslosen Situation, indem sie Geschick zeigte. Sie begrüßte eine Bewohnerin fröhlich und erinnerte sich an eine Information aus ihrer Lebensgeschichte, um eine Verbindung herzustellen. Aber die verbalen Fähigkeiten von Frau Arthur sind so sehr zurückgegangen, dass es schwer zu verstehen ist, was sie sagt. In diesem Fall zeigt die positive Aussage: „Ich wette, Sie sind sehr weise“, gefolgt von dem Kompliment: „Ich könnte wahrscheinlich viel von Ihnen lernen!“, Respekt und Zuneigung. Auch wenn die Äußerungen die Wahrheit etwas dehnen, werden sie doch mit Pflegerintegrität von sich gegeben.

Eine Tochter, die ihre aufgebrachte Mutter beruhigt

Mutter: [*Geht auf und ab, presst die Hände zusammen*]

Tochter: [*Geht zu ihrer Mutter, lächelt und nimmt ihre Hände*] Hallo Mama! Ich bin's, Maureen, deine Tochter. Wie geht's dir?

Mutter: Ich weiß, wer du bist!

Tochter: [*Umarmt ihre Mutter, nimmt die rechte Hand und massiert sie sanft*] Lass mich deine Hände mit dieser neuen Handlotion eincremen. Sie riecht so gut. [*Trägt die Lotion auf*] Gehen wir rüber ins Wohnzimmer und setzen uns hin. [*Klopft ihrer Mutter auf den Rücken, führt sie in das Zimmer*]

Dieses Beispiel zeigt, dass jede Form von Berührung eine effektive Art der Kommunikation sein kann. Wir alle haben das Bedürfnis nach Berührung. In diesem Fall massiert Maureen ihrer Mutter die Hände und umarmt sie. Der Kontakt beruhigt und gehört zu einer sensiblen und liebevollen Alzheimer-Pflege.

Ein Sohn, der seinen Vater von der Tagesstätte abholt und ihn dazu auffordert, auf die Toilette zu gehen, bevor sie nach Hause fahren.

Sohn: [*Grüßt den Vater herzlich*] Hallo Vati, wie geht's dir?

Vater: Alles in Ordnung.

Sohn: [*Flüstert ihm zu*] Schauen wir noch einmal an der Toilette vorbei, bevor wir nach Hause gehen.

Vater: Ich muss nicht.

Sohn: Gut, dann lass uns gehen. [*Klopft seinem Vater auf die Schulter, lächelt, zeigt zur Eingangstür, sagt, als sie an der Tür der Herrentoilette vorbeikommen*] Vati, lass uns noch schnell hier reingehen. Es ist ein langer Weg nach Hause. [*Führt ihn erfolgreich in die Herrentoilette*]

Manchmal lehnen Menschen mit der Alzheimer-Krankheit etwas automatisch ab, wenn sie nicht richtig verstehen, was man sie fragt, oder, wie in diesem Fall, nicht wissen, wo die Toilette ist. Der Sohn zeigte Geschick, da er seinen Vater nicht in Verlegenheit brachte oder ihn wie ein Kind behandelte (er flüsterte seine Bitte). Anstatt zu diskutieren, machte er sich auf den Weg und überredete ihn behutsam, indem er sagte: „Lass uns noch schnell hier reingehen." Die verwendete Sprache war einfach, direkt und aktiv.

Fazit

Die Sprache der Alzheimer-Krankheit

Wie schon zuvor erwähnt, glauben wir, dass sich die Sprache, die zur Beschreibung einer Krankheit und der Menschen mit der Krankheit verwendet wird, auf die Einstellung und die Pflege auswirkt. In all den Jahren haben wir viele Begriffe gesammelt, die zur Beschreibung der Alzheimer-Krankheit, der Person mit der Krankheit oder der Erfahrung des Pflegenden verwendet werden: „das Begräbnis, das nie aufhört", „der lange Abschied", „die schlimmste aller Krankheiten", „ein Albtraum", „Hoffnungslosigkeit", „Machtlosigkeit", „erschütternd", „tragisch", „man kann nichts tun", „unangemessenes Verhalten", „der Verlust des Ichs", „Opfer", „der Alzheimer-Mensch", „ein Geist seines früheren Ichs", „die Verlorenen", „das Stadium der Wut", „war schon immer zornig", „sie und wir", „Kinder", „kindlich", „wie ein 2-Jähriger", „ein Fremder" und „ein Schatten seiner Selbst".

Einige, vielleicht sogar viele dieser Ausdrücke beschreiben wohl tatsächlich die dunklen Momente, die alle Pfleger kennen lernen, wenn sie mit der Alzheimer-Krankheit zu tun haben. Aber das Best-Friends-Modell hängt von der Bereitschaft des Pflegenden ab, Veränderungen in Betracht zu ziehen. Die folgenden Ausdrücke und Wörter haben wir bei Familien gehört, die den positiveren Best-Friends-Ansatz übernommen haben: „eine Herausforderung", „ miteinander Zeit verbringen", „meinen Vater besser kennen lernen", „Befriedigung durch das Leisten guter Arbeit", „neue und gute Freunde durch Selbsthilfegruppen kennen lernen", „neue Fähigkeiten erlernen", „mit neuen Rollen konfrontiert sein", „Veränderungen annehmen", „das erste Mal, dass ich das Verlangen verspürt habe, etwas freiwillig für einen guten Zweck zu tun", „ein Fürsprecher werden", „lernen, um Hilfe zu bitten" und „meiner Familie näher kommen, weil wir diese Krankheit gemeinsam durchstehen". Von den Familien wissen wir auch, dass die Alzheimer-Krankheit sie gelehrt hat, die Gegenwart zu schätzen, sich an jedem Tag so gut es geht zu erfreuen und von einem Tag zum anderen zu leben.

Eine Möglichkeit, die Einstellung der Menschen zu verändern, besteht darin, die Sprache zu verändern, die die Familien und Pflegekräfte verwenden, wenn sie über die Alzheimer-Pflege sprechen. Eine positive Sprache wird die Art verändern, wie ein Pflegender über die Krankheit denkt.

Wir haben uns in diesem Buch bereits zu mehreren Aspekten der Sprache geäußert. Um es noch einmal zusammenzufassen: Wir vermeiden das Wort „Opfer", weil es das gesamte Wesen des Betroffenen in die

Krankheit zieht. Wir verzichten auch auf „Patient“ oder „Klient“, außer er nimmt eine Dienstleistung von einer Fachkraft in Anspruch. Ein Mensch mit der Alzheimer-Krankheit ist nicht ständig ein Patient oder ein Klient. Wir reden nicht von „Krankheitsstadien“, da wir wissen, dass Stadien willkürlich sind und zu falschen Erwartungen und Annahmen führen.

9 Das Best-Friends-Modell der Aktivierung

In den vorherigen Kapiteln war die Rede davon, wie wichtig es ist, Menschen mit Alzheimer-Demenz wie einen Freund zu schätzen. Diese Grundhaltung kann nirgendwo besser umgesetzt werden als im Bereich der Aktivitäten. Was bedeutet Freundschaft, wenn nicht zusammen spielen, zusammen arbeiten und gemeinsam Zeit verbringen?

Dieses Kapitel beginnt mit einer Zusammenfassung, wie das Best-Friends-Modell der Aktivierung angewandt werden kann. Danach wird der Sinn von Aktivitäten in der Demenzpflege untersucht. Schließlich beschreiben wir einige unserer Lieblingsbeschäftigungen für Menschen mit der Alzheimer-Krankheit.

Best-Friends-Modell der Aktivierung: ein Überblick

Das Best-Friends-Modell bietet im Hinblick auf Aktivitäten pflegenden Angehörigen und professionellen Helfern folgende Anregungen (siehe auch Kasten 12, S. 152).

1. *Die Kunst der Aktivierung liegt nicht darin, was getan wird, sondern wie es getan wird.*

Der Verlauf einer Aktivität ist immer wichtiger als das Resultat. Wenn eine Aktivität wie das Zusammenlegen von Handtüchern von einem Lächeln, einem Gespräch, Klatsch und Tratsch, einer Diskussion über Stoffe und Farben und einem Lob für gute Arbeit begleitet wird, sollte es keine Rolle spielen, wenn die Handtücher nicht perfekt zusammengelegt sind.

2. *Aktivitäten sollten individualisiert werden und sich auf frühere Interessen und Fähigkeiten beziehen.*

Die Lebensgeschichte der Person mit der Alzheimer-Krankheit, wie sie in Kapitel 6 dargelegt wurde, sollte nach Ideen für Aktivitäten durchforstet werden. Jemand, der gerne Karten gespielt hat, könnte beispielsweise nicht mehr in der Lage sein, Poker oder Skat zu spielen, aber Spaß daran haben, ein Spiel mit Unterstützung zu spielen, auf ein einfacheres Spiel auszuweichen, die Karten zu mischen, sie auf Vollständigkeit zu überprüfen oder einfach anderen beim Spielen zuzuschauen.

3. *Aktivitäten sollten auf Erwachsene ausgerichtet sein.*

Aktivitäten, die zu kindlich ausfallen, können Frustration, ja sogar Wut hervorrufen. Einige Personen mit der Alzheimer-Krankheit sprechen auf Puppen oder Kinderspielzeug an, aber diese Tatsache sollte uns nicht als Entschuldigung dienen, *alle* Aktivitäten auf diesem Niveau zu halten.

4. *Aktivitäten sollten auf die frühere Arbeit einer Person eingehen.*

Viele Personen mit der Alzheimer-Krankheit mögen Aktivitäten, die etwas mit ihrer früheren Arbeit zu tun haben, zum Teil deshalb, weil die Arbeit in ihrem Leben eine sehr große Rolle gespielt hat. Ein Landwirt sät vielleicht noch immer gern Samen. Ein Künstler will vielleicht weiterhin malen. Eine Hausfrau hat vielleicht an organisatorischen Aufgaben oder einer Diskussion über das Konservieren von Obst oder Gemüse Spaß.

5. *Aktivitäten sollten die fünf Sinne anregen (Sehen, Hören, Schmecken, Tasten und Riechen).*

Auch wenn einige Sinne im Alter nachlassen, bleiben doch viele gut erhalten. Wir haben herausgefunden, dass die erfolgreichsten Aktivitäten mehr als einen Sinn anregen. Zum Beispiel gehört zur Gartenarbeit, dass man die feuchte Erde in die Hand nimmt, an verschiedenen Blumen riecht, im Herbst das Geräusch von Schritten auf dem Laub hört, das Obst von einem Baum oder eine Tomate vom Strauch kostet und die lebhaften Farben der verschiedensten Pflanzen betrachtet.

6. *Nichtstun ist in Wirklichkeit eine Aktivität.*

Auch gute Freunde genießen manchmal ruhige Momente zusammen. Dabei sitzen sie vielleicht im Wohnzimmer und hören Musik oder betrachten durch ein Panoramafenster, wie die Welt an ihnen vorüberzieht. Manchmal ist jemand damit zufrieden, einfach nur dabei zu sein, den anderen bei der Arbeit zuzuschauen oder vielleicht, je nach Schweregrad seiner Demenz, etwas Zeit alleine zu verbringen.

7. *Aktivitäten sollten die verbleibenden körperlichen Fähigkeiten ansprechen.*

Viele Personen mit der Alzheimer-Krankheit bleiben in einer bemerkenswert guten körperlichen Verfassung. Dies sollte bei der Wahl der Aktivitäten berücksichtigt werden, indem ein sportliches Training, Gehen, aktive Hausarbeiten und andere körperliche Betätigungen angeboten werden. Viele demente Menschen verfügen immer noch über eine gute Koordination von Auge und Hand. Diese Fähigkeit kann in vielen lustigen Spielen genutzt werden.

8. *Aktivitäten müssen von anderen eingeleitet werden.*

Personen mit der Alzheimer-Krankheit verlieren die Fähigkeit, Aktivitäten zu beginnen. Eine noch so gut geplante Aktivität scheitert, wenn die Person sie nicht initiieren kann. Ein ehemaliger Maler hat zum Beispiel vielleicht immer noch Spaß am Malen, aber man muss ihm vielleicht den Pinsel in die Hand drücken und ihm erklären, dass er den Pinsel in die Farbe eintauchen und dann über die Leinwand ziehen muss. Häufig ist dieser zusätzliche Schub alles, was man braucht, um eine erfolgreiche Aktivität durchzuführen.

9. *Aktivitäten sollten freiwillig sein.*

Die meisten dementen Personen werden sich weigern, etwas zu tun, wenn sie daran keinen Spaß haben oder es nicht als befriedigend empfinden. Man sollte niemanden zwingen, etwas gegen seinen oder ihren Willen zu tun, was insbesondere den Bereich der Aktivitäten betrifft. Interessanterweise haben einige Pfleger die Erfahrung gemacht, dass das Interesse der Person geweckt werden kann, wenn sie eine Aktivität vor ihren Augen beginnen. Sie übernimmt dann die Aufgabe und arbeitet eine Zeit lang begeistert weiter.

10. *Generationenübergreifende Aktivitäten sind besonders wünschenswert.*

Jeder Mitarbeiter einer Tagesstätte, die an ein Kinderpflegeheim angeschlossen ist, kann bestätigen, dass generationenübergreifende Aktivitäten äußerst erfolgreich sind. Beide Generationen profitieren von dem Austausch, und viele demente Personen freuen sich darüber, wenn sie jüngeren Leuten bei der Erledigung einer Aufgabe oder eines Projekts helfen können. Auch hier müssen individuelle Unterschiede berücksichtigt werden; zum Beispiel war W. C. Fields bekannt dafür, keine Tiere und Kinder zu mögen!

11. *Aktivitäten, von denen wir glauben, dass sie nie funktionieren werden, funktionieren manchmal doch.*

Viele Familien reagieren auf Ideen für Aktivitäten mit den Worten, Mutter oder Vater „würde das niemals tun". Gleichzeitig neigen Mitarbeiter der Tagesstätten und Heime dazu, Dinge, die vielleicht nicht funktionieren, nur zögerlich auszuprobieren. Als wir begannen, in Tagesstätten zu arbeiten, waren wir bei unserer Aktivitätsgestaltung auch eher konservativ. Wir haben jedoch bald gelernt, dass demente Personen voller Überraschungen stecken. Es ist gut, wenn man hin und wieder seine Erwartungen überprüft und Neues ausprobiert.

12. *Aktivitäten sollten sowohl den Pflegenden ansprechen als auch die Person mit der Alzheimer-Krankheit.*

So, wie Freunde dazu neigen, sich Aktivitäten zu suchen, die ihnen beiden gefallen, sollten die Aktivitäten für die Personen mit der Alzheimer-Krankheit auch dem pflegenden Angehörigen, Mitarbeiter im Pflegeheim oder ehrenamtlichen Helfer Spaß machen. Wenn das zutrifft, spürt die Person diese gemeinsame Freude, Herausforderung, Aufregung und Befriedigung.

13. *Die persönliche Pflege ist eine Aktivität.*

Familien sollten erkennen, dass einige der schwierigsten Aufgaben der persönlichen Pflege positiver werden, wenn Geschick angewandt wird. Die Pflegenden können sich etwas mehr Zeit nehmen, während sie einer Person beim Baden oder Anziehen helfen, um über die alten Zeiten zu reden, an einer neuen Seife zu riechen oder einen Witz zu erzählen.

14. *Aktivitäten können kurz sein.*

Manchmal ist es für eine Person aufgrund einer geringen Aufmerksamkeitsspanne schwierig, sich mit einer längeren Aktivität zu beschäftigen. Sogar sehr kurze Aktivitäten können, wenn sie oft wiederholt werden, einen Tag füllen. Eine pflegende Angehörige ließ ihren Vater über den Tag verteilt eine Reihe kurzer Gedichte vorlesen. Eine andere hat ihre Mutter oft gebeten, den Küchenboden zu fegen. Auch wenn diese Aktivitäten nur ein oder zwei Minuten dauern, kann sich ein Pflegender ein Repertoire an kurzen Aktivitäten ausdenken, die während des Tages effektiv angewandt werden können.

15. *Aktivitäten sind überall zu finden.*

Mit Geschick kann fast alles zu einer längeren, interessanten Aktivität werden. Ein einfacher Handschlag kann zum Beispiel zu einer Diskussion über Nagellack, Handschuhe, manuelle Arbeit, „Lebenslinien", Ringe an Fingern, Verlobungsringe, Hochzeiten und mehr führen. Man kann die Schönheit einer Teekanne bewundern; darauf können Diskussionen über die Zubereitung von Tee, das Lesen von Teeblättern, die unterschiedlichen Geschmacksrichtungen von Tee und das Erlebnis eines gemeinsamen Nachmittagstees folgen.

Der Sinn von Aktivitäten

In unserem Bemühen, den Tag für die Personen mit der Alzheimer-Krankheit auszufüllen, vergessen wir oft, dass Menschen Dinge aus einem bestimmten Grund tun. Wir alle haben Grundbedürfnisse, die durch sinnvolle Aktivitäten befriedigt werden. In der Alzheimer-Pflege erfüllen die Aktivitäten viele Zwecke oder Bedürfnisse.

Produktiv sein oder einen Beitrag leisten

Die meisten von uns haben das Bedürfnis nach dem Gefühl, dass unser Leben für einen Menschen oder die Gemeinschaft von Bedeutung ist. Vielleicht sind wir in der Arbeit gut. Vielleicht helfen wir ehrenamtlich bei einer Wohltätigkeitsveranstaltung für Kinder. Vielleicht sind wir anderen gute Eltern oder gute Freunde. Personen mit der Alzheimer-Krankheit haben immer noch ein Bedürfnis zu helfen, zu spüren, dass sie ein Teil dieser Welt sind. Aktivitäten können ihnen helfen, dieses Bedürfnis, sich kompetent und nützlich zu fühlen, zu befriedigen.

Erfolgserlebnisse haben

Aktivitäten können zu großen und kleinen Erfolgen führen. Viele Kinder sind stolz darauf, ihr erstes Modell zusammengebaut zu haben. Ein Paar, das zusammen einen schönen Garten angelegt hat, kann auf seine Leistung stolz sein und sich über die Komplimente der Nachbarn freuen. Personen mit der Alzheimer-Krankheit haben viele Verluste erlitten. Aktivitäten helfen ihnen, sich wieder zu sammeln und über neue Erfolge zu freuen.

Spielen

Auch wenn viele Menschen hart arbeiten, ist es dennoch ein wichtiger Teil im Leben vieler, Spaß zu haben. Menschen, die in ihrem Leben keine Freizeitbeschäftigungen oder lustige Aktivitäten kennen, verpassen gewiss eine der Freuden des Lebens. Personen mit der Alzheimer-Krankheit bewahren sich oft die Fähigkeit, sich am Spielen zu erfreuen, das Leben etwas leichter zu nehmen, zu necken, zu witzeln und sich mit Dingen wie dem Drachen-Steigenlassen zu beschäftigen. Ein Zweck der Aktivitäten ist es, Spaß zu haben.

Mit anderen zusammen sein

Menschen nehmen an Aktivitäten teil, um mit Freunden zusammen zu sein, neue Leute kennen zu lernen, Mitglied eines Clubs zu sein oder einfach das Gefühl zu haben, ein Teil der Gemeinschaft zu sein. Zu einem Straßenfest können der Anblick bunter Kostüme, der Geruch von frisch zubereiteten Speisen und die Klänge angenehmer Musik gehören. Trotzdem könnte jemand ein Gefühl der Zugehörigkeit spüren und mit anderen zusammen sein wollen. Auch wenn Personen mit der Alzheimer-Krankheit sich gewöhnlich in kleineren Gruppen wohler fühlen, haben sie immer noch ein Bedürfnis nach sozialem Kontakt, das Bedürfnis dazuzugehören.

Fähigkeiten entwickeln

Wir nehmen an der Gesellschaft teil und machen etwas, um das zu üben, was wir gut können, um alte Fähigkeiten zu verfeinern oder neue zu entwickeln. Zum Beispiel besuchen Leute Rhetorikkurse, um ihre Sprechfertigkeit vor einem Publikum zu üben und zu verbessern. Personen mit der Alzheimer-Krankheit entwickeln zwar vielleicht nicht unbedingt neue Fähigkeiten, aber Aktivitäten können ihnen helfen, alte Fähigkeiten aufzufrischen und die verbleibenden zu üben und zu erhalten.

Ein Gefühl der Kontrolle haben

Wir alle hoffen, dass wir unser Leben zu einem gewissen Grad selbst beherrschen. Angemessene Aktivitäten können Personen mit der Alzheimer-Krankheit das Gefühl geben, die Macht und die Kontrolle über ihre Welt zu haben. Zum Beispiel kann eine Familie die Person in einfache finanzielle Transaktionen einbeziehen, wie das Unterzeichnen von Schecks, nachdem diese ausgefüllt worden sind.

Kasten 12

Das Best-Friends-Modell der Aktivierung

Die Kunst der Aktivierung liegt nicht darin, was getan wird, sondern wie es getan wird.

Aktivitäten sollten individualisiert werden und sich auf frühere Interessen und Fähigkeiten beziehen.

Aktivitäten sollten auf Erwachsene ausgerichtet sein.

Aktivitäten sollten auf die frühere Arbeit einer Person mit der Alzheimer-Krankheit eingehen.

Aktivitäten sollten die fünf Sinne anregen (Sehen, Hören, Schmecken, Tasten und Riechen).

Nichtstun ist in Wirklichkeit eine Aktivität.

Aktivitäten sollten die verbleibenden körperlichen Fähigkeiten ansprechen.

Aktivitäten müssen von anderen eingeleitet werden.

Aktivitäten sollten freiwillig sein.

Generationenübergreifende Aktivitäten sind besonders wünschenswert.

Aktivitäten, von denen wir glauben, dass sie nie funktionieren werden, funktionieren manchmal doch.

Aktivitäten sollten sowohl den Pflegenden ansprechen als auch die Person mit der Alzheimer-Krankheit.

Die persönliche Pflege ist eine Aktivität.

Aktivitäten können kurz sein.

Aktivitäten sind überall.

Sich sicher und behütet fühlen

Wir alle haben das Bedürfnis nach Sicherheit. Wenn wir in einer gefährlichen Nachbarschaft wohnen, Angst haben, unsere Arbeit zu verlieren, oder uns finanzielle Sorgen machen, können diese Bedenken Stress und Strapazen verursachen. Personen mit der Alzheimer-Krankheit haben in jedem Augenblick aufs Neue ein akutes Bedürfnis danach, sich sicher und behütet zu fühlen. Aktivitäten können positive Gefühle ins Gedächtnis rufen, die mit früheren guten Zeiten assoziiert werden, und ihnen versichern, dass alles in Ordnung ist.

Ein religiöses oder spirituelles Bedürfnis befriedigen

Auch wenn sich nicht jeder zu einem religiösen Glauben bekennt, so glauben wir doch, dass jeder ein spirituelles Leben hat. Personen mit der Alzheimer-Krankheit können immer noch religiöse oder spirituelle Bedürfnisse haben, die auf verschiedene Weise befriedigt werden können. Dazu gehören der Besuch von Gottesdiensten, Beten, Gedichteschreiben, das Schaffen von Kunstwerken, Waldspaziergänge oder das Bekunden von Mitgefühl für andere.

Als Person wachsen und lernen

Viele Menschen nehmen an Aktivitäten teil, um mehr über ein bestimmtes Thema zu lernen oder als Person zu wachsen. Ob Personen mit der Alzheimer-Krankheit nun neue Informationen aufnehmen und behalten können oder nicht, sie können immer noch Spaß daran haben, wenn man ihnen neues, interessantes Material präsentiert. Befriedigung und Lust sind das Ergebnis der Beteiligung an einer Lernsituation.

Erfolgreiche Aktivitäten in der Alzheimer-Pflege

Wenn man sich Aktivitäten für Personen mit der Alzheimer-Krankheit ausdenkt, kann es hilfreich sein, daran zu denken, was man selbst gern tut. Was sind das für Aktivitäten, und warum unternehmen wir sie? Was machen wir am liebsten? Wir könnten an die Aktivitäten denken, die wir in der Alzheimer-Pflege schon ausprobiert haben. Passt die Aktivität in das Best-Friends-Modell? Hat es uns Spaß gemacht, die Aktivität mit der Person zu machen. Warum hat sie sich dazu entschieden, sich daran zu beteiligen oder es abzulehnen? Welches Bedürfnis befriedigt die Unternehmung bei ihr?

Obwohl es nicht unsere Absicht ist, eine ausführliche Liste mit Angeboten für die Alzheimer-Pflege bereitzustellen, umreißt dieser Abschnitt verschiedene Arten von Aktivitäten, die sich für uns als erfolgreich erwiesen haben. Wir fordern die Leser dazu auf, die Liste als Sprungbrett für ihre eigene Kreativität zu benutzen und selbstverständlich das Angebot individuell anzupassen, wann immer dies möglich ist. Dem Leser wird auffallen, dass diese Aktivitäten fast überall und zu jeder Zeit durchgeführt werden können, wobei wenig Materialien nötig sind und wenig Geld ausgegeben wird. Aktivitäten sind wirklich überall zu finden.

Alltägliche Pflegehandlungen nutzen

Pflegende mit Geschick arbeiten daran, die bisweilen entmutigenden Aufgaben der persönlichen Pflege in Aktivitäten zu verwandeln. Die folgenden Aktivitäten schließen solche Aspekte mit ein:

- Aus einem einfachen Bad kann man ein Schaumbad machen, bei dem gelacht und Schaum durch die Luft gepustet wird.
- Das Anziehen kann sich zu einer Modenschau entwickeln.
- Das Zähneputzen kann zu einem Geschmackstest für eine neue Zahnpasta werden.
- Das Haarekämmen kann Gelegenheit zum Singen bieten.
- Der Gang auf die Toilette kann eine Gelegenheit darstellen, die Person zusätzlich zu beruhigen.
- Das Auftragen von Make-up kann genutzt werden, um im Spiegel lustige Grimassen zu schneiden.
- Während einer Maniküre kann man der Person Komplimente machen.
- Eine Massage kann bei einem verheirateten Paar Intimität erzeugen.
- Während des Essens kann man jemanden nach seiner Meinung fragen.

Hausarbeit erledigen

Pflegende mit Geschick können Personen mit der Alzheimer-Krankheit dabei helfen, sich durch Aufgaben produktiv zu fühlen, die die Erfüllung wieder aufleben lassen, die sie während ihres Arbeitslebens empfunden haben. Ein pflegender Angehöriger kann die Person um Hilfe bitten: „Papa, könntest du mir beim Tulpensetzen helfen? Du hast wirklich einen grünen Daumen." Diese Frage hilft dabei, die Beschäftigung einzuleiten, und stellt ein Lob für die Person dar. Nach Erledigung der Aufgabe kann man ein Kompliment verteilen: „Papa, dank dir werden wir im Frühling einen wunderschönen Garten haben." Die folgenden Aktivitäten haben mit Arbeit zu tun:

- Die Gartenarbeit kann eine lustige Beschäftigung für die ganze Familie werden, wenn man jemanden mit dem Gartenschlauch anspritzt.
- Das Polieren des Esstisches kann das Gefühl vermitteln, nützlich zu sein.
- Das Zusammenlegen von Kleidungsstücken kann die Koordination von Auge und Hand intakt halten.

– Geschirr abtrocknen kann weit zurückliegende Erinnerungen an die Familie wachrufen.
– Laub zusammenrechen kann ein gutes Training sein.
– Kochen kann eine Gelegenheit bieten, starke Gewürze zu riechen.
– Erdnüsse schälen kann die Fähigkeit zu zählen, ansprechen.

Mit Tieren zusammen sein

Pflegende mit Geschick bringen die Person mit der Alzheimer-Krankheit mit zutraulichen Tieren der Familie oder der Nachbarschaft in Kontakt, wenn die Person solche Kontakte mag. Haustiere können ihr unbegrenzte Liebe bieten und ihr ein Gefühl der Verantwortung geben, wenn sie sich an der Tierpflege beteiligen kann. Die folgenden Aktivitäten haben mit Tieren zu tun:

– Der Gesang eines Vogels kann wie ein spontanes Konzert sein.
– Einen Hund bürsten kann eine Gelegenheit sein, Liebe zu geben und zu empfangen.
– Das Streicheln einer zutraulichen Katze führt zu ihrem beruhigenden Schnurren.
– Enten füttern kann der Höhepunkt eines entspannenden Nachmittags im Park sein.
– Wenn tropische Fische Schwärme bilden, kann das zu einem Kaleidoskop von Farben führen.
– Verantwortung für die Pflege eines Haustiers kann einem Menschen mit Alzheimer-Demenz das Gefühl geben, gebraucht zu werden, und das Selbstwertgefühl aufbauen.

Die Magie der Musik einsetzen

Pflegende mit Geschick wissen, dass Musik die Sprache der Alzheimer-Krankheit ist. Es ist erstaunlich, wie sehr sich viele demente Menschen daran erfreuen können, ein Lied zu singen, Musik zu hören oder ein Instrument zu spielen. Die folgenden Aktivitäten haben mit Musik zu tun:

– Der Besuch eines Auftritts des Kirchenchors bietet die Gelegenheit, sich schön anzuziehen.
– Ein Lieblingslied aufzulegen kann die Person wunderbar ablenken, wenn sie gerade wütend wird.
– Mit den Fingern und Zehen zu einem deutlichen Rhythmus zu klopfen kann für die Person ein Training sein.
– Wange an Wange zu tanzen kann romantisch sein.

- Einen Pfeifwettbewerb zu veranstalten kann alle zum Lachen bringen.
- Vertraute Lieder singen kann Sorgen verringern.

In Erinnerungen schwelgen

Pflegende mit Geschick fördern das Schwelgen in Erinnerungen. Es ist ein menschliches Grundbedürfnis, an die Vergangenheit zu denken und sich zu erinnern. Personen mit der Alzheimer-Krankheit können ein schlechtes Kurzzeitgedächtnis haben, aber weit zurückliegende Erinnerungen bleiben oft erhalten. Manchmal genügen zur Förderung der Erinnerung lediglich ein oder zwei Gedächtnisstützen und die Bereitschaft des Pflegenden, Fragen zu stellen. Diese Art von Aktivität funktioniert sehr gut zu zweit oder in Gruppen in Tagesstätten oder Pflegeheimen. Um Erinnerungen zu wecken, kann man sich folgender Hilfsmittel bedienen:

- Ein Parfümfläschchen, das Erinnerungen an den Abschlussball der Schule wachruft.
- Werbung für Küchengeräte aus einer Zeitschrift der 50er Jahre.
- Alte Haushaltsgeräte, wie ein Waschbrett, ein Apfel-Schälmesser oder ein Bügeleisen, die zu lustigen Vergleichen zwischen heute und damals führen können.
- Antike Bauernhofgeräte, die Erinnerungen an das Leben auf dem Land wecken können.
- Die Hupe eines Oldtimers betätigen, wodurch Erinnerungen an die erste Verabredung ausgelöst werden können.

Sich an alte Sprichwörter oder Reime erinnern

Pflegende mit Geschick nutzen die Tatsache, dass die Erinnerung an alte Sprichwörter und Reime bei Personen mit der Alzheimer-Krankheit oft intakt bleibt. Es kann für sie eine Quelle der Freude sein, sich an diese Sprichwörter zu erinnern. Es kann für sie sogar eine noch größere Erfüllung sein, wenn sie eines ihrer Lieblingssprichwörter anderen beibringen können. Eine Gruppe könnte z. B. über die wahre Bedeutung eines alten Sprichworts reden. Was heißt „Das Pferd von hinten aufzäumen"? Ein Landwirt weiß es vielleicht sofort, während ein Stadtmensch möglicherweise lange überlegen muss. Es kann auch lustig sein, wenn ein altes Sprichwort „falsch" interpretiert wird; die Leiterin einer Tagesstätte hat uns einmal erzählt, dass sie eine Gruppe bat, das Sprichwort „Der Weg in die Hölle ist gepflastert mit ____________________" zu vervollständigen, und ein Gast mit „Ausschusssitzungen“ antwortete. Die folgenden Beispiele können zur Aktivierung verwendet werden:

- Karteikarten mit alten Sprichwörtern können so vorbereitet werden, dass man eine Lücke ausfüllen muss. Dadurch hat man ein amüsantes Spiel für die Person: „Not macht ____________________“.
- Reimpaare wie „leer und schwer“ oder „Reis und Mais“ können als Beschäftigung eingesetzt werden, um eine Person abzulenken, während sie gebadet wird.
- Alte Sprichwörter können auf eine freundliche, neckische Art genutzt werden, um die Person zu einer Tätigkeit zu bewegen: „Der Spatz in der Hand ist besser als die Taube auf dem Dach“.
- Klassische Gedichte können zum Vergnügen gelesen werden, und einige demente Personen könnten uns überraschen, weil sie sich daran erinnern.
- Vergleiche mit Tieren wie „dumm wie eine Gans“ oder „pudelwohl“ können auch die ernsthafteste Person zum Lachen bringen.
- Durch das Vorlesen von Kinderreimen kann es der Person möglich sein, Kindern etwas Neues „beizubringen“.

Wortspiele machen

Pflegende mit Geschick erkennen, dass ein vor langem erworbener Wortschatz durch intelligente Wortspiele abgerufen werden kann. Diese Aktivitäten funktionieren gut in Gruppen oder bei kleinen Familientreffen. Die meisten von uns können sich an die stundenlangen Autofahrten in den Familienurlaub erinnern, die mit diesen Spielen ausgefüllt wurden. Ein Spiel wird in einer guten Alzheimer-Pflege dadurch so erfolgreich, dass jeder Anwesende daran teilnehmen kann. Da viele Wortspiele offen sind, gibt es eine fast unbegrenzte Zahl an richtigen Antworten. Die folgenden Ideen für Wortspiele könnten hilfreich sein:

- Das Benennen von Gegenteilen, wie zum Beispiel hinauf und hinunter, oben und unten, rechts und links, ist eine Tätigkeit, der man sich leicht beim Arzt, während eines Ausflugs oder anderer potenziell stressreicher Zeiten widmen kann.
- Das Aufzählen von Ausdrücken mit einer bestimmten Farbe, wie Rotes Meer, Morgenrot, rotes Tuch und roter Kopf, kann es den Personen mit der Alzheimer-Krankheit ermöglichen, an Gruppenaktivitäten teilzunehmen.
- Gemeinsam eine Genesungskarte basteln kann das Bedürfnis befriedigen, anderen zu helfen.

- Wenn man die Buchstaben beim Scrabble dazu benutzt, wichtige Begriffe aus der Vergangenheit der Person zusammenzusetzen, kann man dadurch ihre Lebensgeschichte anerkennen und an frühere Leistungen erinnern.
- Das Aufzählen von Hauptstädten kann ein amüsantes Erinnerungsspiel in einer Tagesstätte sein.

Aktivitäten mit Kindern durchführen

Pflegende mit Geschick wissen, dass Kinder besonders liebevoll und dementen Menschen gegenüber sehr aufgeschlossen sein können. Generationenübergreifende Aktivitäten können Personen mit der Alzheimer-Krankheit viel Freude bereiten, da ihnen das das Gefühl gibt, jungen Menschen zu helfen oder ihnen etwas beizubringen. Die Erfahrung kann auch für die Kinder wertvoll sein, weil sie vielleicht keine lebenden oder in der Nähe wohnenden Großeltern haben. Die Möglichkeiten für aktive (z. B. einen Ball werfen, ein Bild malen) und passive Erfahrungen (z. B. Musik hören, einem Gedichtvortrag zuhören) sind unbegrenzt, wie die folgenden Beispiele zeigen:

- Das gemeinsame Basteln einer Karnevals-Maske kann beide mit einem erfüllenden Kunstprojekt beschäftigen.
- Sich gegenseitig Geschichten vorzulesen kann Gelegenheit für Lob bieten.
- Gemeinsame Spaziergänge können für etwas Bewegung sorgen und eine Gelegenheit sein, Blumen zu pflücken.
- Die Feierlichkeiten eines gewöhnlichen Geburtstags genießen: Kerzen ausblasen, Geschenke austauschen, ein Geburtstagsständchen singen und den Geburtstagskuchen essen – dies alles kann fröhliche Gesichter und viel Gelächter hervorrufen.
- Im Beisammensein mit Kindern können Erwachsene es leichter akzeptieren, Kinderspiele zu spielen und an einfachen Puzzles zu arbeiten.
- Die Umarmungen und Küsse zu bekommen, die Kinder so freizügig verteilen, gibt der Person mit der Alzheimer-Krankheit das Gefühl, geliebt zu werden.

Ruhige Augenblicke genießen

Pflegende mit Geschick planen etwas Zeit ein, in der man Ruhe hat, um seinen Gedanken nachzuhängen, oder der Welt zuzusehen, wie sie an einem vorbeizieht. So eine Zeit der Ruhe kann die Person mit der Alzheimer-Krankheit beruhigen und dem Pflegenden helfen, seine Batterien wieder aufzuladen. Oftmals kann man etwas Ruhe einkehren lassen, wenn man die täglichen Rituale aufspürt, an denen sie sich früher immer erfreut hat. Die folgenden Aktivitäten sorgen für ruhige Augenblicke:

- Eine Bibliothek besuchen, um in einer ruhigen, intellektuellen Atmosphäre in den neuesten Zeitschriften zu blättern, kann auf die Person mit der Alzheimer-Krankheit häufig einen beruhigenden Effekt haben.
- Wenn man den Brauch einführt, am Nachmittag Tee und Kuchen zu servieren, kann dadurch ein tägliches Ritual aufgebaut werden.
- Ein täglicher Spaziergang lenkt die Aufmerksamkeit der Person auf eine einzige Aufgabe, und der Pflegende kann sich auch daran erfreuen.
- Auf einer Landstraße entlangzufahren kann eine Gelegenheit sein, sich im Freien aufzuhalten.
- Das Beobachten von Hummeln, wie sie den Nektar aus den Blumen saugen, kann der Person helfen, in Kontakt mit der Natur zu treten.

Spirituelle Aktivitäten durchführen

Pflegende mit Geschick informieren sich über den religiösen oder spirituellen Hintergrund der Person mit der Alzheimer-Krankheit, um die sie sich kümmern. Auch wenn sich viele konfessionslose Programme schwer tun, diese Bedürfnisse in einer so vielfältigen Gesellschaft zu befriedigen, verlangt das Best-Friends-Modell individualisierte Aktivitäten, wann immer es möglich ist. Die folgenden Aktivitäten können die spirituellen Bedürfnisse der Person befriedigen:

- Aus der Bibel oder anderen religiösen Texten vorlesen kann beruhigend wirken.
- Orgel- oder Choralmusik zu hören kann alte Erinnerungen an Kirchenbesuche wecken.
- Das Beten bleibt für viele demente Menschen eine starke, symbolische Handlung.
- Gemeinsam religiöse Feiertage zu feiern kann der Person ein Zusammengehörigkeitsgefühl vermitteln.
- Die Person an der Unterstützung einer örtlichen Wohltätigkeitsveranstaltung zu beteiligen kann ihr helfen, Mitgefühl für andere zu empfinden.
- Weiterhin Gottesdienste zu besuchen kann der Person ein Gefühl der Wertschätzung geben.

- Der Anblick eines Sonnenaufgangs kann sie aufleben lassen und ihr das Gefühl geben, besser im Einklang mit dem Universum zu sein.

Frühere Fähigkeiten anerkennen

Pflegende mit Geschick achten besonders auf frühere Fähigkeiten und ermutigen die Person mit der Alzheimer-Krankheit, sie so oft wie möglich weiter zu verwenden. Viele dieser Fähigkeiten sind ein Leben lang benutzt worden und können leicht aktiviert werden. Das heißt, dass jemand, der einmal gut Klavier spielen konnte, vielleicht nicht in der Lage ist, ein einfaches neues Lied zu erlernen, aber mit etwas Hilfe (wie dem Vorsummen einiger Zeilen) könnte er eventuell ein altes Lied spielen, auch wenn es etwas schwieriger ist. Zu den früheren Fähigkeiten könnten die folgenden gehören:

- Pfeifen, singen, tanzen.
- Schnitzen.
- Eine Rede halten oder ein auswendig gelerntes Gedicht aufsagen.
- (Mit einem Kind) Murmeln spielen.
- Aus einem Maiskolben eine Pfeife bauen.
- Ein besonderes Gericht zubereiten.

Kunstwerke schaffen und Handarbeiten machen

Kunstwerke und Handarbeiten bieten Personen mit der Alzheimer-Krankheit eine ausgezeichnete Gelegenheit, ihre verbleibenden Stärken und Fähigkeiten anzuwenden. Die nonverbale Sprache der Kunst wirkt auf diejenigen befreiend, die Schwierigkeiten mit der Komplexität der Sprache haben. Gefühle, die man nicht mit Worten auszudrücken vermag, können häufig in der Kunst zum Ausdruck gebracht werden. Die sinnliche Erkundung von Farben und Strukturen stimuliert und schafft Befriedigung.

Wir müssen jedoch daran denken, dass Handarbeitsprojekte, die zu kindisch sind, von vielen abgelehnt werden könnten, wenn sie das Gefühl haben, dass das Projekt unter ihrem Niveau liegt. Alle Projekte sollten einen der Best-Friends-"Tests" für Aktivitäten bestehen: Alle Teilnehmer sollten daran Spaß haben. In der Praxis stehen die Chancen gut, dass ein Projekt für eine Person mit der Alzheimer-Krankheit erwachsen genug erscheint und sinnvoll ist, wenn die Pflegekräfte und ehrenamtlichen Helfer oder die ganze Familie daran Spaß haben.

Menschen mit der Alzheimer-Krankheit haben vielleicht an den folgenden kreativen Projekten Spaß:

- Eine Kindheitserinnerung aufzeichnen oder malen, wie etwa ein Haus, eine Schule, einen Bach oder einen Wald.
- Vertraute Gemälde in einem großen Kunstbuch erkennen.
- Ein Tier aus Ton formen.
- Aus Gegenständen, die man bei einer improvisierten Schnitzeljagd sammelt, ein Mobile konstruieren (Tannenzapfen, Blätter, Federn).
- Fensterbilder für das Heim anfertigen.
- Orangen mit getrockneten Gewürznelken bestecken, um sie zu verschenken.
- Die Dekoration für eine Urlaubsparty entwerfen.

Fazit

Um es noch einmal zu wiederholen: Die Anregungen in diesem Kapitel stellen nur „einige unserer Lieblingsaktivitäten“ dar. Es gibt sicher noch viel mehr Aktivitäten, die mit sehr wenig Material oder Geld auskommen und spontan umgesetzt werden können. Wir fordern den Leser auf, die Herausforderung anzunehmen, Aktivitäten mit Geschick durchzuführen. Viele traditionelle Ressourcen oder Aktivitäten scheitern, weil sie sich auf eine genaue Anleitung konzentrieren anstatt auf ihren Verlauf. Die Leser sollten daran denken, dass die Best-Friends-Grundhaltung besagt, dass das Geheimnis nicht darin liegt, was man tut, sondern wie man es tut. Das ganze Leben ist eine Aktivität!

10 Das Best-Friends-Modell zu Hause

In der Alzheimer-Pflege ist „nichts wie zu Hause“. Die meisten Menschen mit der Alzheimer-Krankheit haben den stark ausgeprägten Wunsch, so lange wie möglich bei sich zu Hause zu wohnen. Die Familien teilen diesen Wunsch. Paradoxerweise ist das eigene Zuhause oft der beste und zugleich schlechteste Ort für die Alzheimer-Pflege.

Der wichtigste Vorteil der Pflege im eigenen Zuhause ist, dass sie in einer vertrauten Umgebung von vertrauten Menschen geleistet wird. Die häusliche Pflege kann relativ günstig sein, besonders wenn bezahlte Pflegekräfte, die ins Haus kommen, nur gelegentlich gebraucht werden. Der Tagesablauf kann beibehalten werden. Die Person mit der Alzheimer-Krankheit kann sich in einen vertrauten Sessel setzen, ihre Lieblingskleidung tragen, mit den Katzen und Hunden der Nachbarn spielen und sich sicher fühlen. Die zu Hause lebende Person ist immer noch *in* der Gemeinschaft und trifft wahrscheinlich viel eher alte Freunde und nimmt an Ereignissen in der Gemeinschaft teil.

Der wichtigste Nachteil der häuslichen Pflege ist, dass sie meistens vom Partner geleistet wird, der vielleicht alleine für eine körperlich und emotional belastende Pflege zuständig ist. Der Angehörige schafft es vielleicht nicht, mit all den Anforderungen der häuslichen Pflege fertig zu werden. Weitere Nachteile sind Sicherheitsbedenken, wenn unbekannte Pfleger ins Haus kommen, der Mangel an Dienstleistungen in einigen Orten, Transportprobleme in ländlichen Gebieten und Kosten für eine ambulante Pflege, wenn zusätzliche Hilfe benötigt wird. Eine 24-stündige ambulante Pflege ist beispielsweise fast immer teurer als die Pflege in einem Heim.

Dieses Kapitel untersucht, wie man das Best-Friends-Modell in die ambulante Pflege einfließen lassen kann, um den pflegenden Angehörigen zu helfen, ihr oftmals formuliertes Ziel zu erreichen, die Person mit der Alzheimer-Krankheit zu Hause zu behalten, so lange dies möglich und ratsam ist. Der erste Abschnitt beschreibt, wie das Best-Friends-Modell zu Hause angewandt wird. Der nächste Abschnitt untersucht verschiedene Aspekte der ambulanten Pflege, zum Beispiel die demografischen Veränderungen der Familie, das Leben allein, die steigenden

Pflegekosten, die Durchführung von Aktivitäten zu Hause, das Bitten um Hilfe und der Umgang mit veränderlichen Rollen und Beziehungen in der Familie. Schließlich informiert ein kurzer Abschnitt über die Arten von Dienstleistungen, die pflegenden Angehörigen helfen können. (Kapitel 12, das sich mit Pflegeheimen beschäftigt, enthält einen Abschnitt über den richtigen Zeitpunkt für eine Anmeldung, was sich für pflegende Angehörige, die mit dieser Entscheidung zu kämpfen haben, als wertvoll erweist.)

Noch eine Anmerkung darüber, wie wir die ambulante Pflege definieren: Wir haben dieses Kapitel für Menschen geschrieben, die sich im Haus der Familie um einen Partner kümmern, erwachsene Kinder, die versuchen, ihre Eltern zu Hause zu behalten, einen Nachbarn, der zwanglos einem älteren, allein lebenden Menschen hilft, und für alle, die sich in einer Situation befinden, in der die Pflege zu Hause stattfindet.

Das Best-Friends-Modell zu Hause: ein Überblick

„Niemand ist eine Insel“: Das ist ein wichtiger Ausgangspunkt für Familien, die sich zu Hause um einen Menschen mit der Alzheimer-Krankheit kümmern. Pflegende, die sich abschotten, werden in einigen Pflegesituationen sicher größere Schwierigkeiten haben. Familien sollten die folgenden Elemente des Best-Friends-Konzepts beherzigen, die sich auf die ambulante Pflege beziehen:

1. *Seien Sie anderen gegenüber offen bezüglich ihrer Familiensituation.*

Das Stigma der Alzheimer-Krankheit nimmt rasch ab. Familien, die zum ersten Mal eine Selbsthilfegruppe aufsuchen, sind oft überrascht, dort Bekannte zu sehen, vielleicht sogar ihre Nachbarn. Der offene Umgang mit der Diagnose eines geliebten Menschen und mit dem Ziel der Familie, sich zu Hause um ihn zu kümmern, kann es den Freunden und Nachbarn ermöglichen, ihre Hilfe anzubieten, und zu einem umfangreichen Helfernetzwerk führen.

2. *Erstellen Sie eine ehrliche Bewertung.*

Wenn man eine Person zu Hause pflegt, ist es wichtig, realistische Erwartungen an die Person und sich selbst zu haben und diese Erwartungen häufig zu aktualisieren. Die pflegenden Angehörigen sollten an ihre eigene Gesundheit denken, ihre eigene Einstellung zur Pflege, ihre finanziellen Ressourcen und ihre Fähigkeiten im Umgang mit Schwierigkeiten. Die Situation und die Fähigkeiten der Person mit der Alzheimer-Krankheit sollten bewertet werden, wie es in Kapitel 3 genauer beschrieben wurde. Darüber hinaus sollten die Angehörigen die häusliche Situation einschätzen, wobei sie ihr Heim unter dem Aspekt der Sicherheit betrachten und auch Schlösser, Zäune und Beleuchtung berücksichtigen sollten. Außerdem sollten sie an die öffentlichen Dienstleistungen (oder ihr Fehlen) denken, die für sie in der Pflege eine Unterstützung sein können.

3. *Seien Sie weiterhin ein Teil der Gemeinschaft.*

Es ist wichtig zuzulassen, dass die Person mit der Alzheimer-Krankheit ihre Gewohnheiten so lange wie möglich beibehält. Auswärts frühstücken, ein Konzert im Park besuchen, jeden Tag spazieren fahren, einen Gottesdienst besuchen und andere Dinge außer Haus tun; das alles gehört zum Leben und sollte in ihren Tagesablauf einfließen, so oft es geht. Denken sie daran, auch einmal ungewöhnliche Lösungen kreativ auszuprobieren. Wenn der normale Gottesdienst zu überfüllt für die Person ist, kann man einen anderen Gottesdienst besuchen. Um 10 Uhr vormittags frühstücken zu gehen kann mehr Spaß machen als zwischen 7 und 9 Uhr, wenn viel los ist. Das Personal des Restaurants kann über die Diagnose der Person informiert werden, damit es sie mit einem herzlichen Lächeln begrüßen und bei Bedarf einen zusätzlichen Service anbieten kann.

4. *Nehmen Sie zur Kenntnis, dass frühere Strukturen und Rituale sich ändern können.*

Viele Hausfrauen und -männer versuchen, allen ihren Vorstellungen von Haushaltsführung weiterhin nachzugehen. Das ist aber nicht möglich, wenn ein Mitglied des Haushalts an einer Demenz leidet. Denken Sie daran, dass geschickte Pflegende flexibel sind. Eine organisierte Hausfrau, die immer einen makellosen Haushalt führt, kann lernen zu akzeptieren, dass die Person wahrscheinlich ihre Kleidung nicht aufhängt oder das Geschirr nicht aufräumt. Für einige Pflegende ist dies sehr schwer zu akzeptieren, aber zum Umgang mit der Alzheimer-Krankheit gehört auch, sich von der Perfektion zu verabschieden. Eine pflegende Angehörige hat uns erzählt, dass sie ihren Mann langsam als willkommenen „Gast des Hauses“ ansah. Ihr wurde klar, dass sie mit ihren Kindern oft ungeduldig war, wenn sie ihre Erwartungen nicht erfüllten, aber sie hätte nie zu einem Gast gesagt: „Schließ den Schrank, wenn du ihn aufgemacht hast!" oder: „Kannst du deinen Dreck nicht wegräumen?" Diese Umgestaltung der Beziehungen war sehr kreativ, ein weiteres Element von Geschick.

5. *Vereinfachen Sie die Umgebung, wann immer es möglich ist.*

Zum Geschick für eine gute Alzheimer-Pflege zu Hause gehört, dass man den Haushalt vereinfacht. Wenn die Person sich nicht entscheiden kann, was sie anziehen soll, dann sollte sie keinen Schrank voller Kleider haben, aus denen sie auswählen muss. Wenn sie Dinge nicht mehr richtig einschätzen kann, sollten wertvolle, zerbrechliche Sammlerstücke weggeschlossen werden. Wenn sie nicht sicher auf den Beinen steht, sollten Möbelstücke, Teppiche oder Gegenstände, die den Weg versperren und zu Verletzungen führen könnten, entfernt werden.

6. *Konzentrieren Sie sich auf die Gegenwart und lernen Sie sie schätzen.*

Versuchen Sie, vergangene Meinungsverschiedenheiten und Streit beiseite zu legen. Wegen des Krankheitsverlaufs hat die Person mit der Alzheimer-Krankheit diese schlechten Zeiten häufig vergessen. Die Pflegenden sollten sich darauf konzentrieren, aus jedem Tag die höchste Lebensqualität herauszuholen, für sich selbst und für die Person, um die sie sich kümmern.

7. *Lassen Sie die Grundrechte der Menschen mit der Alzheimer-Krankheit in die Pflegeziele einfließen.*

Die Grundrechte der Menschen mit Alzheimer-Demenz sind eine Quelle für Ideen, Aktivitäten und Zielsetzungen (siehe Kapitel 4). Zum Beispiel legen diese Grundrechte nahe, Aktivitäten zur Sinnesanregung durchführen, die es der Person ermöglichen, etwas Zeit im Freien zu verbringen, und die Gelegenheit für viele Umarmungen geben.

8. *Verwandeln Sie das rastlose Treiben der Betroffenen so oft es geht in richtige Arbeit.*

Da bei der Führung eines Haushalts viele Routinearbeiten anfallen, sollte der Pflegende die Person mit der Alzheimer-Krankheit so oft es geht in konstruktive Aktivitäten einbeziehen. Wenn sie immer noch einen Tisch abwischen, den Boden kehren, Laub zusammenrechen oder in einer anderen Funktion helfen kann, sollte man es ihr ermöglichen.

9. *Genießen Sie die stillen Augenblicke und einfachen Freuden.*

Gemeinsame stille Augenblicke, wie die Tasse Kaffee (entkoffeiniert!) am Morgen oder Musikhören, können sowohl die Person als auch der pflegende Angehörige genießen. Alles kann zu einer Aktivität werden! Wenn die Sträucher zurückgeschnitten werden müssen, kann man die Zeit nutzen, um die Natur zu beobachten oder den Angehörigen nach seiner Meinung zu fragen, wie der Garten aussieht.

10. *Warten Sie nicht zu lange damit, auf öffentliche Ressourcen und Dienstleistungen zurückzugreifen.*

Familien warten oft sehr lange, bis sie dringend benötigte Dienstleistungen in Anspruch nehmen. Wenn sich die Situation der Person mit der Alzheimer-Krankheit schließlich so sehr verschlechtert hat, dass die Familie sie nicht mehr gut versorgen kann, sucht sie Hilfe. Die Angehörigen sehen sich dann durch lange Wartelisten behindert und müssen wichtige Entscheidungen unter Druck fällen. Die pflegenden Angehörigen sollten an das Geschick der Vorausplanung denken.

Einflussfaktoren auf die ambulante Pflege

Die Familie im Wandel

Die traditionelle Kernfamilie, wie sie in Fernsehsendungen der 50er Jahre dargestellt wurde, ist nicht mehr die Norm. In den meisten Fällen arbeiten beide Partner, und es wird nicht mehr davon ausgegangen, dass eine Ehefrau, Tochter oder Schwiegertochter die komplette Pflege älterer Familienmitglieder übernimmt.

Das US-amerikanische Bureau of the Census definiert Familie als „zwei oder mehr Personen, die durch gleiche Abstammung, Heirat oder Adoption miteinander verwandt sind und im gleichen Haushalt leben". Die Realität von Familien in Amerika am Anfang des 21. Jahrhunderts spiegelt sich jedoch in einer landesweiten Umfrage wider, die ergab, dass sich die meisten Amerikaner unter Familie „eine Gruppe von Menschen, die sich lieben und sich um einander kümmern" vorstellen. Diese Gruppen von Menschen verändern das Erscheinungsbild der häuslichen Pflege. Zu diesen Gruppen zählen traditionelle Familien mit einem Vater, der das Geld verdient, und einer Mutter, die sich um den Haushalt kümmert, Familien mit umgekehrten Rollen, bei denen der Mann zu Hause ist, Familien, bei denen Vater und Mutter arbeiten, Familien, bei denen die Großeltern die Kinder erziehen, da die Eltern dazu nicht in der Lage oder tot sind, Familien mit Stiefkindern, Familien mit nur einem Elternteil, die durch ein Scheitern der Beziehung, Scheidung, Tod, ungewollte Schwangerschaften oder aus freier Wahl entstanden sind, homosexuelle oder lesbische Haushalte, Familien, bei denen die Kinder erst nach der üblicherweise vorgesehenen Zeit kommen, Familien, bei denen sich die Eltern gleichzeitig um kleine Kinder und ältere Familienmitglieder kümmern, Haushalte mit mehreren, sogar bis zu vier Generationen, Paare mit und ohne Trauschein und viele Beispiele für ältere Erwachsene, die einfach nur zusammenwohnen.

Diese dramatischen Veränderungen im Familienleben haben den Pflegenden neue Herausforderungen beschert. Zur Veranschaulichung werfen wir einen Blick auf die Bedeutung von nur zwei der oben genannten Beispiele – Großeltern, die ihre Enkel erziehen, und Frauen, die erst später Kinder bekommen. Dieser Trend könnte dazu führen, dass mehr Teenager für die Pflege älterer Menschen verantwortlich sein werden. Werden zum Beispiel die jetzigen Selbsthilfegruppen für Familien ihre Bedürfnisse befriedigen können?

Wir haben mit für die Pflege verantwortlichen Angehörigen gearbeitet, die zwischen 13 und 90 Jahre alt waren. Diese Pflegenden unterscheiden sich in ihren Einstellungen, ihrer Erfahrung, ihrer Fähigkeit, mit Problemen umzugehen, und in ihren Werten. Sie haben einen äußerst unterschiedlichen familiären und sozialen Hintergrund. Jede Pflegesituation ist etwas anders, und alle haben positive und negative Aspekte.

Pflege bei großen Entfernungen

Die Familie des neuen Jahrtausends ist weit verstreut. Ältere Menschen leben oft allein und weit entfernt von ihren Kindern. Dieser Trend hat beispielsweise die Ausbreitung ambulanter Pflegedienste gefördert, die später in diesem Kapitel untersucht wird. Kinder, die ihre Eltern nur gelegentlich sehen, erkennen die subtilen Verhaltensänderungen eines Elternteils am Anfang der Alzheimer-Krankheit vielleicht nicht immer. Große Probleme wie finanzieller oder körperlicher Missbrauch können auftreten, bevor die Familie handeln kann.

Ältere Menschen, die alleine leben

Obwohl dieses Kapitel hauptsächlich für pflegende Angehörige geschrieben wurde, gibt es viele inoffizielle Pflegende, die einem älteren Nachbarn oder Freund helfen, der alleine lebt. Dieser Trend nimmt zu, weil die Familien kleiner werden; häufig gibt es keine große Familie, die die Pflege leisten könnte. Manchmal haben Familienmitglieder keinen Kontakt mehr zueinander. Pflegende stehen großen Herausforderungen gegenüber, wenn sie Menschen pflegen sollen, die zu Hause leben wollen, es aber nicht sollten. Wie überzeugen wir sie, Hilfe anzunehmen?

Die steigenden Pflegekosten

Ein wichtiges Problem, mit dem sich Familien konfrontiert sehen, ist der enorme Anstieg der Pflegekosten. Die Zeiten, in denen die Familien einen Studenten fanden, der für Kost und Logis aushalf, sind vorbei. Die Kosten, die die Pflege eines Menschen mit der Alzheimer-Krankheit mit sich bringt, können die finanzielle Sicherheit einer Familie gefährden, vielleicht sogar das Ersparte aufbrauchen, von dem die alternden Eltern gehofft hatten, es den Kindern und Enkelkindern zu vermachen.

Die Pflegeversicherung übernimmt die Kosten einer Langzeitpflege, wenn die Person mit der Alzheimer-Krankheit Anspruch auf die Leistungen hat. Leider ist die staatliche finanzielle Unterstützung für Menschen, die Familienangehörige zu Hause pflegen, begrenzt.

Obwohl das Best-Friends-Modell die eben genannten Probleme nicht lösen kann, so ermutigt es pflegende Angehörige doch, die verfügbaren Mittel zu nutzen und im Voraus zu planen. Das hilft ihnen, finanzielle Schwierigkeiten zu vermeiden.

Die Schulung für zu Hause

Die häusliche Pflege ist ein Bereich, bei dem man normalerweise nicht an Schulungen denkt. Trotzdem fordern wir die Familien dazu auf, drei spezielle Punkte in Betracht zu ziehen, die die häusliche Pflege verbessern können.

Sich selbst schulen

Die Familien sollten sich dazu verpflichten, so viel wie möglich über die Alzheimer-Krankheit und eine gute Alzheimer-Pflege zu lernen. Viele Ortsverbände der Alzheimer Gesellschaft und andere gemeinnützige Verbände fördern das ganze Jahr über ausgezeichnete Workshops und Veranstaltungen. Man sollte so oft wie möglich solche Treffen besuchen und andere Familienmitglieder zum Mitkommen auffordern.

Ambulante Pflegekräfte schulen, die ins Haus kommen

Da die meisten ambulanten Pflegekräfte eine begrenzte Schulung in der Alzheimer-Pflege erhalten haben, ist es sehr wichtig, dass die Familien dabei helfen, die Wissenslücken zu schließen und Strategien zu entwickeln, um ihnen mehr über eine gute Pflege beizubringen. Die Familien können das Best-Friends-Modell als einfachen Lehrplan für diese Pflegekräfte benutzen:

1. Vermitteln Sie den ambulanten Pflegekräften die Grundlagen der Alzheimer-Krankheit und zeigen Sie ihnen, wie man die Erfahrungen, die Menschen mit der Alzheimer-Krankheit machen, versteht. Diese Ziele können erreicht werden, indem man einige Abschnitte dieses Buches mit ihnen durchgeht oder mit ihnen Veranstaltungen besucht.

2. Gehen Sie die in Kapitel 5 behandelten Informationen über die Freundschaft mit den Pflegekräften durch. Fragen Sie sie, welche Eigenschaften von Freundschaft sie schätzen. Bitten Sie sie, an ihre eigenen guten Freunde und die Qualitäten zu denken, die zu einer guten Freundschaft führen.

3. Geben Sie Ihre Erfahrungen weiter: Zeigen Sie den ambulanten Pflegekräften die Strategien und Maßnahmen, die bei Ihnen am besten funktioniert haben.

4. Gehen Sie die Grundrechte der Menschen mit der Alzheimer-Krankheit (siehe Kapitel 4) mit den ambulanten Pflegekräften durch, und nutzen Sie jeden Punkt als Grundlage, um über die Ziele der Familie in Bezug auf die häusliche Pflege zu reden.

5. Erklären sie den ambulanten Pflegekräften, was „Geschick“ bedeutet. Bitten Sie sie, an Freunde und Arbeitskollegen zu denken, die Geschick haben. Reden Sie darüber, warum sie das so empfinden.

In einer perfekten Welt würden alle ambulanten Pflegekräfte gut geschult und voller Geschick ihrer Arbeit nachgehen. Leider trifft das selten zu. Wenn man sich auch nur ein paar Stunden mit professionellen Helfern über eine gute Pflege unterhält, macht sich das bezahlt.

Familie und Freunde schulen

Freunde und Angehörige, die nicht unmittelbar in der Pflege involviert sind, verstehen vielleicht nicht immer, was die Alzheimer-Krankheit bedeutet. Sie haben vielleicht vorgefasste Vorstellungen, die falsch sind, sie haben möglicherweise Angst davor, zu Besuch zu kommen, und sie sind sich vielleicht nicht sicher, was sie sagen sollen. Viele von ihnen würden es missbilligen, wenn pflegende Angehörige versuchten, sie über Demenz zu „belehren", aber es möglicherweise schätzen, hin und wieder eine Broschüre, einen Ausschnitt aus einer Zeitung oder Zeitschrift oder eine Einladung zu einer Selbsthilfegruppe oder Veranstaltung zu bekommen. Es ist im Interesse des Pflegenden, eine Familie und Freunde zu haben, die mit Demenzerkrankungen vertraut sind, Leute, die sich mit Demenzerkrankungen auskennen, können eine sensiblere emotionale Unterstützung anbieten oder sogar bei der Pflege helfen, wenn sie sich der Situation gewachsen fühlen. Zumindest aber liefert eine Kopie der Grundrechte der Menschen mit der Alzheimer-Krankheit Freunden und Angehörigen viele Informationen darüber, was eine gute Pflege ausmacht.

Aktivitäten zu Hause durchführen

Pflegende Angehörige mühen sich oft ab, die ihnen nahe stehenden Menschen weiterhin am täglichen Leben teilnehmen zu lassen. Viele Personen mit der Alzheimer-Krankheit haben ein erfülltes, aktives Leben geführt; deshalb müssen sie aktiv bleiben, um ihre verbleibenden Fähigkeiten optimal zu nutzen. Langeweile tut niemandem gut, vor allem keinem Menschen mit der Alzheimer-Krankheit. Mittlerweile sollte der Leser mit dem Best-Friends-Modell vertraut sein. Es ist auch eine Kunst, etwas zu Hause zu machen. Für geschickte häusliche Aktivitäten braucht man Kreativität, Flexibilität, Geduld und die Fähigkeit, aus nichts etwas zu machen.

Das Best-Friends-Modell ermuntert Pflegende dazu, sich über den *Verlauf* der Aktivitäten Gedanken zu machen anstatt über das Resultat. Wir vermeiden es immer, Menschen mit der Alzheimer-Krankheit mit Kindern zu vergleichen, aber es gibt ein besonders bedeutsames Beispiel: Ein Vater zeigt seinem Sohn oder seiner Tochter, wie man ein Vogelhaus baut. Dazu muss man vielleicht Bücher über Vogelhäuser lesen, durch die Nachbarschaft gehen, um Beispiele zu finden, die Vögel im Garten begutachten, um ein Gefühl für die richtige Größe zu bekommen, einen einfachen Plan zeichnen, das Holz aussuchen, das Holz zurechtschneiden, die Farbe aussuchen und die einzelnen Bestandteile zusammensetzen. Dazu könnte auch gehören, dass man den besten Platz im Garten aussucht und sich dann eine clevere Lösung ausdenkt, wie man die Hauskatze davon abhält, über die Vögel herzufallen, und die Eichhörnchen von den Körnern fernhält.

Was ist bei dieser Familienaktivität wichtiger: Wie das Vogelhaus am Ende aussieht oder der Lernprozess, der bei diesem Projekt stattgefunden hat? Letztendlich sind die gemeinsame Erfahrung, die Bindung zwischen Eltern und Kind und die gemeinsam verbrachte Zeit wichtiger als die Frage, ob die Ausmaße des Vogelhauses perfekt sind.

Wir nehmen eine ähnliche Haltung an, wenn es darum geht, Aktivitäten zu Hause durchzuführen. Ist es wichtig, ob ein Schuh perfekt poliert ist, wenn die Person dadurch eine Stunde lang beschäftigt war? Muss jedes Blatt im Garten zusammengerecht werden? Spielt es eine Rolle, ob ein Spiel genau nach den Regeln gespielt wird?

In Kasten 13 (S. 172) werden einige Angebote für zu Hause vorgeschlagen und allgemeine Ratschläge für häusliche Aktivitäten gegeben.

Es ist auch äußerst klug, wenn Pflegende auf Ideen kommen, die funktionieren, und diese dann häufig verwenden und in den Tagesablauf integrieren. Wenn zum Beispiel eine Person bei einer Autofahrt aufblüht, so sollte versucht werden, eine Spritztour in den Tagesablauf zu integrieren, und zwar immer ungefähr zur gleichen Zeit. Andere Familien haben die Erfahrung gemacht, dass eine tägliche Tee- oder Cocktailstunde (mit alkoholfreien Getränken) ein angenehmes Ritual sein kann. Die Pflegenden sollten jedoch bedenken, dass in einer guten Alzheimer-Pflege ein Tagesprogramm gut, ein starres, unveränderliches Tagesprogramm aber schlecht ist.

Wir wollen die Familien auch dazu ermutigen, etwas Neues auszuprobieren. Wenn sich die Person sicher fühlt, wenn ihr von Seiten des Pflegenden positive, beruhigende Gefühle und Worte entgegengebracht werden, kann es erstaunlich sein, wie gut eine ungewöhnliche Aktivität funktioniert. Einen Angehörigen zu einem Fußballspiel mitzunehmen kann sich als Riesenerfolg herausstellen, aber der Pflegende sollte darauf vorbereitet sein, nach einer gewissen Zeit aufzubrechen, wenn das Erlebnis die Person zu sehr überwältigt. Weitere Aktivitäten, die man in der Öffentlichkeit unternehmen kann, werden in Kasten 14 „Aktivitäten in der Öffentlichkeit“ aufgelistet.

Im Allgemeinen sollten Aktivitäten zu Hause:

- möglichst konstruktiv sein, wie bei einer Routinearbeit oder einer Aufgabe zu helfen;
- auch dem Pflegenden gefallen, wie etwa backen, nähen oder einzelne Szenen aus alten Videofilmen anschauen;

Kasten 13

Häusliche Aktivitäten

Küche

Kekse backen
Fenster putzen
zusammen eine Tasse Kaffee trinken
Blumenzwiebeln setzen
morgens Zeitung lesen

Wohnzimmer

(am Klavier) Lieder singen
alte Fotos ansehen
eine Geschichte vorlesen
einen Freund zum Plaudern einladen
ein Kindheitsspielzeug präsentieren

Familienzimmer

zusammen spielen
eine Naturdokumentation anschauen
den Hund oder die Katze streicheln
am Ofen sitzen
einen Lieblingspullover flicken

Schlafzimmer

Wäsche zusammenlegen
Familienfotos aufstellen
Plaketten und Medaillen aufhängen
Schubladen neu ordnen
eine Schmuckkollektion bewundern

Terrasse

Seifenblasen machen
Vögel beobachten
Kübelpflanzen setzen
die Terrasse kehren
ein improvisiertes Picknick veranstalten

Garten

Eichhörnchen beobachten
einen Nachbarn besuchen
im Garten arbeiten
nach dem Postboten Ausschau halten
einen Drachen steigen lassen

- die Erinnerung fördern;
- die fünf Sinne anregen (Schmecken, Tasten, Riechen, Hören, Sehen);
- Selbstständigkeit fördern;
- das Bedürfnis der Person befriedigen, zu helfen und einen eigenen Beitrag zu einer Sache zu leisten;
- zu Bewegung oder körperlicher Arbeit anspornen;
- die Würde bewahren;

Um Hilfe bitten

Die Aktivitäten müssen nicht immer ausschließlich vom Pflegenden vorbereitet und durchgeführt werden. So schwer es auch sein mag, Freunde und Familienangehörige um Hilfe zu bitten, ein Aspekt des

Kasten 14

Aktivitäten in der Öffentlichkeit

Eine Spritztour unternehmen

Auf einer Parkbank sitzen

In die Kirche oder Synagoge gehen

Der Lieblingseisdiele einen Besuch abstatten

In der Einfahrt Golf üben

Auf einen Bauernmarkt gehen

Auf einen Flohmarkt gehen

Durch ein Einkaufszentrum bummeln

Einen Freund besuchen

In den Zoo gehen

Eine Ausstellung in einem Museum besuchen

In einem nahe gelegenen Schwimmbad schwimmen

Zusammen Botengänge erledigen

Zum Fußballspiel einer Enkelin gehen

Zusammen eine Vorlesung besuchen

Andere Paare kennen lernen, die sich mit der Alzheimer-Krankheit auseinander setzen müssen

Geschicks für eine gute Alzheimer-Pflege ist, dass man nicht versucht, alles allein zu bewältigen.

Es kam früher öfters vor, dass man sich unter Nachbarn eine Tasse Zucker lieh oder gelegentlich mit einem Gefallen aushalf. Dieser Brauch ist in den meisten Nachbarschaften aus der Mode gekommen. Einige Nachbarn kennen sich noch nicht einmal. In so einer Umgebung bitten die Pflegenden meistens ungern um Hilfe, was sogar für enge Freunde und Familienangehörige gilt. Eine pflegende Angehörige (das erwachsene Kind einer Person mit der Alzheimer-Krankheit) fasste ihre Situation wie folgt zusammen: „Meine Nachbarn und Freunde haben so viel zu tun. Ich will sie um nichts bitten. Ich denke sowieso nicht, dass ich meine Familie um Hilfe bitten müssen sollte. Sie sollten wissen, dass ich Hilfe brauche."

Aber weiß es die Familie wirklich? Während eines Familiengesprächs gaben mehrere Familienmitglieder die folgenden Kommentare bezüglich ihrer Schwester ab: „Ich weiß einfach nicht, was sie braucht. Sie sagt es mir nicht.“ „Ich glaube nicht, dass sie meine Hilfe wirklich will.“ Ein anderer Angehöriger sagte: „Ich habe mich tatsächlich einmal ein Wochenende lang um Vati gekümmert, und mein Schwesterlein war mit meiner Arbeit scheinbar unzufrieden.“ Die Schwierigkeiten in dieser Situation reichen von schlechter Kommunikation bis zum Widerwillen der Pflegenden, um Hilfe zu bitten, als ob die Bitte um Hilfe irgendwie ein Eingeständnis des eigenen Scheiterns wäre. Es ist schwer, um Hilfe zu bitten, aber die erfolgreichsten Pflegenden nutzen jede Ressource, die sich ihnen bietet. Kein Pflegender ist eine Insel.

Im Folgenden finden Sie Tipps, wie man Freunde und Familienmitglieder um Hilfe bittet:

- Werden Sie bei Bitten konkret: „Mein Sohn, ich möchte gern, dass du zu Vatis Geburtstag kommst. Das sollte bitte Priorität haben, wenn möglich.“ Einen Nachbarn, der helfen will, könnte man fragen, ob er gelegentlich ein paar Lebensmittel mitbringt.
- Gehen Sie nicht davon aus, dass die Angehörigen wissen sollten, was Sie brauchen. Sagen Sie ihnen, was Sie brauchen, damit sie die Möglichkeit haben, auf ihre eigene Art und Weise zu helfen. Ziehen Sie in Erwägung, den Freunden und der Familie Bitten schriftlich zukommen zu lassen, um Gefühle und Wünsche besser ausdrücken zu können.
- Erkennen Sie an, dass sich die Familie wegen der Krankheit ihres Angehörigen ebenfalls mit Verleugnung und anderen Emotionen auseinander setzen muss. Geben Sie ihr dafür etwas Zeit.
- Erkennen Sie, dass einige Familienmitglieder in der Lage sind, mehr zu leisten als andere.
- Gehen Sie nicht davon aus, dass Bitten um Hilfe für Angehörige zu einer Last werden. Oftmals wollen sie helfen und ziehen aus der Erwiderung von Liebe und Fürsorge Befriedigung.
- Versuchen Sie, die Bemühungen der anderen, ihre Hilfe und Unterstützung anzubieten, nicht zu kritisch zu sehen oder zu verurteilen. Häufig haben die Menschen gute Absichten, auch wenn ihr Beitrag tatsächlich minimal war. Wenn man ihnen eine zweite Chance gibt, werden sie vielleicht dazu ermutigt, sich mehr zu engagieren.
- Denken Sie an den biblischen Spruch „Geben ist seliger denn Nehmen.“ Viele Freunde oder Nachbarn, die ihre Hilfe anbieten, möchten vielleicht die Freude und Erfüllung erfahren, die sich einstellen, wenn man Zeit und Hilfe schenkt.

Manchmal steigert sich der pflegende Angehörige so sehr in diese Rolle hinein, dass er oder sie Hilfe von anderen Familienmitgliedern zurückweist und gleichzeitig beklagt, dass nur er oder sie die Arbeit erledigt. Bei einem Martyrium gibt es immer nur Verlierer. Der Pflegende beginnt, die Verbindung zu Freunden und der Familie zu verlieren und andere Beziehungen zu strapazieren. Er oder sie neigt auch dazu, die Person mit der Alzheimer-Krankheit von Dienstleistungen, Freunden und der Familie fernzuhalten, die eine wichtige und liebevolle Pflege leisten können. In diesen Fällen empfehlen wir, ein Familientreffen einzuberufen, damit Gefühle ausgedrückt werden können und die Rolle eines jeden Familienmitglieds festgelegt wird. Ein Außenstehender kann manchmal dafür sorgen, dass jeder gut zuhört.

Umgekehrt könnten die pflegenden Angehörigen die Familie wiederholt um Hilfe bitten, was aber auf taube Ohren stößt. Diese Art der Zurückweisung kann für Eltern oder Geschwister eine bittere Pille sein. Solche Enttäuschungen gehören zum Leben, und der Angehörige, der sich dazu entschieden hat, nicht zu helfen, wird letztendlich mit seiner Entscheidung ins Reine kommen müssen. Unterdessen sollten die Pflegenden sich auf die positiven Beziehungen zu den Angehörigen konzentrieren, die ihre Unterstützung anbieten, und sich daran erfreuen.

Öffentliche Ressourcen für die häusliche Pflege

Ein Thema dieses Buches ist, dass, wenn man der Person mit der Alzheimer-Krankheit ein guter Freund ist, dies bedeutet, sein Bestes zu versuchen, um sie mit einer guten Pflege zu versorgen. Bei den meisten Familien erfordert eine gute Pflege im eigenen Haus die Inanspruchnahme von öffentlichen Diensten.

Viele öffentliche Dienste können für Menschen hilfreich sein, die zu Hause Pflege leisten. Da solche Dienste und sogar die Namen dieser Dienste sich von Ort zu Ort stark unterscheiden, wird in diesem Abschnitt nur ein Überbegriff verwendet.

Die folgenden Dienstleistungen können für Familien, die einen Menschen mit der Alzheimer-Krankheit zu Hause pflegen, ein Rettungsanker sein:

Deutsche Alzheimer Gesellschaft: Mit einem Landesverband in jedem Bundesland und Ortsverbänden in vielen größeren Städten sollte die Alzheimer Gesellschaft der erste Anlaufpunkt sein, den Familien um Hilfe aufsuchen. An vielen Orten hat die Alzheimer Gesellschaft Beratungsstellen eingerichtet und unterstützt die Gründung von Selbsthilfegruppen und Angehörigenbetreuung. Die Stellen bieten unvoreingenommene Informationen und Empfehlungen. Sie haben viele Angebote und Hinweise in den Bereichen der Ausbildung, der Dienstleistungen für Patienten und Familien. Internetdarstellungen, Informationsblätter und Telefonsprechstunden sind besonders hilfreich. Viele Ortsverbände bieten eine Reihe hochqualifizierter Dienstleistungen an, aber auch die kleinsten Ortsverbände stellen ein fürsorgliches, engagiertes Personal und ehrenamtliche Mitarbeiter zur Verfügung, die ihr Bestes tun werden, um zu helfen.

Ambulante Pflegekräfte: Ambulante Pflegekräfte können Pflegearbeiten übernehmen, wie etwa das Verabreichen von Medikamenten, und auch beim Baden, Anziehen und anderen alltäglichen Aufgaben helfen.

Besuchsdienste: Einige Organisationen und Verbände bieten Besuchsdienste an, bei denen vor allem ehrenamtliche Helfer eine Person mit der Alzheimer-Krankheit, die zu Hause ist, regelmäßig besuchen, mit ihr Zeit verbringen und sicherstellen, dass alles in Ordnung ist.

Kostenlose Essensausgaben und Essen auf Rädern: Viele Gemeinden haben „Essensstellen", an denen ältere Menschen eine billige oder kostenlose Mahlzeit bekommen können. Für ältere Menschen, die nicht von zu Hause weg können, gibt es vielleicht den Lieferservice Essen auf Rädern.

Haushaltshilfen: Haushaltshilfen können älteren Menschen bei Haushaltsarbeiten, zum Beispiel bei der Wäsche, dem Einkaufen, Kochen und Putzen, helfen. Sie können sich auch um Aufgaben der persönlichen Pflege kümmern, wie Baden, Anziehen, Haarpflege, Essen und andere Aufgaben der persönlichen Pflege.

Kirchliche und ökumenische Freiwilligen-Programme: Viele Kirchen haben auf die immer älter werdende Bevölkerung mit Dienstleistungen reagiert, die speziell auf Senioren ausgerichtet sind. Kirchliche und soziale Organisationen wie z. B. die Caritas oder die Arbeiterwohlfahrt setzen manchmal auch ehrenamtliche Mitarbeiter ein, die zu einem pflegenden Angehörigen nach Hause kommen, um ihn zu entlasten.

Seniorenzentren und -begegnungsstätten: Dienstleistungen und Aktivitäten für ältere Menschen konzentrieren sich oft auf die Seniorenzentren. Zum Beispiel könnte eine Familie in einem Seniorenzentrum eine hilfreiche Broschüre darüber finden, wie man eine ambulante Hilfe engagiert. Die Familien sollten die Zentren aufsuchen, um etwas über deren Programme zu erfahren und herauszufinden, ob einige der Aktivitäten für ihren Angehörigen geeignet sind.

Tagesstätten: Wie in Kapitel 11 erwähnt wird, setzen wir uns stark für Tagesstätten ein, die wir als „Behandlung" der Alzheimer-Krankheit ansehen. Die Tagesstätten bieten die Beaufsichtigung der älteren Leute und sind für sie eine Bereicherung, während sie den pflegenden Angehörigen zu einer Pause verhelfen. Das Personal der Tagesstätten kann den Familien auch dabei helfen, Kontakt zu anderen öffentlichen Diensten zu knüpfen. Einige Tagesstätten haben sich auf Demenzerkrankungen spezialisiert, während andere gebrechliche ältere Leute und Menschen mit kognitiven Verlusten zusammen versorgen. Leser, in deren Nähe sich eine Tagesstätte befindet, sollten ihr heute noch einen Besuch abstatten!

Tages-, Wochenend- oder Kurzzeiterholungsprogramme: Einige Kliniken, Pflegeheime und Tagesstätten bieten eine Tages-, Wochenend- oder Kurzzeitpflege an. Diese Art von Pflege kann für pflegende Angehörige von unschätzbarem Wert sein, die etwas Zeit für Familienbesuche, in einem Notfall oder einfach für einen Urlaub brauchen.

Universitätskliniken für Gedächtnisstörungen; Gedächtnissprechstunden, Memory-Kliniken: Viele Universitäten und Kliniken haben spezialisierte Einrichtungen für Gedächtnisstörungen entwickelt. In diesen Kliniken sieht der Pflegeansatz Teams vor, in denen Ärzte, Krankenschwestern, Sozialarbeiter und Neuropsychologen als Teil einer koordinierten Bemühung eine Diagnose erstellen und die Familien langfristig unterstützen.

Fazit

Bei der häuslichen Pflege wird die Kunst, seine Beziehungen im Hinblick auf die Person mit der Alzheimer-Krankheit umzugestalten, sehr wichtig. Wie in Kapitel 5 bereits erwähnt wurde, ändern sich Beziehungen. Wenn wir uns als guten Freund der Person, um die wir uns kümmern, verstehen, können wir dadurch leichter einen entspannteren, natürlicheren Pflegestil entwickeln und die Mittel erlangen, um das Beste aus ihr herauszuholen.

Im Gegensatz zu den Erwartungen vieler pflegenden Angehörigen scheitert die Pflege zu Hause häufig nicht deshalb, weil sich der Gesundheitszustand der Person verschlechtert, sondern weil der Pflegende überstrapaziert, zu erschöpft ist. Wenn es an der Zeit ist, jemanden für ein Pflegeheim anzumelden, können die pflegenden Angehörigen stolz darauf sein, ihr Bestes gegeben zu haben.

Wenn wir als pflegende Angehörige das Best-Friends-Modell erlernen und die Pflege mit Geschick angehen können, ist die Wahrscheinlichkeit viel größer, dass wir die Person, um die wir uns kümmern, länger zu Hause behalten können.

11 Das Best-Friends-Modell in Tagesstätten

Die steigende Anzahl an Tagesstätten ist einer der ermutigendsten Trends der Bemühungen in den USA, Personen mit der Alzheimer-Krankheit und ihren Familien zu helfen. Den Tagesgästen können diese Dienstleistungen einen Tag mit Freunden bieten, an dem sie sich an kreativen Aktivitäten in einer sicheren Umgebung erfreuen. Den pflegenden Angehörigen bieten sie eine Gelegenheit, sich wieder der Arbeit zu widmen oder sich von der Beanspruchung der Pflege eine Auszeit zu nehmen.

Als wir in den frühen 80er Jahren anfingen, im Bereich der Alzheimer-Krankheit zu arbeiten, betrachteten die meisten Tagesstätten als einen Entlastungsservice für pflegende Angehörige. Man bemerkte jedoch bald, dass die Tagesstätten viel mehr leisteten, als nur dem Angehörigen zu helfen – sie halfen der Person mit der Alzheimer-Krankheit. Pflegende berichteten, dass ihre Angehörigen glücklicher zu sein schienen, weniger schwierige Verhaltensweisen an den Tag legten und öfters die Nacht durchschliefen. Im Hinblick auf die Pflege in Tagesstätten gestand ein skeptischer Neurologe uns gegenüber schließlich sogar ein: „Ich muss es zugeben – es ist *die* Behandlung für die Alzheimer-Krankheit."

Doch trotz des unglaublichen Lobs, mit dem die Tagesstätten von Fachkräften und Familien überschüttet wurden, sieht sich dieser relativ junge Dienstleistungszweig mit vielen Herausforderungen konfrontiert, zu denen die folgenden gehören:

- Das öffentliche Bewusstsein für Tagesstätten ist immer noch ziemlich eingeschränkt.
- Familien greifen nicht gleich auf Dienstleistungen zurück, auch wenn es den Anschein hat, dass diese viele Vorteile mit sich bringen würden.
- Ehrenamtliche Mitarbeiter werden immer gebraucht.
- Die Finanzierung bleibt eine Herausforderung, weil der Betrieb der meisten Tagesstätten von privaten und öffentlichen Geldern abhängt.
- Tagesstätten suchen weiterhin innovative Ausbildungsprogramme für die Angestellten und ehrenamtlichen Mitarbeiter.
- Das Personal müht sich ab, den Tagesgästen immer neue und sinnvolle Aktivitäten zu bieten.

Dieses Kapitel legt nahe, dass manche dieser Hürden genommen werden können, wenn die Tagesstätten das Best-Friends-Modell übernehmen. Das Modell hilft den Tagesstätten, ein richtungsweisendes Pflegekonzept zu entwickeln, das die Punkte umfasst, die in den Grundrechten der Menschen mit Alzheimer-Demenz erklärt werden. Das Modell gibt den Tagesstätten außerdem einen Rahmen für die Aktivierung, die Anwerbung von ehrenamtlichen Mitarbeitern, die Personalschulungen und die Beziehungen zu den Familien.

Das Kapitel wendet sich hauptsächlich an die angestellten und ehrenamtlichen Mitarbeiter von Tagesstätten, aber im Fazit sind einige besondere Worte an Familien gerichtet, die auf die Dienste einer Tagesstätte zurückgreifen oder mit dem Gedanken spielen, dies zu tun.

Ein Hinweis zur Terminologie: Diese Programme haben viele Namen, darunter „Tagesklinik“ oder „Tagesprogramm für Alzheimer-Patienten“. In einigen Regionen hat eine Tagesstätte vielleicht einen Namen, der nach einem Klub klingt oder ist nach dem Betreiber benannt. In diesem Kapitel verwenden wir die Begriffe „Tagesstätten“ oder „Tagesbetreuung“ zur Beschreibung dieser Programme.

Wie das Best-Friends-Modell in Tagesstätten angewandt wird

Überall in den USA entwickeln die Tagesstätten eine erstaunlich gute Beziehung zu ihren Tagesgästen mit der Alzheimer-Krankheit. Viele Tagesstätten begleiten die Menschen auch durch einen Großteil des Kontinuums der Alzheimer-Krankheit mit ihren Diensten. Was ist ihr Geheimnis? Warum sind ihre Programme meist so erfolgreich?

Ihr Erfolg ist zum großen Teil darauf zurückzuführen, dass die Tagesstätten die guten „sozialen Umgangsformen“ ihrer Gäste aktivieren. Die besten Programme schaffen eine fröhliche, lustige Atmosphäre oder Umgebung; die Gäste können sich vielleicht vorstellen, sie wären auf einer Party oder in einem Klub. Wenn wir auf einer besonderen Veranstaltung oder in Gesellschaft sind, neigen wir dazu, unser bestes Verhalten an den Tag zu legen. Es ist, als ob alle Manieren, die unsere Eltern uns eingetrichtert haben, wieder erinnert werden.

Die Tagesstätten sollten unter anderem darum in Erwägung ziehen, das Best-Friends-Modell der Alzheimer-Pflege zu übernehmen, weil diese sozialen Umgangsformen dadurch verstärkt werden. Die Tagesstätten, die dieses Modell übernehmen wollen, sollten diesen gesamten Text nach Ideen durchforsten, aber einige Facetten des Modells, die besonders wichtig sind, werden im Folgenden angeführt:

1. *Ehrenamtliche und angestellte Mitarbeiter können zur Vertrauensperson für einen Tagesgast werden.*

Die Tagesstättenleiter werden dazu ermuntert, ehrenamtliche Mitarbeiter anzuwerben oder bestimmte Mitarbeiter einem Gast, der eine Einzelbetreuung benötigt, zuzuweisen, damit sie ihm ein guter Freund sein können. Wenn ein Mitarbeiter jeden Tag mit diesem Gast arbeitet, kann er die effektivste Art erlernen, um das Beste aus der Person hervorzubringen, und Probleme vermeiden.

2. *Die Lebensgeschichte kann leicht in die Pflege eingebunden werden.*

Da Tagesstätten meistens überschaubar sind, sind die Mitarbeiter generell in der Lage, die Lebensgeschichte aller Gäste sehr gut kennen zu lernen (natürlich hoffen wir, dass größere Programme dieses Ziel ebenfalls erreichen). Das Personal sollte dazu ermutigt werden, die Lebensgeschichte den ganzen Tag über bei verschiedenen Aktivitäten einzusetzen.

3. *Die Tagesstätten können sinnvolle Aktivitäten umsetzen.*

Das Konzept der Aktivitäten, das in diesem Buch beschrieben wird, kann von Tagesstätten, die ihre aktuellen Programme verbessern wollen, leicht übernommen werden. Zwei der wichtigsten Best-Friends-Regeln für Aktivitäten besagen, dass der Verlauf wichtiger ist als das Ergebnis und dass Aktivitäten überall zu finden sind.

4. *Die Tagesstätten haben für gewöhnlich ein geeignetes Mitarbeiter-Gäste-Verhältnis.*

Durch eine intensive Personalbelegung und den Einsatz von ehrenamtlichen Mitarbeitern können viele Programme für Tagesbetreuung ein gutes Mitarbeiter-Gäste-Verhältnis bieten. Dadurch wird eine bessere Individualisierung der Pflege ermöglicht. So können zum Beispiel die Mitarbeiter, wenn die Person einen schlechten Tag hat und jemanden braucht, der mit ihr spazieren geht, dieses Bedürfnis erfüllen. Tagesstätten können der Person wirklich helfen, einen Freund zu finden.

Schulung von Angestellten und ehrenamtlichen Mitarbeitern

Das Best-Friends-Modell kann dabei helfen, die Schulung von Angestellten und ehrenamtlichen Mitarbeitern zu beleben. Zunächst sollten die Tagesstätten Mitarbeiter anstellen, die das Potenzial haben, Geschick zu entwickeln; alles andere kann danach kommen. Die Tagesstätten sollten an unkonventionellen Orten nach Mitarbeitern suchen; ein Tagesstättenleiter sagte einmal schelmisch zu uns, dass Kosmetikerinnen und Barkeeper ideale Mitarbeiter abgeben würden, weil sie sich an den Menschen orientieren. Menschen mit Geschick können später immer noch in den Grundlagen der Alzheimer-Pflege geschult werden.

Alle Mitarbeiter sollten gebeten werden, an ihre eigenen guten Freunde und an die Eigenschaften zu denken, die diese guten Freundschaften ausmachen. Die Mitarbeiter können darüber diskutieren, wie der Leiter der Tagesstätte die besten Eigenschaften einer guten Freundschaft für den Aufbau eines Programmkonzepts verwenden kann. Die Idee, Personen mit der Alzheimer-Krankheit wie Freunde zu behandeln, ist einfach. Jeder Mitarbeiter kann diese Idee erlernen und mit eigenen Worten und Gedanken umsetzen.

Im Folgenden sind einige Ideen aufgeführt, wie man das Personal auf der Grundlage des Best-Friends-Modells schult:

1. Alle Mitarbeiter sollten in den Grundlagen der Alzheimer-Krankheit geschult werden, und man sollte ihnen beibringen, die Erfahrung, an der Alzheimer-Krankheit zu leiden, durch Vorträge, Gespräche mit Familienangehörigen, Videos und Erfahrungen vor Ort zu verstehen.

2. Rollenspiele können ein effektives Mittel sein, aber in Tagesstätten mit kleinen Gruppen ist es am besten, wenn der leitende Mitarbeiter Tipps und Vorstellungen im Programm demonstriert. So kann man zum Beispiel einem neuen Mitarbeiter einfach zeigen, wie man die Gäste und ihre Familien morgens begrüßt. Anstatt eine Rolle zu spielen, kann jeder Mitarbeiter ein Vorbild sein.

3. Die Mitarbeiter sollten dazu ermutigt werden, an das Geschick für eine gute Alzheimer-Pflege zu denken. Man kann z.B. jede Woche einen Preis an den Mitarbeiter vergeben, der in einer bestimmten Situation das größte Geschick gezeigt hat.

4. Die Mitarbeiter sollten die Grundrechte der Menschen mit der Alzheimer-Krankheit (Kapitel 4) noch einmal durchgehen. Man kann

Kopien davon an auffälligen Stellen aufhängen, damit Familien, Gäste und Mitarbeiter wissen, dass dies die Ziele der Tagesstätte sind.

5. Wie in Kapitel 12 erörtert wird, ist das Best-Friends-Modell kulturunabhängig, weil das Konzept der Freundschaft überall verstanden wird. Deswegen können die Konzepte Mitarbeitern und ehrenamtlichen Mitarbeitern aus unterschiedlichen Kulturen leicht erklärt werden.

6. Ehrenamtliche Mitarbeiter sollten die gleiche Schulung bekommen wie die angestellten, um sicherzustellen, dass sie die nötigen Fähigkeiten für die Arbeit im Programm haben.

Aktivitäten in Tagesstätten

Bei Tagesstätten geht es im Grunde darum, dass die Person mit der Alzheimer-Krankheit ihr Haus verlässt, sich mit anderen trifft und etwas tut. Das hört sich genau nach dem an, was wir alle tun, wenn wir uns mit Freunden treffen. Dieser Abschnitt baut auf den Aktivitäten auf, die in Kapitel 9 diskutiert wurden, und zeigt, wie das Best-Friends-Modell bei Aktivitäten in der Tagesstätte umgesetzt wird.

Die Anwendung des Best-Friends-Modells

Das Best-Friends-Modell, wie es in Tagesstätten angewandt wird, umfasst die folgenden Konzepte.

Die Gruppensituation nutzen

Man kann mit Tagesgästen, die im Kreis sitzen, viel unternehmen, wie zum Beispiel Bewegungsübungen, Gruppendiskussionen und Spiele. Das Positive an einem Kreis ist, dass Ablenkungen ausgeschlossen und die Gruppenmitglieder dazu gebracht werden, sich aufeinander zu konzentrieren. Erfahrene ehrenamtliche und angestellte Mitarbeiter sollten sich neben die Gäste setzen, die zusätzliche Anhaltspunkte oder Hilfe brauchen. Das Personal sollte daran denken, dass „das Gesicht gewahrt bleibt". Wenn jemand einen schlechten Tag hat, kann das Personal ihn oder sie aufrufen, aber wenn keine Antwort kommt, sollte es mit der nächsten Person weitermachen.

Anderen Erinnerungsstücke zeigen, die die Person von zu Hause mitbringt

Tagesstätten können sich die Tatsache zu Nutze machen, dass ihre Gäste immer noch zu Hause leben, in Wohnungen, die voller Erinnerungsstücke aus ihrer Vergangenheit sind (z. B. der Trainingsanzug aus dem Sportverein, Reisefotos und vieles mehr). Bei Gelegenheit können diese hochgeschätzten Gegenstände mitgebracht und allen gezeigt werden, damit sie sich daran erfreuen können. Dieses Vorzeigen kann auch die Familien an den Aktivitäten der Tagesstätte beteiligen.

Aktivitäten individualisieren

Die Tagesstätte sollte ein Ort sein, an dem individuelle Bedürfnisse immer befriedigt werden können. Wenn sie mit dem Best-Friends-Modell arbeiten, sollten die Mitarbeiter versuchen, ehrenamtliche Helfer anzuwerben, die für einen halben Tag pro Woche Vertrauensperson eines Gastes sind und ihn mit einer besonderen Aktivität beschäftigen. Die Lebensgeschichte der Person kann auf potenzielle Freiwillige hinweisen. Viele Vereine und Organisationen kümmern sich zum Beispiel um ihre Mitglieder. Vielleicht kann sich jemand aus einem Tennisclub um einen ehemaligen Trainer kümmern, der an der Tagesbetreuung teilnimmt und jeden Tag gerne ausgiebig spazieren geht.

Generationenübergreifende Aktivitäten einführen

In den USA bauen viele Tagesstätten für Senioren Verbindungen zu Kindertageseinrichtungen auf. Gruppenaktivitäten, vielleicht ein- oder zweimal in der Woche, können nämlich Kindern und Erwachsenen Spaß machen. Kinder scheinen ein typisches Beispiel für das Geschick, keine Urteile zu fällen, zu sein; sie akzeptieren den Gedächtnisverlust der Tagesgäste. Außerdem finden fast alle Erwachsenen Gefallen daran, Kindern etwas Neues beizubringen und zu zeigen.

Neue Dinge lernen

Im Leben machen wir immer wieder neue Erfahrungen und lernen neue Dinge. Obwohl es stimmt, dass Menschen mit der Alzheimer-Krankheit vielleicht nichts Neues erlernen und behalten können, könnten sie trotzdem Spaß an der *Erfahrung* haben, eine neue Information präsentiert zu bekommen. Die Programmleiter werden dazu ermutigt, in der Gruppensituation auf positive aktuelle Ereignisse, Gedichtvorträge oder darauf, „etwas zu zeigen und dazu etwas zu erzählen“, zurückzugreifen. Ob man den Inhalt nun behält oder nicht, wenn eine Aktivität das Lernen neuer Dinge beinhaltet, wird dadurch das Selbstwertgefühl aufgebaut und das Interesse der angestellten und ehrenamtlichen Mitarbeiter erhalten.

Ein wöchentliches Programm oder Motto

Zu den Schlüsselelementen von Geschick zählen, dass man flexibel und kreativ ist und aus nichts etwas machen kann. Diese Elemente kann man wunderbar erkennen, wenn Tagesstätten Aktivitäten zu einem wöchentlichen Motto entwickeln. Einige Tagesgäste mögen ein tägliches oder wöchentliches „Programm“, das angestellte und ehrenamtliche Mitarbeiter zusammenstellen. Zu den typischen Themen gehören Früchte der Saison, Geld, alte Spielsachen, Hüte, der Schulabschluss, Glocken, die Schule, Präsidenten, Naturparks, Schuhe, Winterkleidung, berühmte Menschen und berühmte Orte. Tägliche oder wöchentliche Programme können auch um Feiertage wie Weihnachten oder Karneval konzipiert werden.

Das Besondere am Betreuungsprogramm des Helping Hand Day Center ist der Einsatz, mit dem die ehrenamtlichen und angestellten Mitarbeiter versuchen, das Beste aus jeder Programmidee zu machen. Bei einer Idee für ein wöchentliches Programm stellen sich zum Beispiel folgende Fragen:

- Welche Geschichte hat dieses Individuum, dieser Ort oder dieser Gegenstand?
- Gibt es einen Aspekt in dem Programm, um die fünf Sinne anzuregen?
- Gibt es zu dem Thema Quizfragen, die man aufschreiben kann?
- Gibt es Lieder, die man anhören oder singen kann und die einen Bezug zum Thema haben?
- Gibt es Gegenstände oder Requisiten, die man verwenden könnte, um eine Diskussion anzuregen?
- Gibt es alte Sprichwörter oder Klischees, die einen Bezug zu dem Thema haben?
- Kann man zu dem Thema irgendwelche Wortspiele oder andere Spiele entwerfen?

Ein typisches Programm, das um ein Motto herum aufgebaut ist, wird in Kasten 15 (S. 188) skizziert.

Schwierigkeiten mit der Programmteilnahme

Das Zögern der Familien, auf Tagesstätten zurückzugreifen

Eine paradoxe Begebenheit, die viele Menschen verwirrt hat, die sich mit Serviceleistungen in der Langzeitpflege beschäftigten, ist Folgendes: Warum greifen so wenig Familien auf die Tagesbetreuung zurück? Einige der Gründe dafür haben vielleicht damit zu tun, dass diese Programme relativ neu sind. Viele Menschen wissen immer noch nicht, was eine Betreuung in einer Tagesstätte ist. Menschen, die über 60 sind, haben kaum auf Kinderbetreuung zurückgegriffen; es ist wohl eher unwahrscheinlich, dass sie eine Tagesbetreuung für Erwachsene nutzen. In vielen Regionen gibt es möglicherweise nur eine Tagesstätte, und deren geografische Lage ist vielleicht nicht günstig. Es bestehen vielleicht keine Transportmöglichkeiten. In einigen Gegenden gibt es Tagesstätten, die nicht den ganzen Tag lang geöffnet sind. Wenn ein berufstätiger pflegender Angehöriger eine Tagesbetreuung braucht und die örtliche Tagesstätte aber nur an drei Tagen in der Woche von 9 bis 15 Uhr geöffnet hat, hilft ihm dieser Service vielleicht nichts, *egal* wie es um die Qualität oder die Kosten bestellt ist.

Aber auch wenn die Tagesstätten länger geöffnet haben und gut zu erreichen sind, zögern viele Familien, diesen wichtigen Service zu nutzen. Angehörige nennen verschiedene Gründe dafür, warum sie damit zögern, ihre Lieben in eine Tagesstätte zu bringen, wie etwa die folgenden:

Verleugnung: Es kann eine sehr starke Verleugnung vorliegen. „Wir kommen gut zurecht", hört man oft von Familien, ob diese Aussage nun stimmt oder nicht. Der unmittelbare Pflegende will das Ausmaß der Probleme vielleicht nicht sehen. Pflegekräfte sollten daran denken, dass Verleugnung in kleinen Dosen eine gesunde Emotion ist – sie ermöglicht es uns, trotz widriger Umstände weiterzumachen. Viele pflegende Angehörige glauben, dass sie nicht wirklich Hilfe brauchen, oder sie streiten sogar ab, dass ein Problem existiert; deshalb sehen sie keinen Grund, auf die Tagesbetreuung zurückzugreifen.

Geldsorgen: Jeder Tagesstättenleiter kann die Geschichte einer Familie erzählen, die nur ungern eine bescheidene Tagesgebühr entrichtet, die letztendlich aber eine stolze Summe pro Monat für betreutes Wohnen oder ein Pflegeheim bezahlt. Die Familien verzögern oder vermeiden manchmal die Inanspruchnahme von öffentlichen Diensten, um Geld zu sparen, aber „Geld für das Pflegeheim zu sparen" ist oft eine falsche ökonomische Strategie, weil die Nutzung von Diensten wie der Tagesbetreuung die Anmeldung in einem Pflegeheim verzögern oder ganz verhindern kann.

Das Widerstreben des Pflegenden, „loszulassen“: Viele pflegende Angehörige stecken so viel Zeit und Mühen in die Pflege, dass es für sie schwierig wird, sich von anderen Leuten helfen zu lassen. Sie gewöhnen sich an ihre Last und ziehen ihre Identität und ihren Lebenssinn aus dem Martyrium. Diese Menschen werden vielleicht von einem Gefühl der Verantwortung geleitet, oder sie befürchten einfach, dass die Tagesstätte mit dem Menschen, den sie lieben, nicht umgehen kann.

Die Überzeugung, dass die Tagesbetreuung nicht funktioniert: Wir beide haben Tagesbetreuungsprogramme geleitet und früher im Spaß gesagt, dass wir uns wünschten, für jeden Angehörigen fünf Cent zu bekommen, der uns sagt: „Mein Vater wird nie an dem Programm teilnehmen. Er war immer ein Einzelgänger. Er wird nie kommen, und wenn doch, dann wird er nicht bleiben.“ Im Gegensatz zu den Erwartungen der Familie haben wir fast immer die Erfahrung gemacht, dass demente Personen in dem Programm aufblühten. Die Familien sollten daran erinnert werden, dass eine Demenz manchmal alte Einstellungen verändert. Was jemand zuvor nie gemacht hätte, würde er jetzt vielleicht tun. Zum Beispiel haben viele Familien bemerkt, dass sich die früheren Vorurteile der Person oft auflösen und sie frei und entspannt Kontakte zu *Leuten* aus anderen Schichten und mit anderen ethischen Hintergründen knüpft.

Die Inanspruchnahme von Tagesstätten fördern

Die Mitarbeiter von Tagesstätten machen einen Fehler, wenn sie gegenüber potenziellen Familien bei der Erklärung ihrer Programme die Entlastungsfunktion betonen. Ein typischer Versuch in dieser Richtung wäre hier, dem pflegenden Angehörigen zu sagen: „Es ist offensichtlich, dass Sie diesen Service brauchen. Die Pflege ist sehr ermüdend, und Sie benötigen eine Pause.“ So gut es auch gemeint sein mag, in diesem Fall urteilt der Tagesstättenleiter und drückt alle möglichen emotionalen Knöpfe des Angehörigen, der sich jetzt vielleicht sogar noch schuldiger als vor dem Treffen fühlt, dass er die Verantwortung für die Pflege abgibt.

Der beste Weg, eine Tagesbetreuung anzubieten, besteht darin, die Vorteile für den Betroffenen zu betonen. Man könnte versuchen, den Angehörigen auf folgende Weise zu gewinnen: „Ich glaube, dass Sie hervorragende Arbeit leisten, aber unser Programm kann mit kreativen Aktivitäten, liebevoller Pflege und der Chance, aus dem Haus zu kom-

Kasten 15

Programm unter dem Motto Apfel

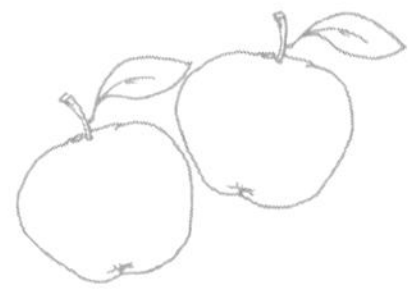

Vorausplanung

1. *Treffen Sie eine Auswahl an verschiedenen Apfelsorten, wie Golden Delicious, Cox'Orange, Granny Smith und Boskop (wenn verfügbar).*
2. *Sammeln Sie so viele Requisiten wie möglich, die man mit Äpfeln gebrauchen kann, zum Beispiel:*
   - *einen Apfelkorb,*
   - *einen Apfelschäler,*
   - *ein Glas Apfelkonfitüre,*
   - *ein altes Einmachglas.*
3. *Sammeln Sie alte Sprichwörter, Lieder und Gedichte über Äpfel, wie zum Beispiel:*
   - *Der Apfel fällt nicht weit vom Stamm.*
   - *Man kann Äpfel nicht mit Birnen vergleichen.*
   - *In den sauren Apfel beißen.*
   - *Etwas für einen Apfel und ein Ei kaufen.*

Halten Sie die Requisiten für die Verwendung in der Gruppensitzung bereit.

Gruppensitzung

1. *Nehmen Sie zwei Äpfel aus der Sammlung und reichen Sie sie herum; geben Sie jedem Anwesenden genug Zeit, die Äpfel zu untersuchen, zu riechen und einen Kommentar abzugeben.*
   [Stimulierung der Sinne, Unterhaltung mit anderen]
2. *Waschen Sie die Äpfel und schneiden Sie sie in mundgerechte Stücke. Legen Sie die Apfelstücke mit einem ganzen Apfel derselben Sorte auf einen Teller. Reichen Sie sie herum, damit die Gäste probieren können. Während die Gäste, Angestellten und ehrenamtlichen Mitarbeiter probieren, fangen Sie ein Gespräch an: „Sie probieren gerade den schönen Delicious. Mögen Sie den Geschmack dieses Apfels?"*
   [Gestärktes Selbstwertgefühl durch die Frage nach der eigenen Meinung]
3. *Wenn jeder zwei Apfelsorten probiert hat, fragen Sie alle: „Welcher hat Ihnen am besten geschmeckt?"*
   [Kognitive Stimulierung; Gelegenheit, ein Gespräch anzufangen]
4. *Reichen Sie nach dem Geschmackstest andere Apfelsorten herum, damit die Gäste sie untersuchen und genießen können. Außerdem könnten sie versuchen, den Namen zu erraten, und überlegen, wie man sie beim Kochen verwenden könnte.*
   [Kognitive Stimulierung]

5. *Holen Sie die Requisiten hervor, die zusammen mit den Äpfeln benutzt werden, um in Erinnerungen zu schwelgen. Stellen Sie Fragen, um „alte Zeiten" wachzurufen:*
   - *„Hatten Sie einen Apfelbaum auf Ihrem Bauernhof?"*
   - *„Christine, ich habe Ihren Apfelkuchen gegessen. Wie köstlich! Sind Sie ein Apfelkuchenbäcker, Edna?"*
   - *„Wie macht man Apfelmus?"*
   - *„Was ist ein gedeckter Apfelkuchen?"*
   - *„Haben Sie schon einmal zu viele kleine grüne Äpfel gegessen?"*

   [Aufbau des Selbstwertgefühls durch das Leisten eines Beitrags, das Beteiligtsein]
6. *Versuchen Sie, sich an alle möglichen alten Sprichwörter mit dem Wort „Apfel" zu erinnern. Singen Sie ein Lied, in dem das Wort „Apfel" vorkommt.*
   [Gelegenheit, sich an bekannte Lieder, Zitate und Sprichwörter zu erinnern]

Andere Ideen

- *Schnitzen Sie aus Äpfeln Gesichter. Nach dem Trocknen können aus ihnen Puppen gemacht werden (eine alte Appalachen-Tradition).*
- *Reden Sie über Bräuche mit Äpfeln.*
- *Nennen Sie Länder, die Äpfel anbauen.*
- *Nennen Sie alle Produkte, die aus Äpfeln hergestellt werden, wie zum Beispiel Apfelwein, Apfeltaschen, Apfelkonfitüre, gebackene Äpfel, Apfelküchlein, Apfelsaft und Apfelessig.*
- *Bereiten Sie ein einfaches Apfelgericht zu, wie etwa gebackene Äpfel.*

Anmerkungen

Hier werden viele Ideen vorgestellt, aber die Leser haben vielleicht andere. Wählen Sie Ideen aus, die dem Fähigkeitsniveau Ihrer Gruppe und der Hilfe, die Ihnen zur Verfügung steht, entsprechen. Diese Aktivität beschäftigt alle Anwesenden gleichermaßen. Die erfolgreichsten Aktivitäten machen allen Spaß.

men und ein paar Freunde zu treffen, für Ihren Angehörigen einen enormen Unterschied bedeuten. Ach, und übrigens, Ihnen als Pflegender bietet es die Möglichkeit, eine Pause zu machen."

Der Unterschied zwischen den beiden Ansätzen ist klar. Im zweiten Ansatz wird dem pflegenden Angehörigen erlaubt, den Service zu nutzen, weil er für seinen Lieben einen therapeutischen Nutzen hat. Natürlich ist jede Familie etwas anders. Einigen Familien geht es ausschließlich um die Entlastung. Es ist jedoch für die Tagesstätten äußerst wichtig, dass sie sich nicht nur als Entlastungsprogramme definieren, sondern auch als Programme für die Person mit der Alzheimer-Krankheit.

Verschiedene andere Vorschläge können im Hinblick auf die Frage, wie man Familien dazu bewegt, die Tagesbetreuung zu nutzen, gemacht werden:

1. Es ist wichtig, dass man mit einer Familie in Verbindung bleibt, nachdem sie den ersten Kontakt hergestellt hat oder einmal zu Besuch war. Vielleicht kann man die Angehörigen auch mit dem ihnen nahe stehenden Menschen zu einem Feiertagsessen oder zu besonderen Veranstaltungen einladen. Familien brauchen manchmal Monate oder sogar ein Jahr, um über die Betreuung in einer Tagesstätte zu entscheiden. Ein monatlicher Anruf vom Tagesstättenleiter wird normalerweise gern gesehen, und vielleicht sagt dann der pflegende Angehörige einmal: „Wissen Sie, ich glaube, es ist an der Zeit, das Programm auszuprobieren."

2. Selbsthilfegruppen können dabei helfen, die Vorteile einer Tagesbetreuung zu bestätigen. Der Verwandte, der eine Tagesbetreuung in Erwägung zieht, kann ermuntert werden, sich bei anderen Familien, die diesen Service nutzen, nach deren Eindrücken zu erkundigen. Ein begeisterter Angehöriger, der mit der Betreuung zufrieden ist, könnte den Pflegenden dazu anregen, das Betreuungsprogramm auszuprobieren.

3. Schließlich sollte das Personal an die komplexe Dynamik denken, die bei Entscheidungsprozessen in der Familie herrscht. Als das Helping-Hand-Programm 1984 begann, lobten die ehrenamtlichen Mitarbeiter die Tagesgäste immer überschwänglich, wenn ihre Familien sie abholten. „Ihr Vater hat sich heute so gut benommen. Er hat bei jeder Aktivität mitgemacht, einen Witz erzählt, die Küche sauber gemacht und hatte für jeden ein Lächeln parat." Überraschenderweise schienen die pflegenden Angehörigen durch diese fröhlichen Bemerkungen verblüfft und etwas bedrückt zu sein. Das Personal machte die Erfahrung, dass viele Angehörige auf das Gefühl, als Pflegende zu versagen, ziemlich sensibel reagierten – dass wir unsere Arbeit besser machten als sie. Deswegen sollten die Mitarbeiter einer Tagesstätte positiv reden, es aber nicht übertreiben!

Wenn der Betroffene zögert, die Tagesbetreuung zu nutzen

Wenn das Personal der Tagesstätte mit der Familie über die Betreuung gesprochen und sie davon überzeugt hat, es zu versuchen, muss die Person mit der Alzheimer-Krankheit überzeugt werden, in die Tagesstätte zu gehen und dort zu bleiben. Die in diesem Abschnitt beschriebenen Ideen sorgen für einen guten Übergang in die Tagesbetreuung. Viele Familien sind der Ansicht, dass die Entscheidung, den Betreuungsservice zu nutzen, gut ist. Familien, die Probleme damit haben, den Menschen, den sie lieben, vom Besuch der Tagesstätte zu überzeugen, werden vielleicht bald Probleme haben, sie dazu zu bringen, wieder heimzugehen!

Die Person in die Tagesbetreuung einführen

Die Familien sollten dazu ermutigt werden, den erkrankten Angehörigen beim ersten oder zweiten Besuch der Tagesstätte zu begleiten. Sie können das Geschick beobachten, wenn der Person der Service erklärt wird, wobei man sich vielleicht mit den Begriffen „die Klasse“, „die Arbeit“ oder „der Klub“ darauf bezieht. Raffinesse verleiht der Aktivität einen Sinn und eine gewisse Bedeutung. Die Familien müssen den Betroffenen vielleicht ermutigen oder morgens etwas zu ihm sagen, zum Beispiel: „Mutti, wir dürfen nicht zu spät kommen. Dein Unterricht fängt gleich an.“ Die Familien können den Sinn der Person für einen geregelten Tagesablauf oder tägliche Verpflichtungen nutzen. Für einige Personen ist der Weg in die Tagesstätte wie der Weg in die Arbeit.

Eine andere Taktik wäre, den Hausarzt ein „Rezept“ für die Tagesbetreuung ausstellen zu lassen. So muss der pflegende Angehörige nicht immer „der Böse“ sein, der der Person sagt, was sie zu tun hat. Er kann jetzt die Schuld auf den Arzt schieben: „Es tut mir leid, Liebling. Ich weiß, dass du heute nicht in die Tagesstätte willst, aber der Arzt meint, du solltest es auf einen Versuch ankommen lassen.“ Diese Art von Äußerung bewahrt außerdem die Pflegerintegrität; fast alle Ärzte, die mit der Alzheimer-Krankheit zu tun haben, würden eine Entscheidung der Familie unterstützen, auf die Tagesbetreuung zurückzugreifen.

Das Personal sollte die Familie auffordern, an das Geschick des richtigen Zeitpunkts zu denken. Es ist wirklich in Ordnung, der Person nur wenige Augenblicke vor der Ankunft zu sagen, dass sie in die Tagesstätte gehen wird!

Das Personal sollte mit der Familie auch die Lebensgeschichte noch einmal durchgehen, um bestimmte Punkte aufzuspüren, die das Interesse der Person an der Tagesbetreuung wecken könnten. Ein pflegender Angehöriger könnte dann sagen: „Mutti, ich freue mich so für dich! Bei eurer heutigen Gruppensitzung wird es ein wunderschönes Klavierkonzert geben. Ich weiß doch, wie sehr du das Klavier liebst."

Der Person helfen, sich zu akklimatisieren

Das Personal sollte etwas Zeit und Gedanken in den ersten Eindruck investieren, den die Person mit der Alzheimer-Krankheit beim Betreten der Tagesstätte bekommt. Die Körpersprache ist wichtig. Ein nettes Lächeln, offene Arme und ermutigende Worte wie: „Es ist großartig, Sie zu sehen, Dorothy. Wir haben Sie vermisst.", werden dafür sorgen, dass sich die Person entspannt.

Die Mitarbeiter sollten sich die sozialen Umgangsformen zu Nutze machen. Da uns allen beigebracht wurde, nicht unhöflich zu sein, können Kommentare, die die guten Manieren und das gute Verhalten der Person hervorrufen, sie zum Bleiben bewegen: „Mike, ich bin so froh, dass Sie heute hier sind! Ich brauche dringend Ihre Hilfe bei einem Projekt. Was würde ich ohne Sie tun?" Es stimmt, dass es manipulierend ist, die sozialen Umgangsformen zu benützen, aber viele von uns hätten Probleme, sich zu widersetzen, wenn ein Freund uns dies sagen würde. Wir würden wahrscheinlich bleiben und ihm oder ihr helfen, auch wenn wir es eigentlich nicht wollten.

Das Personal kann auch während der ersten Tage in der Tagesstätte auf Ablenkungsmanöver zurückgreifen, um das Gehen des pflegenden Angehörigen zu „verdecken". Oftmals haben die Angehörigen Schwierigkeiten damit, die Tagesstätte zu verlassen. Die Person will vielleicht nicht, dass sie gehen, oder sie will mit ihnen gehen. Eine gute Ablenkung, wie den Gast um Hilfe bei einem Projekt zu bitten, ihm ein Stück Kuchen zu geben oder ihn fest zu umarmen, kann Wunder wirken.

Die Familie einbeziehen

Wir haben durch Gespräche mit Tagesstättenleitern in den gesamten USA die Erfahrung gemacht, dass ihre Mitarbeiter generell ein ausgezeichnetes Verhältnis zu den Familien haben. Dieser Erfolg resultiert zum Teil daraus, dass viele Familien ihren Angehörigen täglich hinbringen und wieder abholen. Somit stehen die Mitarbeiter in ständigem Kontakt zu den Angehörigen.

Es folgen einige Hinweise, wie man Familien dazu ermuntert, einen engeren Kontakt mit der Tagesstätte zu pflegen:

1. *Informieren Sie die Familie.*

Tagesstätten können Vorlesungen, Selbsthilfegruppen, Workshops und Videovorführungen sponsern, um den Familien zu helfen, die Alzheimer-Krankheit besser zu verstehen und ihre Fähigkeiten als Pflegende zu verbessern.

2. *Involvieren Sie die Familie in irgendein Programm, um das Best-Friends-Modell in der Tagesstätte vorzustellen.*

Dieses leicht verständliche Konzept kann Brücken bauen und bei den Familien das Interesse für die Anwerbung von ehrenamtlichen Mitarbeitern und die Programmentwicklung wecken.

3. *Seien Sie ein Vorbild für die Familien.*

Viele Tagesstättenmitarbeiter haben uns erzählt, dass sie oft erleben, wie Familien die ihnen nahe stehenden Menschen in ein Pflegeheim bringen, lange bevor das Personal der Tagesstätte es für richtig hält. Natürlich verurteilen die Tagesstätten dies nicht und unterstützen die Entscheidungen der Familien, sie können ihnen aber auch ein perfektes Lehr-/Lernprogramm oder Vorbild für sie sein. Die Mitarbeiter können den Familien Techniken zeigen oder Anregungen geben, die sie zu Hause anwenden können, oder sie etwas Zeit in der Tagesstätte verbringen lassen, wenn sie nach Ideen suchen. Sie werden die Arbeit des Personals und der ehrenamtlichen Mitarbeiter doppelt zu schätzen wissen, wenn sie bemerken, dass sie dabei auch lernen, wie man ein besserer Pflegender wird.

4. *Verwenden Sie das Best-Friends-Modell, um über das Programmkonzept und die Ziele zu sprechen.*

Jede Tagesstätte sollte ein schriftlich festgehaltenes Konzept haben, das das Personal den Familien zeigen kann und auch Aufnahme- und Entlassungsentscheidungen erklärt. Ein positives Konzept wie das Best-Friends-Modell ruft bei den Familien positive Reaktionen hervor und kann leicht verstanden werden.

5. *Ziehen Sie in Erwägung, ein Programm zu entwickeln, das die Anmeldung in einem Pflegeheim erleichtert.*

Oftmals werden die Mitarbeiter von Tagesstätten zu Experten, wenn es darum geht, die Tagesgäste zu verstehen. Wir ermutigen die Tagesstätten, eine Beziehung zur Familie aufrechtzuerhalten, auch wenn die Person in ein Pflegeheim gekommen ist. Es ist mit zahlreichen Vorteilen verbunden, wenn Mitarbeiter der Tagesstätte beim ersten Pflegeplan-Meeting im Heim anwesend sind und ihre Erkenntnisse über die Stärken der Person mitteilen.

Programme mit ehrenamtlichen Mitarbeitern

Wir vermuten, dass viele Leser zuerst diesen Abschnitt aufgeschlagen haben. In allen Bereichen der Alzheimer-Pflege suchen die Betreuungsprogramme nach neuen Ansätzen für den Einsatz von ehrenamtlichen Mitarbeitern. Ehrenamtliche Mitarbeiter unterstützen jedes Programm, das Menschen mit der Alzheimer-Krankheit betreut, indem sie eine individuellere Pflege ermöglichen. Sie verbessern auch die Qualität des Programms, indem sie ihre eigenen Begabungen, Fähigkeiten und Interessen in das Programm einbringen.

George Lubeley, ein pensionierter Sozialarbeiter, beschreibt seine erfüllende Arbeit im Helping-Hand-Programm: „Als wir innerhalb einer geplanten Gruppenaktivität jemanden einzeln betreuten, konnten wir ganz wir selbst und im Umgang mit unserem ‚Freund' spontan sein." Er bemerkte, wie erfüllend es war, mit einem Gast zu arbeiten, „wie mit einem Freund statt wie mit einem Klienten."

Dieser Abschnitt untersucht den Einsatz von ehrenamtlichen Mitarbeitern in Tagesstätten, trifft aber auch auf viele andere Situationen weitgehend zu. Es folgen einige Zutaten für ein erfolgreiches Programm mit ehrenamtlichen Mitarbeitern für Tagesstätten und Pflegeheime, die das Best-Friends-Modell angenommen haben:

1. *Geben Sie den ehrenamtlichen Mitarbeitern eine sinnvolle, verständliche Rolle.*

Was ist einfacher, verständlicher und sinnvoller, als einen potenziellen ehrenamtlichen Mitarbeiter zu bitten, jemandem ein guter Freund zu sein oder mit einer Gruppe von guten Freunden an Aktivitäten teilzunehmen? Wir fordern die Programme auf, zu erkennen, dass sie etwas Bedeutsames tun. Sie wollen mehr als nur aushelfen; sie sprechen darauf an und genießen es, einem Tagesgast ein guter Freund zu sein.

2. *Entwickeln Sie ein Programm, das sowohl den Gast als auch den ehrenamtlichen Mitarbeiter anspricht.*

Aktivitäten müssen den ehrenamtlichen Mitarbeiter und Tagesgast gleichermaßen ansprechen. Bei Aktivitäten, die zu kindisch oder langweilig sind, verlieren ehrenamtliche Mitarbeiter schnell das Interesse. Wenn sie glücklich sind, stehen die Chancen gut, dass auch die Gäste glücklich sind.

3. *Geben Sie den ehrenamtlichen Mitarbeiter immer wieder positive Rückmeldungen.*

In einem guten Programm wird den ehrenamtlichen Mitarbeitern oft gedankt. Sie werden auch immer dazu ermutigt, etwas beizutragen, und die Gefühle und Sorgen eines jeden einzelnen werden beachtet. Anreize wie Anstecknadeln, Tassen und T-Shirts sind wirklich nicht nötig. Die meisten ehrenamtlichen Mitarbeiter werden hauptsächlich durch die wertvolle Erfahrung motiviert.

4. *Suchen Sie unter früheren pflegenden Angehörigen nach ehrenamtlichen Mitarbeitern.*

Nachdem ihr Angehöriger gestorben ist, wollen einige Pflegende mit dem, was sie in dem Programm gelernt haben, anderen helfen. Manchmal helfen Pflegende, deren Angehöriger in ein Pflegeheim gekommen ist. Diese Bereitschaft mag überraschen, aber die Leser sollten daran denken, dass diese Familienmitglieder erfahren sind und einmal 24 Stunden am Tag für die Pflege zuständig waren. Ein paar Stunden in der Woche in einem positiven, fröhlichen, lebensbejahenden Programm zu helfen ist vielen ehemaligen pflegenden Angehörigen eine Freude.

5. *Bauen Sie eine Familie von ehrenamtlichen Mitarbeitern auf.*

Ehrenamtliche Mitarbeiter können zu einer eng verbundenen Gruppe von Freunden werden. Sie finden in ihrer Arbeit Erfüllung, aber sie erlangen auch ein gewisses Gefühl der Beteiligung und Gemeinschaft, indem sie sich gegenseitig kennen lernen. Wir ermuntern die Tagesstätten dazu, für die ehrenamtlichen Mitarbeiter einmal im Monat ein gemeinsames Essen zu veranstalten oder einmal in der Woche Kaffee und Kuchen bereitzustellen und sich andere Aktionen auszudenken, bei denen sie sich miteinander unterhalten können. Vielleicht können das Personal und der Vorstand einer Tagesstätte eine Stunde pro Monat mittags einspringen, damit die ehrenamtlichen Mitarbeiter in einem angrenzenden Raum, abseits des Programms, zusammen zu Mittag essen können.

6. *Sorgen Sie für klare Erwartungen.*

Wenn das Personal seine Erwartungen mit den ehrenamtlichen Mitarbeitern teilt und klare Arbeitsbeschreibungen existieren, können diese sehr zuverlässig sein. Es ist ratsam, ein Handbuch für die ehrenamtlichen Mitarbeiter zu entwerfen, das die Erwartungen des Programms skizziert. Ein monatlicher oder vierteljährlicher Rundbrief, auch wenn er nur zwei Seiten umfasst, ist ein großer Schritt zur Verbesserung der Kommunikation und zur Bestärkung der Programmrichtlinien.

7. *Binden Sie ehrenamtliche Mitarbeiter in alle Aspekte des Programms ein.*

Ehrenamtliche Mitarbeiter können einen großen Beitrag zur Entwicklung und Ausführung von Aktivitäten, Ausschüssen, Gremien und sogar zur Beschaffung von Spendengeldern leisten. Sie führen auch Studenten, Familien und anderen Besuchern der Tagesstätte eine gute Pflege vor. Sie bringen eine Menge Erfahrung und Geschick in jedes Programm.

Fazit: ein Hinweis für Familien

Es ist wichtig, die Auswirkungen der Pflege in einer Tagesstätte auf die Person mit der Alzheimer-Krankheit zu bedenken. Auch wenn die Angehörigen eine außergewöhnlich gute Pflege leisten und meinen, dass sie keine Entlastung brauchen, kann eine Tagesstätte der Person Dinge bieten, die zu Hause nicht möglich sind. Einfach gesagt könnte eine Tagesbetreuung das Beste sein, was man für Menschen mit der Alzheimer-Krankheit tun kann, weil die Tagesstätte sie dazu zwingt, an der Gesellschaft teilzuhaben, sie an Aktivitäten und Gesprächen beteiligt, alte soziale Umgangsformen wachruft, und sie körperlich und kognitiv stimuliert.

Es gibt noch einen anderen Grund, Tagesstätten auszuprobieren. So schwer es auch sein mag, einen Blick in die Zukunft zu werfen, die pflegenden Angehörigen sollten an das Geschick der Vorausplanung denken. Es ist möglich, dass die Person, um die sie sich kümmern, eines Tages in ein Pflegeheim muss. Personen, die eine Tagesstätte besucht haben, tun sich beim Übergang in ein Pflegeheim oft leichter. Sie haben sich daran gewöhnt, außer Haus zu sein und in einer Gruppensituation Kontakt zu anderen Menschen zu haben.

Welches Risiko geht man schließlich ein, wenn man die Tagesbetreuung ausprobiert? Man probiert ein Programm mehrere Male aus und beurteilt, was passiert. Wenn das Programm nicht funktioniert, sollten die pflegenden Angehörigen drei Monate im Voraus einen Eintrag in ihren Kalender machen und es noch einmal versuchen. Wer nicht wagt, der nicht gewinnt!

12 Das Best-Friends-Modell in Pflegeheimen

Eine unserer Lieblingsgeschichten im Zusammenhang mit der Alzheimer-Krankheit stammt von einem Treffen einer Selbsthilfegruppe von pflegenden Angehörigen, bei dem ein Mitglied reumütig die Worte seines Arztes zur Anmeldung in einem Pflegeheim anführte: „Es ist an der Zeit, Ihren Mann in ein Pflegeheim zu bringen. Ihre Probleme werden dann vorbei sein.“ Diese Bemerkung ließ die Gruppe lachen und aufstöhnen. Die Gruppenmitglieder, deren Angehörige schon in einem Pflegeheim lebten, hatten viele Probleme, wie etwa die folgenden:

- Schuldgefühle wegen ihrer Entscheidung;
- Angst, dass ihr Angehöriger nicht glücklich sein, verletzt, herumirren oder andere Probleme mit dem Übergang ins Pflegeheim haben wird;
- Unsicherheit darüber, wie man sich zu Wort meldet, wenn Probleme auftreten;
- Angst, dass der Betroffene vielleicht wieder nach Hause oder in eine nicht so attraktive oder weiter entfernte Einrichtung muss, wenn es mit dem Heimaufenthalt nicht klappt;
- Unsicherheit, wie sie den Rest ihres Lebens gestalten sollen.

Darüber hinaus sehen sich die Pflegeheime, sogar solche, die äußerst bemüht sind, eine ausgezeichnete Pflege anzubieten, mit vielen Herausforderungen konfrontiert, was eine gute Pflege des Bewohners mit Demenz betrifft, wozu die folgenden gehören:

- Mangel an Hilfsmitteln oder leicht zu verwendenden Konzepten für die Arbeit mit dementen Bewohnern;
- Konflikte mit Familien;
- ein qualifiziertes Personal zu schulen und zu behalten;
- Übermaß an Bestimmungen oder Regeln, die nicht „demenzfreundlich“ sind, wie etwa der Konflikt zwischen Brandschutzvorschriften und dem Wunsch, sichere Türen und Absperrungen zu haben;
- Angst vor einem Rechtsstreit;
- nicht genügend Zeit, um sich um alles zu kümmern;
- die Moral aufrechtzuhalten.

Dieses Kapitel beginnt mit einer Zusammenfassung, wie das Best-Friends-Modell in Pflegeheimen angewandt werden kann, wobei auf die Schulung des Personals, die Aktivitäten und die Beziehung zu den Familien eingegangen wird. Das Kapitel enthält auch eine kurze Diskussion über spezielle Pflegeprogramme, eine relativ neue Entwicklung, die zwar viel versprechend ist, aber auch ihre Tücken hat. Es richtet sich an Pflegekräfte, die in der Langzeitpflege tätig sind. Aber auch Familien und andere, die mit dem Gedanken einer Anmeldung spielen oder bereits einen Angehörigen in einer Pflegeeinrichtung haben, werden viele Informationen in diesem Kapitel hilfreich finden. Es schließt mit ein paar speziellen Worten an die Angehörigen.

Das Best-Friends-Modell in Pflegeheimen: ein Überblick

Die Einrichtungen werden dazu ermutigt, das Best-Friends-Konzept als ein Mittel zu übernehmen, mit dem man ein positives, lebensbejahendes Pflegemodell einführt, das die Moral der Mitarbeiter stärkt und die Zufriedenheit der Familien erhöht, die Pflege erleichtert und die Lebensqualität der Bewohner verbessert. Das Modell ist auch für Leiter von Nutzen, die die Leistungen und Kosten der Mitarbeiter im Auge haben.

Das Best-Friends-Modell, wie es in Pflegeheimen angewandt wird, hält für die Heimleiter folgende Vorschläge bereit:

1. Stellen Sie Mitarbeiter ein, die das Potenzial haben, Geschick zu entwickeln. Alle anderen Fähigkeiten können später entwickelt werden, vor allem deshalb, weil die Einrichtungen kontinuierlich Schulungsprogramme anbieten sollten.

2. Schulen Sie *alle* Mitarbeiter in den Grundlagen der Alzheimer-Krankheit und bringen Sie sie dazu, die Erfahrung, an der Alzheimer-Krankheit zu leiden, zu verstehen. Dies kann durch Vorlesungen, Gespräche mit Angehörigen, Bücher, Zeitungsartikel, Videos und Rollenspiele erreicht werden. Denken Sie an das Geschick, gut informiert zu sein.

3. Bitten Sie alle Mitarbeiter, die Grundrechte der Menschen mit der Alzheimer-Krankheit (Kapitel 4) zu respektieren, und hängen Sie die Grundrechte an auffälligen Stellen auf, an denen die Familien, Bewohner und Mitarbeiter sie sehen können. Übernehmen Sie sie als freiwillige Bekundung der Ziele der Einrichtung.

4. Bitten Sie alle Mitarbeiter, an ihre engsten Freunde und die Eigenschaften zu denken, die aus diesen Freundschaften gute Freundschaften werden lassen. Diskutieren Sie darüber, wie die Mitarbeiter ihre beruflichen Beziehungen zu den Bewohnern umgestalten können. Denken Sie daran, dass in diesem Modell nicht verlangt wird, dass die Mitarbeiter tatsächlich zu Freunden werden, sondern dass sie alle Bewohner so behandeln, wie sie einen „guten Freund" behandeln würden.

5. Stellen Sie sicher, dass der Pflegeplan die verbleibenden Stärken und Fähigkeiten der Person betont und dass die Bewertung als ein Dokument angesehen wird, das sich mit der Zeit aufgrund des Fortschreitens der Alzheimer-Krankheit ändert.

6. Gewähren Sie allen Mitarbeitern Zugang zu den Lebensgeschichten der dementen Bewohner. Entwickeln Sie Anreize für die Mitarbeiter, sich diese einzuprägen, und ermutigen Sie sie dazu, die Lebensgeschichten in allen Aspekten der täglichen Pflege einzubeziehen. Dieses Wissen kann sich im Hinblick auf die Familien sehr bezahlt machen, da diese immer beeindruckt sind, wenn die Mitarbeiter über ihren Angehörigen gut informiert sind.

7. Erklären Sie dem Personal, was Geschick bedeutet. Führen Sie ein Brainstorming über Beispiele durch, in denen das Personal Geschick gezeigt hat.

8. Verwenden Sie die in diesem Kapitel beschriebenen Ideen für Aktivitäten, um die Herangehensweise der Einrichtung an dieses wichtige Thema zu erneuern. Weisen Sie das Personal nachdrücklich darauf hin, dass jede Interaktion eine Aktivität ist, und dass es nur weniger Sekunden bedarf, um die Situation des dementen Bewohners entscheidend zu verändern.

Jede Einrichtung unterscheidet sich zwangsläufig in ihren Stärken, Schwächen und Interessen von anderen. Wir legen den Leitern, dem Pflegepersonal und anderen Mitarbeitern nahe, das Best-Friends-Modell zu überprüfen und zu überlegen, wie es in die Einrichtung integriert werden kann. Das Modell lässt sich in Werbekampagnen und Wettbewerben der Einrichtung, der Personalentwicklung und in allen Bereichen der Pflege anwenden. Letzten Endes liegt der Nutzen des Modells darin, dass es die Orientierung der Mitarbeiter verändert, von einer Orientierung an den Aufgaben zu einer Orientierung am Menschen.

Personalschulung und -entwicklung

Um eine hochqualitative Alzheimer-Pflege zu erreichen, sollte jede Einrichtung die Schulung des Personals zur Priorität machen. Das Best-Friends-Modell hat in dieser Beziehung viel anzubieten. Es zieht sich durch alle Aspekte der Schulung und bringt folgende Vorteile mit sich:

Unkompliziertheit. Das Konzept, Menschen mit der Alzheimer-Krankheit wie Freunde zu behandeln, ist einfach, jeder Mitarbeiter kann es erlernen und in seine eigenen Worte und Gedanken einfließen lassen.

Kulturunabhängigkeit. Auch wenn einige Einrichtungen ein Personal beschäftigen, das ein wahrer Schmelztiegel der ethnischen Hintergründe ist, sind die Konzepte in diesem Modell allgemein gültig. Obwohl sich die Traditionen zu einem gewissen Grad unterscheiden, wird das Konzept der Freundschaft in jeder Kultur verstanden.

Belohnungen. Die Einrichtungen können das Best-Friends-Modell in ihr Motivationsprogramm einfließen lassen und vielleicht einen monatlichen Preis für den Mitarbeiter vergeben, der in einer Situation außergewöhnliches Geschick bewiesen hat.

Freundschaftlicher Wettbewerb. In der Alzheimer-Pflege ist es äußerst wichtig, dass das Personal den Hintergrund jedes Bewohners kennt. Die Einrichtungen können freundschaftliche Wettbewerbe oder Spiele veranstalten, um das Personal zum Einprägen der Bewohnerbiografien zu bewegen. Zum Beispiel kann der Leiter der Pflegeabteilung einem Pfleger, der aus dem Stegreif drei Fakten über einen bestimmten Bewohner nennen kann, einen Preis verleihen.

Rollenspiele. Die beste Art, das Personal mit dem Best-Friends-Modell zu schulen, ist ein aktives Rollenspiel. Zum Beispiel kann der Übungsleiter dadurch, dass er die Mitarbeiter auffordert, sich vorzustellen, in ein fremdes Land zu reisen, in dem niemand ihre Sprache spricht, eine Diskussion initiieren, die die damit verbundenen Schwierigkeiten an den Tag bringt. Darüber hinaus kann noch mehr Empathie erzeugt werden, wenn man die Mitarbeiter fragt, welche Aktivitäten sie schätzen und wie sie sich fühlen würden, wenn sie diese aufgeben müssten. Schließlich macht es auch noch Spaß, die Beispiele für geschicktes und ungeschicktes Verhalten darzustellen, wodurch sehr gut vermittelt wird, wie wichtig eine gute Pflege ist. Einige weitere Ideen für Rollenspiele finden Sie in Kasten 16.

Aktivitäten

Mitarbeiter von Pflegeheimen haben uns erzählt, dass im Hinblick auf Aktivitäten zwar große Fortschritte erzielt worden sind, aber viele Herausforderungen nach wie vor zu bewältigen sind. Einige der Herausforderungen, die die Alzheimer-Pflege mit sich bringt, sind, eine Gruppenaktivität bei unterschiedlichen individuellen Fähigkeiten und Interessen am Laufen zu halten, ehrenamtliche Mitarbeiter zu weiterem Engagement zu motivieren und sich neue Ideen für Aktivitäten auszudenken. Es folgen einige Prinzipien des Best-Friends-Modells für Aktivitäten in Pflegeheimen:

1. *Aktivitäten werden umfassender definiert.*

Im Rahmen des Best-Friends-Modells, bei dem die Person mit der Alzheimer-Krankheit als Freund angesehen wird, sollte das Personal daran arbeiten, in jede Aktivität angenehme Interaktionen einzubauen. Deswegen kann das Baden eines Bewohners auch eine Zeit für eine lustige Geschichte sein. Jemanden am Morgen aufzuwecken kann mit einem freundlichen Lächeln, einem Kompliment und einer Umarmung verbunden sein.

2. *Jeder ist Teil des Aktivierungsprogramms.*

Auch wenn die Einrichtungen oft ein spezielles Personal für besondere Aktivitäten haben, sollten alle Mitarbeiter die Initiative ergreifen und die Bewohner in Aktivitäten involvieren.

3. *Aktivitäten sollten so oft wie möglich auf das Individuum ausgerichtet werden.*

Die Lebensgeschichte kann viele Hinweise auf die früheren Interessen der Person geben, die dann in die Aktivitäten einfließen können. Wenn die Mitarbeiter wissen, dass ein Bewohner Meister im Kegeln war, können sie ihn immer auf seine früheren Erfolge ansprechen, um Ratschläge für das Spiel fragen und vielleicht im Freien eine Kegelbahn aufbauen.

4. *Ein freundschaftlicher Wettbewerb ist erwünscht.*

Uns allen wohnt ein gewisses Konkurrenzdenken inne, bei dem einen mehr, bei dem anderen weniger. In einer guten Alzheimer-Pflege kann ein freundschaftlicher Wettbewerb Spaß machen. Zum Beispiel kann man das oben erwähnte Kegeln im Freien als Gruppenaktivität durchführen, bei der es einen Sieger gibt. Das Personal sollte jedoch dafür sorgen, dass jeder einen Trostpreis bekommt!

5. *Die ehrenamtlichen Mitarbeiter sollten dazu ermutigt werden, einem Bewohner ein guter Freund zu sein.*

Ehrenamtliche Mitarbeiter beschweren sich oft, dass ihnen keine sinnvolle Arbeit zugewiesen wird. In Pflegeheimen arbeiten sie oft mit Gruppen. Die Einrichtungen sollten sie aber auch einsetzen, um dementen Bewohnern, die von einer Einzelbetreuung profitieren würden, zusätzliche Aufmerksamkeit zukommen zu lassen. Wie in Kapitel 6 erwähnt, kann die Lebensgeschichte einer Person wertvolle Hinweise für die Anwerbung von ehrenamtlichen Mitarbeitern geben. Eine Einrichtung mit einem Programm mit ehrenamtlichen Mitarbeitern könnte eine Gewerkschaft bitten, sich eines pensionierten Mitglieds, das in der Einrichtung lebt, „anzunehmen" und an einem solchen Programm teilzunehmen.

6. *Gruppenaktivitäten sollten Kameradschaftsgefühle hervorrufen.*

Gruppenaktivitäten können ein Zusammengehörigkeits- und Gemeinschaftsgefühl erzeugen. Am besten eignet sich hierfür eine von zwei Anordnungen – ein Stuhlkreis oder Stühle um einen Tisch herum. Anstatt sich ausschließlich mit Spielen oder einzelnen Aktivitäten zu beschäftigen, sollten sich die Mitarbeiter die Beschreibung eines umfassenden Aktivierungsprogramms zu einem bestimmten Motto in Kapitel 11 ansehen.

7. *Redner, Musiker oder Bands sollten Verständnis für Menschen mit der Alzheimer-Krankheit haben.*

Oftmals kommen Musiker, Sänger, Künstler und andere Gruppen für Auftritte in die Einrichtung, und solche Aktivitäten können sehr erfolgreich sein. Um das Erfolgspotenzial zu maximieren, sollten diese Besucher ein paar Informationen über die Alzheimer-Krankheit erfahren. Zum Beispiel könnten die Bewohner gerne zur Begleitung einer Gruppe singen, aber nicht, wenn diese zu schnell vorgeht. Der Gruppe sollte bewusst sein, dass Menschen mit Gedächtnisverlust ein Lied oder einen Refrain mehr als einmal hören wollen.

8. *Auch kurze, einfache Aktivitäten (Miniaktivitäten) haben eine große Bedeutung.*

Leiter von Einrichtungen achten sehr darauf, produktiv zu sein und die Arbeit zu erledigen, aber einige Aktivitäten können binnen Sekunden durchgeführt werden und eine sinnvolle Anregung darstellen (siehe Kasten 17). Stellen Sie sich vor, dass jeder Mitarbeiter mit zehn Bewohnern pro Tag eine dieser Aktivitäten durchführen würde. Die Zeit, die jeder Angestellter insgesamt damit verbringen würde, betrüge weniger als fünf Minuten pro Tag, aber auf die gesamte Einrichtung bezogen würde dies eine größere Investition in dringend benötigter Geselligkeit und Interaktionen zur Folge haben.

9. *Miniaktivitäten können für die nötige Aufmerksamkeit und Kooperation einer Person sorgen.*

Genauso wichtig ist es, dass Miniaktivitäten für Pfleger als Eisbrecher fungieren, wenn sie danach schwierige Aufgaben in der körperlichen Pflege erledigen müssen. Mitarbeiter, die im Best-Friends-Modell gut geschult sind, die mit der Person mitfühlen und verstehen, was es bedeutet, die Alzheimer-Krankheit zu haben, können ihre Aufgaben eher mit Geschick und Raffinesse erledigen. Mit der Kooperation der Person erledigen sie ihre Arbeit besser und schneller.

10. *Ausgedehnte Aktivitäten sind eine Investition.*

Auch wenn sinnvolle Aktivitäten schnell durchgeführt werden können, kann es eine Investition darstellen, die sich durch ein geringeres Maß an Problemverhalten bezahlt macht, wenn man sich für eine Aufgabe mehr Zeit nimmt. Wenn zum Beispiel ein Pfleger jemanden innerhalb von 15 Minuten baden soll, könnte ein Leiter die Aufgabe überdenken und sie als Aktivität neu definieren. Wenn für das Baden daraufhin 20 Minuten eingeräumt werden und der Pfleger in Erinnerungen schwelgen, eine lustige Geschichte erzählen, die Füße massieren, den Rücken schrubben oder eine Verbindung aufbauen konnte, könnten diese zusätzlichen fünf Minuten dafür sorgen, dass der Vorgang reibungsloser verläuft, die Moral des Pflegers gehoben und das Selbstwertgefühl des Bewohners erhöht wird.

Aktivitäten in Pflegeheimen sollten auf den Stärken der Bewohner basieren und einen positiven Zweck haben. Die Einrichtungen sollten das Best-Friends-Modell für eine gründliche Überprüfung der Programmaktivitäten einsetzen. Staatliche Gremien in den USA untersuchen die Programme, um zu überprüfen, ob sie die psychosozialen und emotionalen Bedürfnisse der Bewohner befriedigen, wie es im Omnibus Budget Reconciliation Act (OBRA) von 1987 und 1990 gefordert wird. Best-Friends-Aktivitäten entsprechen diesen Forderungen in vielerlei Hinsicht und bieten Folgendes:

- Stimulierung der Sinne,
- kognitive Stimulierung,
- kreativer Ausdruck,
- körperliches Training,
- Zusammenarbeit, Interaktionen, Gespräche und Zusammenhalt in der Gruppe,
- Gelegenheit für Geselligkeit,
- Gelegenheiten, auf das Leben zurückzublicken und sich zu erinnern,
- Möglichkeiten, alte Fähigkeiten einzusetzen,
- Möglichkeiten, innerhalb der Einrichtung Beziehungen aufzubauen,
- positive Möglichkeiten, seine Gefühle auszudrücken,
- Unterstützung des Wunsches des Bewohners, seine Autonomie und Unabhängigkeit zu erhalten.

Beziehungen zur Familie

Die Pflegeeinrichtungen haben abgesehen von ihren Bewohnern noch ein weiteres wichtiges Anliegen: Pflegende Angehörige spielen ebenfalls eine bedeutende Rolle im Arbeitsablauf jeder Einrichtung. Viele Angehörige leisten eine informelle Pflege, ohne die ein Pflegeheim nicht in der Lage wäre, die Bedürfnisse aller Bewohner zu befriedigen. Familien sind auch eine reiche Ideenquelle für Aktivitäten und für Rückmeldungen zu Erfolgen und Misserfolgen des Programms. Das Best-Friends-Modell kann auf folgende Arten Brücken zwischen den Mitarbeitern und der Familie schlagen:

Familien können in jedes Programm einbezogen werden, um das Best-Friends-Modell in der Einrichtung vorzustellen.

Familien sprechen darauf an, wenn sie merken, dass in der Einrichtung positive Veränderungen vor sich gehen. Wenn die Einrichtungen den Familien ihre Schulungs- und Programmziele mitteilen, werden sie wahrscheinlich ihre Unterstützung gewinnen, wodurch das Personal eine positive Rückmeldung bekommt und die Familien dazu ermuntert werden, sich bei der Aktivitätsplanung und der Anwerbung von ehrenamtlichen Mitarbeitern zu beteiligen.

Das Best-Friends-Modell kann dazu benutzt werden, die Ziele und Grundhaltung des Programms zu diskutieren.

Das Best-Friends-Modell bietet der Leitung einen guten Anfangspunkt, um die Familien darüber zu informieren, was die Einrichtung leisten kann und was nicht. Wenn eine Einrichtung eine umfassende und verständliche Grundhaltung oder einen Plan präsentieren kann, wie es beim Best-Friends-Modell der Fall ist, liefert dies einen guten Rahmen, um Sorgen zu teilen. Familien wollen wissen, dass die Einrichtung ein Konzept oder eine Vision hat, dass sie nicht so leicht aufgibt, und dass die ehrenamtlichen und angestellten Mitarbeiter gut ausgebildet sind.

Spezielle Pflegeprogramme

Viele Einrichtungen investieren einen Teil ihrer Energie in die Entwicklung spezieller Alzheimer-Pflegeheime oder den Aufbau spezieller Pflegeprogramme innerhalb existierender Einrichtungen. In Kasten 18 geben wir dazu einige Hinweise.

1. *Spezialisierte Pflegeprogramme sollten ein schriftlich festgehaltenes Pflegekonzept haben.*

Die Leiter spezialisierter Pflegeprogramme sollten in der Lage sein, potenziellen Bewohnern und Familien ihre Pflegeziele zu erklären. Sie sollten erklären können, worauf sie spezialisiert sind.

2. *Spezialisierte Pflegeprogramme sollten mehr Mitarbeiter pro Bewohner haben.*

Da sich die Alzheimer-Pflege am Menschen orientiert, sollten spezialisierte Pflegeprogramme ein viel höheres Mitarbeiter-Bewohner-Verhältnis aufweisen.

3. *Spezialisierte Pflegeprogramme sollten eine elaborierte Pflegeplanung haben.*

Spezialisierte Pflegeprogramme sollten bei der Pflegeplanung besonders darauf achten, dass diese auf Stärken beruht, wobei ein interdisziplinäres Team angemessene Ziele setzt und den Fortschritt der Bewohner beobachtet.

Kasten 16

Ideen für Rollenpiele zur Personalschulung

Der Person helfen, die immer wieder die gleiche Frage stellt.

Der Person helfen, die immer damit beschäftigt ist, die Stühle in der Eingangshalle umzustellen.

Die Person erst mit Geschick und dann ungeschickt begrüßen.

Der Pflegekraft, die immer traurige, bedrückende oder unheimliche Geschichten erzählt, eine neue Richtung weisen.

Mit der Person reden, die sich gerade „am Boden zerstört" fühlt.

Sich mit der Pflegekraft auseinander setzen, die mit den Bewohnern herablassend umgeht.

Der Person helfen, die im Flur darauf wartet, dass etwas passiert.

In einer Gruppensituation die Teilnehmer einander vorstellen.

Eine Pflegekraft unterweisen, die sich an der Aufgabe orientiert statt am Menschen.

Einige 30-Sekunden-Aktivitäten durchführen (z.B. Hände schütteln, Schultern massieren, ein Familienfoto herzeigen).

Nach der Meinung fragen, Komplimente machen und gratulieren.

Mit einem Angehörigen reden, der der Pflege des Personals immer kritisch gegenübersteht.

Sich mit dem ehrenamtlichen Mitarbeiter beschäftigen, der für Aktivitäten zuständig, aber nicht flexibel ist.

Den Mitarbeiter loben, der die Lebensgeschichte einer Person sehr gut konnt.

Den Mitarbeiter ermutigen, der überhaupt nichts über die Person weiß.

Sich mit dem Mitarbeiter auseinander setzen, der Kopfhörer trägt, während er die Person badet.

Mit einem anderen Mitarbeiter über eine Person reden, während sie daneben steht.

Versuchen, eine Diskussion mit einem Bewohner zu gewinnen, der die Alzheimer-Krankheit hat.

Kasten 17

30 Aktivitäten, die in 30 Sekunden oder weniger durchgeführt werden können

Die Person mit Namen begrüßen.

Blickkontakt herstellen und lächeln.

Hände schütteln.

Jemanden bitten, „mir einen Gegenstand zu zeigen".

Neckereien: „Herr Schmidt, ich habe gerade gesehen, dass Sie die Nachspeise zuerst gegessen haben!"

Jemandem sagen, dass er oder sie geliebt wird.

Eine innige Umarmung.

Ein Kompliment machen: „Wow! Sie sehen heute richtig schick aus, Marga."

Eine offene Frage stellen: „Wie geht es Ihnen heute, Herr Wieser?"

Nach einer Meinung fragen: „Was halten Sie von meiner neuen Krawatte? Passt sie zu meinem Hemd?"

Fangen spielen.

Einen ungewöhnlichen Vogel vor dem Fenster entdecken.

Eine Erinnerung aus der Lebensgeschichte der Person wachrufen: „Erzählen Sie mir mehr über ihren Großvater, der Landarzt war. Hat er wirklich Hausbesuche gemacht?"

Die Hände massieren.

Eine neue Handlotion ausprobieren und über den angenehmen Duft reden.

Seifenblasen machen.

Jemandem eine Kleinigkeit zum Naschen zustecken (wenn es die Diät erlaubt).

Einen Zaubertrick vorführen.

Familienfotos von einem neuen Enkel vorzeigen.

Einen Luftballon aufblasen und ihn durch die Luft schlagen.

Ein Blumenarrangement betrachten und die Farben, Struktur und den Duft vergleichen.

Wegen eines Rezepts um Rat fragen.

Eine lustige Geschichte oder einen Witz erzählen.

Eine kurze Tanzeinlage zu einer lustigen Hintergrundmusik einlegen.

Lebhafte Farben auf einem ungewöhnlichen Kleid oder Hemd bemerken.

Um Hilfe bei einer Routinearbeit bitten, wie etwa dem Zusammenlegen eines Handtuchs, dem Bettenmachen oder dem Auftragen von Wachs, um ein Möbelstück zu polieren.

Einen oder mehrere Hüte aufsetzen.

Einen neuen Lippenstift ausprobieren.

Einen Moment herumalbern, Grimassen schneiden oder albern tanzen, indem man die Hände nach oben wirft und sich ein- oder zweimal im Kreis dreht.

Ins Freie gehen, um etwas frische Luft zu schnappen.

4. *Spezialisierte Pflegeprogramme sollten besonderen Wert auf die Mitarbeiterschulung legen.*

Spezialisierte Pflegeprogramme sollten ihrem Personal eine intensive und extensive Schulung anbieten. Pflegende Angehörige sollten erwarten können, dass das Personal über ein Grundwissen über die Alzheimer-Krankheit verfügt und natürlich die Grundlagen, die in Kapitel 2 aufgeführt wurden, versteht.

5. *Spezialisierte Pflegeprogramme sollten in einer demenzfreundlichen Umgebung stattfinden.*

Die besten Einrichtungen für eine spezialisierte Pflege enthalten in ihrer Architektur demenzfreundliche Elemente. Dazu zählen unter anderem Wanderwege, sichere Grundstücksgrenzen, gute Beleuchtung und sanfte Farben. Es ist wichtig, sich dessen bewusst zu sein, dass die beste architektonische Gestaltung nichts bringt, wenn das Personal kein Geschick hat; umgekehrt könnte ein gutes Programm mit dem richtigen Personal in einem Schuppen abgehalten werden.

Zum Glück werden laufend neue Erfahrungen mit spezialisierten Pflegeprogrammen gemacht, und wir hoffen, dass alle Pflegeeinrichtungen für ältere Menschen die Lektionen aus diesen Programmen beherzigen werden. Zu viele von uns haben die Erfahrung gemacht, in eine Pflegeeinrichtung zu gehen und viele Bewohner allein dasitzen zu sehen, die es offenbar nach Aufmerksamkeit und Kontakt zu Menschen dürstet. So etwas sollte in einem spezialisierten Pflegeprogramm nie passieren, und wir hoffen inständig, dass die Lektionen aus der spezialisierten Pflege sich auf alle Bewohner von Einrichtungen positiv auswirken werden. Schließlich wollen wir, dass die Alzheimer-Pflege überall spezialisiert ist.

Fazit: Hinweise für Familien

Die wichtigste Botschaft, die wir pflegenden Angehörigen übermitteln können, die mit der Entscheidung bezüglich einer Heimunterbringung konfrontiert sind, lautet, dass es *ihre* Entscheidung ist. Ärzte, andere Familienmitglieder, Freunde, sogar Nachbarn werden Äußerungen von sich geben wie etwa: „Sie sollten ihn ins Heim bringen, wenn er Sie nicht mehr erkennt." „Sie sollten sie ins Heim bringen, wenn sie inkontinent wird." „Sie sollten ihn ins Heim bringen, wenn er die Nacht nicht mehr durchschläft." „Sie haben keine Wahl. Sie müssen sie jetzt ins Heim bringen." Wir lehnen derartige pauschale Aussagen aus mehreren Gründen ab.

Erstens ist jede Situation anders. Familienmitglieder haben unterschiedliche Fähigkeiten, unterschiedliche Bewältigungsstrategien, Werte, Persönlichkeiten und Ressourcen, die bei der Entscheidung eine große Rolle spielen können, ob man jemanden zu Hause behält oder in einem Heim unterbringt. Ein gutes Beispiel dafür war eine Pflegende, die die anstrengendsten Aspekte der Pflege ihres Mannes meisterlich anging. Sie erledigte viele schwierige Routinearbeiten der persönlichen Pflege, zog ihn an und badete ihn, brachte ihn in die Tagesstätte und dachte sich Aktivitäten für ihn aus. Ihre Grenze der Belastbarkeit wurde erreicht, als es ihm immer schwerer fiel, die Treppe zu ihrem Schlafzimmer im ersten Stock hinaufzusteigen. Der Arzt schlug vor, unten im Esszimmer ein Krankenhausbett aufzustellen. Sie wies darauf hin, dass dies das Einzige sei, was sie *niemals* tun könne, und dass sie ihren Mann ins Heim bringen würde, wenn ihr geliebtes Esszimmer (ein Symbol für die letzte verbleibende Struktur in ihrem Leben) eine andere Funktion übernehmen sollte. Das ist ein ungewöhnliches Beispiel, aber es zeigt doch, dass die Entscheidung, jemanden in einem Heim unterzubringen, auf vielen, manchmal überraschenden Variablen beruht. Es gibt keine einfache Formel.

Zweitens sind wir der festen Überzeugung, dass die pflegenden Angehörigen das Recht haben, ihre eigenen Entscheidungen zu treffen, auch wenn sie nicht immer gut sind. Schließlich kann es oft unbeabsichtigte und unangenehme Konsequenzen haben, wenn ein Angehöriger gezwungen ist, sich für das Pflegeheim zu entscheiden. Wir wissen von einer Familie, in der die erwachsenen Kinder ihren Vater gezwungen haben, ihre Mutter ins Heim zu bringen. Die Gesundheit des *Vaters* verschlechterte sich aufgrund der Sorgen und Depressionen stark, die ihn wegen der Heimanmeldung heimsuchten; auf seiner täglichen, rund 30 km langen Fahrt zum Pflegeheim wurde er auch in mehrere Autounfälle verwickelt. Waren *seine* Probleme mit der Anmeldung vorbei? In diesem Fall hatte die Familie am Ende zwei kranke Mitglieder.

Es ist wichtig, dass Familien mehrere Faktoren überdenken, wenn sie eine Entscheidung über eine Heimunterbringung fällen müssen:

1. *Frühere Versprechen überdenken.*

Das Versprechen, „Mutti immer zu Hause zu behalten“, wurde vielleicht mit den besten Absichten und Hoffnungen gegeben, aber dieser Verpflichtung liegt die Idee zugrunde, dass die Familie das unternimmt, was für die Mutter am besten ist. Es ist vielleicht ein Versprechen, das gebrochen werden sollte, weil es vielleicht nicht das Beste für sie ist, wenn sie zu Hause bleibt.

2. *Die Vorteile einer Unterbringung im Heim erwägen.*

Pflegende Angehörige sollten sich nicht nur auf die negativen Aspekte einer Heimunterbringung konzentrieren, sondern auch über die positiven Aspekte für die Person nachdenken. Eine Pflegeeinrichtung kann zum Beispiel eine bessere körperliche Pflege, wie häufigeres Baden, mehr Aktivitäten und sozialen Kontakt, einen geregelteren Tagesablauf und manchmal ein gesünderes Essen anbieten.

3. *Örtliche Ressourcen nutzen.*

Pflegende Angehörige können mit Vertretern der örtlichen Alzheimer Gesellschaft über Pflegeeinrichtungen reden, die eine gute Alzheimer-Pflege anbieten. Sie können sich auch von ihrem zuständigen Ombudsmann für Langzeitpflege beraten lassen, einer Person, deren Stellung von einem Bundesprogramm vergeben wird und die die Rechte von

Menschen in Pflegeheimen vertritt. Das Büro des Ombudsmannes verfügt über Berichte über aktuelle Überprüfungen von örtlichen Einrichtungen und kann auch über die Anmeldung in einem Heim informieren.

4. *Potenzielle Einrichtungen frühzeitig erkennen.*

Familien warten oft, bis eine Krise kommt, bevor sie sich nach der richtigen Einrichtung umsehen. Da viele Pflegeeinrichtungen Wartelisten haben, ist es sehr wichtig, Einrichtungen frühzeitig zu besuchen, eine Liste von in Frage stehenden Heimen zu erstellen und mit dem Aufnahmepersonal zu reden, um auf die entsprechende Warteliste gesetzt zu werden. Wenn ein Platz frei wird, kann man immer ablehnen.

5. *Erkennen, dass die Pflege mit einer Heimunterbringung nicht aufhört.*

Viele pflegende Angehörige werden von dem Gedanken beherrscht, dass die Unterbringung in einem Heim ein persönliches Scheitern darstellt. Die Unterbringung beendet die Pflege durch die Familie aber nicht, sie verändert sie nur, manchmal zum Besseren. In vielen Fällen können Pflegende, die von der körperlichen Pflege erschöpft sind, jetzt mehr wertvolle Zeit mit ihren Angehörigen verbringen und Aktivitäten durchführen, spazieren gehen, reden, in Erinnerungen schwelgen oder ein gemeinsame Essen genießen.

Pflegende Angehörige dürfen nicht vergessen, dass die Unterbringung in einem Heim immer ihre Entscheidung ist. Sie haben tatsächlich eine Wahl.

Teil IV – Das Best-Friends-Modell – ein neuer Tag

Sich der Wichtigkeit bewusst werden, sich selbst ein guter Freund zu sein; sich einer Pflege von hoher Qualität verschreiben und den Blick nach vorne, auf das Leben nach der Alzheimer-Krankheit richten

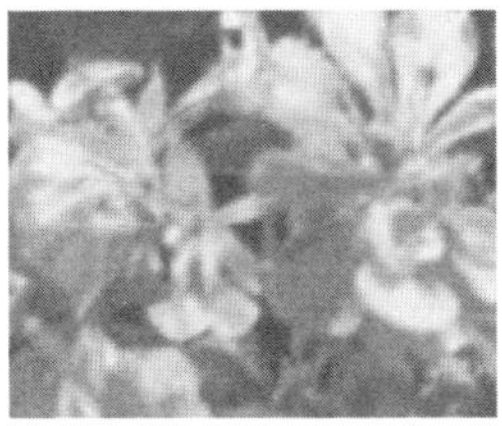

13 Sich selbst ein guter Freund sein

Bei Flügen wird den Passagieren gesagt, dass bei einem Verlust des Luftdrucks im Fluggastraum „Sauerstoffmasken herunterkommen … setzen Sie *zuerst* ihre eigene Sauerstoffmaske auf, *dann* die Ihres Kindes". Die Stewardess will damit sagen, dass man sich nicht um den/die Menschen kümmern kann, die von einem abhängig sind, wenn man sich nicht zuerst um sich selbst kümmert.

Dieses Bild trifft genau auf die Alzheimer-Pflege zu, weil die Reise des Pflegenden lange dauert. Wir müssen uns zuerst selbst mit *Sauerstoff* versorgen, um stark zu sein und zu überleben, damit wir uns um unsere Angehörigen kümmern können. Die Alzheimer-Krankheit ist, was den Umgang mit ihr betrifft, eine der beängstigendsten und schwierigsten Krankheiten, die es gibt. Es besteht kein Zweifel, dass viele Menschen mit der Alzheimer-Krankheit schwierige Zeiten durchmachen müssen; ihren Familien ergeht es manchmal noch schlimmer.

Wir legen den Lesern nahe, folgende wichtige Frage in Betracht zu ziehen: Was machen wir, wenn uns im Leben etwas Schlimmes passiert? Wenn ein Unglück zuschlägt – vielleicht eine Verschlechterung der finanziellen Lage, der Tod eines Angehörigen oder eine Kündigung – werden einige von uns von Wut, Enttäuschung oder Trauer erfüllt sein. Andere schaffen es jedoch, sich durch den Schmerz zu kämpfen und auf der anderen Seite, manchmal viel stärker, wieder herauszukommen. Schließlich ist Wachstum normalerweise das Ergebnis der Annahme und Bewältigung von Herausforderungen.

Wir bitten die Pflegenden in der Familie, die dieses Buch lesen, sich zu überlegen, wo sie in ein, drei oder zehn Jahren im Leben stehen wollen. Das Best-Friends-Modell ist ein Rettungsring, der ihnen zugeworfen wird, eine Chance, mit harter Arbeit die Enttäuschung, die Wut oder den Schmerz in eine andere Richtung zu leiten und stattdessen im täglichen Leben mit ihrem Angehörigen Momente des Glücks zu erleben. Wir bitten die Leser, für Veränderungen offen zu sein. Das Best-Friends-Modell kann die Diagnose der Alzheimer-Krankheit nicht ändern, aber es kann die Lebensqualität des Pflegenden und seines Angehörigen verbessern. Das Best-Friends-Modell ermutigt pflegende Angehörige dazu, für ihr körperliches und emotionales Wohl zu sorgen, gute Beziehungen innerhalb der Familie aufrechtzuerhalten und die Wut und die Schmerzen zu überwinden, die die Alzheimer-Krankheit mit sich bringen kann.

Professionelle Helfer sollten sich fragen, ob sie mit ihrer täglichen Arbeit zufrieden sind. Macht ihnen ihre Arbeit Freude? Das Best-Friends-Modell kann ihnen helfen, aus ihrer Arbeit mit dementen Menschen mehr Befriedigung zu ziehen, ihre Programme zu verbessern und sowohl ihre Moral als auch die des Personals zu heben. Das Best-Friends-Modell fordert professionelle Helfer auf, die Grundrechte von Menschen mit Alzheimer-Demenz (siehe Kapitel 4) zu übernehmen, und sich zuerst um sich selbst zu kümmern, damit sie Menschen mit der Alzheimer-Krankheit eine gute Pflege bieten können.

Wir ermutigen Personen mit beginnender Alzheimer-Krankheit, die gerade dieses Buch lesen, dazu, die Philosophie von Rebecca Riley zu übernehmen – einen Tag nach dem anderen zu leben, andere zu unterrichten wie Beverly Wheeler, den Glauben an eine höhere Macht zu bewahren wie Dicy Jenkins, sich einen Sinn für Humor zu bewahren wie Joe Blackhurst, sich mit dem Lernen zu beschäftigen wie Helen King und sich seine Zielstrebigkeit zu bewahren wie Mary Katherine Davis. Man sollte seine Stärken so lange wie möglich benutzen und mit seinen guten Freunden zusammen sein.

Einer der wichtigen Vorteile des Best-Friends-Modells ist, dass es dem Pflegenden Schutz bietet. Wenn professionelle Helfer und pflegende Angehörige die Elemente einer guten Freundschaft in eine kompetente Pflege integrieren können, wenn sie flexibel sind, Sinn für Humor haben und verstehen können, dass es wichtig ist, auf die Person und nicht nur auf die Krankheit einzugehen, wird die Pflege einfacher und erfüllender. Das Best-Friends-Modell ist lebensbejahend und kann Gefühle der Hoffnungslosigkeit verhindern. Befriedigung und Stolz können dadurch entstehen, dass man die Person mit der Alzheimer-Krankheit gut pflegt, sie unterstützt und für sie da ist.

Dieses Kapitel macht Vorschläge, die den Pflegenden helfen können, sich besser um sich selbst zu kümmern. Wir wollen keine Liste mit Geboten erstellen. So, wie wir behauptet haben, dass jede Person mit der Alzheimer-Krankheit anders ist, so kann man auch behaupten, dass die Situation eines jeden Pflegenden eine andere ist. Jeder Pflegende sollte für sich entscheiden, welcher Vorschlag in seiner Situation anwendbar ist.

Dieses Kapitel stellt keine Wiederholung der wichtigsten Vorschläge aus den letzten zwölf Kapiteln dar. Wir hoffen, dass die Pflegenden nicht vergessen, so viel wie möglich über die Alzheimer-Krankheit zu erfahren, sich in die Person hineinzufühlen, sich für die Grundrechte von Menschen mit der Alzheimer-Krankheit einzusetzen, eine gründliche Bewertung durchzuführen, eine umfassende Lebensgeschichte zu erstellen und daran zu arbeiten, das Geschick für die Pflege zu entwickeln. Wir hoffen auch, dass die Pflegenden nicht in die Falle tappen, zu lange damit zu warten, auf wertvolle Dienste zurückzugreifen (oder sie überhaupt nicht zu nutzen), die das Leben der Person mit der Krankheit bereichern und dem Pflegenden etwas Erholung ermöglichen können.

Die Leser können in fast jedem Kapitel dieses Buchs Material dazu finden, wie man sich selbst ein guter Freund wird. Dieses Kapitel enthält jedoch einige spezielle Strategien zu diesem Thema, die auf zuvor besprochenem Material aufbauen. Dieses Kapitel richtet sich mit der Liste von Ideen, wie man sich selbst ein guter Freund wird, hauptsächlich an pflegende Angehörige; fast alle diese Strategien können aber auch von professionellen Helfern übernommen werden.

Wie man sich selbst ein guter Freund wird

Den Sinn für Humor bewahren

Zur Kunst einer guten Pflege gehört, dass man sich seinen Sinn für Humor bewahrt und sich bemüht, die Herausforderungen des Lebens in einem positiveren Licht zu sehen. Im Fernsehen einen Komödienklassiker oder eine lustige Sendung zu sehen, beim Treffen der Selbsthilfegruppe eine lustige Geschichte zu erzählen oder einfach mit der Person zu lachen, kann gegen den Stress und die Strapazen der Pflege widerstandsfähig machen.

Sich jemanden suchen, dem man vertrauen kann

Ein Freund oder ein Berater, dem man vertraut, kann für einen pflegenden Angehörigen einen riesigen Unterschied ausmachen. Er braucht jemanden, mit dem er etwas besprechen kann, jemanden, der keine Urteile fällt, die Vertraulichkeit respektiert und Verständnis für die Bedürfnisse des anderen hat. Familien, die früher niemals auf die Idee gekommen wären, sich beraten zu lassen, sollten diese Einstellung loswerden. Ein guter Berater kann in vielerlei Hinsicht helfen.

Realistische Erwartungen haben

Da wir uns um unsere Angehörigen kümmern, kann es sehr leicht passieren, dass wir nicht erkennen, wie viel wir realistischerweise und im Hinblick auf unsere Gesundheit von uns geben sollten. Ein Pflegender sollte sich mit den folgenden Fragen beschäftigen: Wie sieht es mit meiner Gesundheit aus? Welchen Anteil der körperlichen Pflege kann ich vernünftigerweise übernehmen, wenn ich überhaupt etwas übernehmen kann? Wie viel Zeit kann ich mit der Pflege verbringen (neben der Arbeit und anderen familiären Verpflichtungen)? Welche Unterstützung bekomme ich von der Familie, wenn überhaupt? Wie viel Geld kann ich für die Pflege meines Angehörigen ausgeben, ohne dabei das finanzielle Wohl meiner Familie zu gefährden?

Entschlossen auftreten

Es ist oft schwer, anderen gegenüber seine Gefühle und Bedürfnisse auszudrücken. Wenn der Stress und die Erschöpfung zunehmen, nimmt die Gesprächigkeit der Pflegenden sogar noch mehr ab. Pflegende sollten entschlossen auftreten und sich nicht davor scheuen, ihre Bedürfnisse und Gefühle Familienmitgliedern und Freunden mitzuteilen. Es ist in Ordnung, zuzugeben, dass mit einem nicht alles in Ordnung ist.

Strategien entwickeln, wie man mit unproduktiven Ratschlägen umgeht

Ein Rat von einem Freund oder Fachmann, dem man vertraut, kann hilfreich sein, aber Pflegende werden häufig von ungebetenen Ratschlägen geradezu überschwemmt. Freunde und Angehörige meinen es gut, aber ihre ungebetenen Vorschläge und Kommentare wie „Steck ihn in ein Pflegeheim“ oder „Mir kommt es gar nicht so schlimm vor mit ihr“ können für zusätzlichen Stress sorgen. Hilfreiche Ratschläge sind ein Geschenk, aber wenn der Rat nichts bringt, sollten Sie ein paar Universalantworten wie „Danke für deinen Rat“ oder „Danke, dass du dir Sorgen machst“ parat haben.

Den Kontakt zur Außenwelt aufrechterhalten

Pflegenden, die ihre ganze Energie auf ihren Angehörigen konzentrieren, kann es passieren, dass sie unabsichtlich ihre Freunde und Familie ausschließen. Oftmals müssen sie ihre Verpflichtungen und sozialen Aktivitäten zurückschrauben, aber ein gewisser Ausgleich ist wichtig. Sie sollten versuchen, wenigstens einmal in der Woche einen Freund anzurufen, den sie nicht sehen oder mit dem sie nicht reden konnten, weil sie zu beschäftigt waren. Außerdem finden viele Pflegende neue Freunde in Selbsthilfegruppen, wenn ihnen in der Tagesstätte Familien vorgestellt werden oder durch andere Programme, die Familien helfen, mit der Alzheimer-Krankheit zurechtzukommen.

Die Wohnumgebung ändern

Normalerweise ist es nicht vernünftig, wenn ein Pflegender den Haushalt sofort verändert, wenn die Alzheimer-Krankheit diagnostiziert worden ist. Man hat viel Zeit, um Entscheidungen zu treffen und umzusetzen. Die Pflegenden sollten sich lieber fragen, ob ihr Zuhause „demenzfreundlich" ist: Ist es im Hinblick auf Dienstleistungen günstig gelegen? Sind Leute in der Nähe, die helfen können? Ist es sicher? Ist es schwer in Stand zu halten? Einzelne oder Familien sollten behutsam abwägen, ob sie sich dazu entscheiden sollen, ihre Heimatstadt zu verlassen, nur um näher bei einem oder zwei Familienangehörigen zu sein. Es kann schwierig sein, an einem neuen Ort ein neues Netzwerk von Freunden aufzubauen. Alternativen wie eine Wohnanlage für Rentner oder betreutes Wohnen sollten in Erwägung gezogen werden.

Kreative Impulse ausleben

Viele Pflegende haben die Erfahrung gemacht, dass man mit dem Ausdruck seiner Kreativität auf positive Weise mit der Alzheimer-Krankheit umgehen kann. Pflegende haben Gedichte, Schauspiele, Romane, sogar eine Oper geschrieben; sie haben Filme produziert und ihre Erfahrungen in Bildern festgehalten. Die kreative Arbeit kann ihnen helfen, ihren Zorn und ihre Verzweiflung auf eine positivere Weise einzusetzen.

Auf den eigenen Körper hören

Bei Menschen, die Personen mit der Alzheimer-Krankheit pflegen, besteht ein größeres Risiko, frühzeitig invalide zu werden oder zu sterben, als Menschen gleichen Alters, die nicht in einer solchen Situation sind. Dieses Risiko ist das Ergebnis zahlreicher Faktoren, vor allem des Stresses, den die Aufgaben der Pflege mit sich bringen. Pflegenden wird nahe gelegt, sich vernünftig zu ernähren, zu trainieren und sich zu verwöhnen. Einige pflegende Angehörige haben von regelmäßigen Massagen, Meditation, einer Typveränderung oder anderen Belohnungen profitiert.

Gut zu sich selbst sein

Pflegende sollten eifrig Zeit für sich selbst freischaufeln und besondere Aktivitäten, Hobbys, Freunde oder andere Aktivitäten pflegen, die ihnen Freude bereiten. Sie sollten sich auch so oft wie möglich selbst beschenken, wie etwa mit einem großen Fernseher, einem Angelnachmittag oder frischen Blumen vom örtlichen Bauernmarkt.

Vorausplanen

Da die Alzheimer-Krankheit häufig langsam voranschreitet, haben Familien normalerweise Zeit zum Vorausplanen. Zum Beispiel ziehen es einige Pflegende nie in Erwägung, dass sie vor der Person sterben könnten. Ohne einen praktikablen Plan für diesen Fall können die finanzielle Situation einer Familie und der Pflegeplan für die Person beeinträchtigt werden.

Anderen und sich selbst vergeben

Bei der Alzheimer-Krankheit zeigen sich Menschen von ihrer besten und schlechtesten Seite. Wenn ihre Freunde oder Angehörigen das Falsche sagen oder tun, kann es für die Pflegenden nützlich sein, nach dem zu Grunde liegenden Motiv zu suchen. Dieses Motiv könnte Liebe oder Besorgnis sein, auch wenn das, was die Person gesagt oder getan hat, nicht hilfreich ist. Es entspricht ebenfalls der Wahrheit, dass die besten Pflegenden oftmals mit sich selbst am strengsten umgehen. Sie sollten es sich erlauben, Fehler zu machen, einen schlechten Tag und wütende, ja sogar schändliche Gedanken zu haben. Auch die engsten Freunde machen Höhen und Tiefen durch.

Ein Tagebuch über die Pflegeerfahrungen führen oder sich Notizen dazu machen

Viele pflegende Angehörige finden, dass ein Tagebuch oder Notizen über die Pflegeerfahrungen hilfreich sein können. Dadurch kann ihnen bei der Lösung von Problemen geholfen werden. Ein Tagebuch kann einen sicheren Ort darstellen, um über Stress, Strapazen und Gefühle – gute wie schlechte – zu schreiben und „Dampf abzulassen“, das heißt, die Dinge zu sagen, die der Pflegende gern sagen möchte, sie in der Öffentlichkeit aber nicht sagen kann.

Am Ende dieses Kapitels finden sich eine Reihe von Weihnachtskarten und Auszüge aus dem Tagebuch von Jo Riley, dem Ehemann von

Rebecca Riley, der sie auch pflegte. Wir haben in diesem Buch immer wieder von Rebecca Riley und ihren Erfahrungen mit dem Umgang mit der Alzheimer-Krankheit erfahren. Jo hat mit dem Schreiben angefangen, um Rebeccas Krankheitsverlauf und seine Reaktionen darauf festzuhalten.

Wie man damit umgeht, wenn alles missglückt

Sogar diejenigen, die das Best-Friends-Modell praktizieren, werden manchmal von den Herausforderungen der Pflege überwältigt. Die Alzheimer-Krankheit kann auch dem geschicktesten Pfleger unglaubliche Schwierigkeiten bereiten. Wenn eine Person zum Beispiel eine unbemerkte Infektion oder Schmerzen hat, kann das daraus resultierende Verhalten jede Aktivität in ein Chaos stürzen, auch wenn sie noch so gut geplant worden ist. Manchmal können die Pflegenden in eine solche Depression verfallen (z.B. aufgrund von Niedergeschlagenheit, Erschöpfung oder einer angeschlagenen Gesundheit), dass es ihnen schwer fällt, etwas zu unternehmen. Ihr Urteilsvermögen kann getrübt werden.

Eine der wichtigsten Möglichkeiten, sein eigener guter Freund zu werden, ist, die verfügbaren Gelegenheiten zur Entlastung zu nutzen. Unsere erste Wahl ist immer die Pflege in der Tagesstätte, was wir als „Behandlung“ der Alzheimer-Krankheit beschrieben haben. Die Tagesbetreuung bedeutet auch eine wertvolle und wichtige Pause für den pflegenden Angehörigen. Es kann auch zwanglose Gelegenheiten zur Erholung geben, indem man etwa ja sagt, wenn ein Freund oder anderes Familienmitglied anbietet, am Nachmittag vorbeizuschauen und zu helfen.

Die folgende Liste mit Ideen, was man tun sollte, wenn alles zu missglücken scheint, stammt von Pflegenden, mit denen wir gearbeitet haben. Einige Ideen sind ernsthafter Natur, andere sind ein wenig empörend, aber alle haben bei einigen funktioniert. Diese Ideen sind Beispiele für „Stressfänger“. Sie helfen uns, zu lernen, uns selbst ein guter Freund zu sein. Wenn alles schief läuft:

- Nehmen Sie sich einen Tag frei, und tun Sie, wonach Ihnen ist.
- Warten Sie, bis ein Zug vorbeikommt; gehen Sie hinaus und schreien Sie so laut Sie können.
- Rufen Sie einen Freund an, damit er zu Ihnen kommt.
- Lesen Sie ein Witzbuch.
- Umarmen Sie einen Freund.
- Rufen Sie Ihren Pfarrer/Rabbi an, um über Ihre Gefühle zu reden.

- Kaufen Sie sich neue Kleider.
- Machen Sie einen langen Spaziergang in der Natur.
- Bestellen Sie sich eine Pizza und essen Sie sie ganz auf.
- Verbringen Sie ein Wochenende auf einer Wellness-Farm.
- Seien Sie nicht zu stolz, um Hilfe und Unterstützung anzunehmen.
- Weinen Sie sich ruhig einmal richtig aus; das kann eine therapeutische Wirkung haben!

Die Zukunft im Blick haben

Wir haben die Leser zuvor in diesem Kapitel gefragt, wo sie in ein, drei oder zehn Jahren im Leben stehen wollen. Jeder von uns sollte darüber nachdenken, was für eine Beziehung er dann zu seiner Familie und seinen Freunden haben will. Was wollen wir über unsere Zeit als Pflegende sagen können?

Das Best-Friends-Modell weist darauf hin, dass man bei der Pflege die Erfahrung macht, dass sich eine Tür schließt und eine andere öffnet. Ein pflegender Angehöriger schrieb die folgenden Worte nieder, als er an seine Zukunft dachte: neue Freunde und Beziehungen, Reisen, neue Hobbys, Lachen, Tränen, Heilung und Stolz auf eine gut gemachte Arbeit.

Wenn man sich selbst ein guter Freund ist, erhöht sich die Lebensqualität während der manchmal anstrengenden Pflegeaufgaben. Was sogar noch wichtiger ist, man findet dadurch seinen Platz im Leben nach der Alzheimer-Krankheit.

Tagebucheinträge eines pflegenden Ehemanns

Die folgenden Seiten enthalten Auszüge aus den Aufzeichnungen von Jo Riley aus der Zeit von Rebeccas Diagnose im Jahre 1984 bis 1995. Wir halten diese Worte für wertvoll, da sie zeigen, dass man ein guter und hingebungsvoller Pflegender sein kann, während man gleichzeitig entschlossen ist, sich selbst ein guter Freund zu sein. Bis auf einige Ausnahmen, bei denen aus Gründen der Klarheit gekürzt wurde, stammen die Worte von Jo.

30. Juli 1984

Ein verheerender Tag für die Rileys. Wir hatten einen Termin beim Neurologen in St. Louis. Wir hatten ihn schon im Juni getroffen, um eine Computertomografie und andere Tests durchführen zu lassen. Einige davon wurden in seiner Praxis gemacht, andere im Barnes Hospital. Mehrere Wochen danach, als wir nach Jamaika flogen, hatte er die Testergebnisse immer noch nicht. Wir waren voller Hoffnung, aber als wir nach unserer Rückkehr zu ihm gingen, sagte er nur leise, dass Rebecca die Alzheimer-Krankheit habe. Wir waren am Boden zerstört! Wir wussten, dass etwas nicht stimmte, und wir hofften, es sei ein Hirntumor oder irgendetwas anderes.

Als wir von ihrer Diagnose erfuhren, fiel mir ein, dass Rebecca vor etwa anderthalb Jahren anfing, mit der Aussprache einiger Wörter Probleme zu bekommen. Sie war eine ausgezeichnete Leserin, eine schnelle Leserin und eine gute Leserin. Sie stolperte über einige dieser Wörter, und ich habe mir nichts dabei gedacht. Jetzt erinnere ich mich, dass sich die Schwierigkeiten damals das erste Mal gezeigt haben.

Wir verließen das Barnes Hospital und fuhren Richtung Centralia ... und aßen zu Mittag. Es war ein ernüchterndes und sehr stilles Mittagessen. Wir nahmen uns vor, das Beste daraus zu machen und jeden Tag für sich zu leben.

November 1984

Wir waren im Jewish Hospital in St. Louis. Unsere Schwiegertochter Joy, die von Beruf Ärztin ist, hatte gemeint, dass es dort eine Selbsthilfegruppe für ältere Leute gebe. Wir fragten danach und führten ein Gespräch mit einer Krankenschwester und einem Sozialarbeiter. Das Gespräch dauerte ungefähr eine Stunde, und am Ende musste ich die Aufmerksamkeit der Krankenschwester und des Sozialarbeiters auf das lenken, was in dem Gespräch passierte. Sie hatten nicht direkt mit Rebecca gesprochen, sondern immer mich gefragt und das Gespräch auf mich ausgerichtet. Das gab Rebecca das Gefühl, ausgeschlossen zu werden. Als ich sie darauf aufmerksam machte, waren sie überrascht und geschockt. Die einzige Erklärung, die sie anbieten konnten, war, dass sie bisher immer nur mit den pflegenden Angehörigen gesprochen hätten, wenn sie mit Familien mit der Alzheimer-Krankheit zu tun hatten. Rebecca sei die jüngste Person mit dieser Diagnose, die mit ihnen gesprochen hätte. Ich glaube, das war das erste Mal, dass ich das Gefühl hatte, die Sozialarbeiter und Krankenschwestern und Ärzte würden nur an die Familien denken und nicht an den Patienten.

Wir versuchten herauszufinden, ob es dort eine Selbsthilfegruppe gab. Es gab eine Selbsthilfegruppe für pflegende Angehörige, die mit der Alzheimer-Krankheit zurechtkommen müssen, aber nicht für die Patienten.

Frühling 1985

Wir planten unseren Umzug nach Kentucky, um dort unseren Lebensabend zu verbringen. Zu dieser Zeit bemerkte ich, dass Rebecca immer noch Schwierigkeiten mit dem Lesen hatte, und dass sie ein paar Probleme mit dem Schreiben hatte. Sie schlug dauernd im Wörterbuch nach und hatte Mühe, die richtigen Begriffe zu finden. Wir werden von unseren Kindern in jeder Hinsicht unterstützt, und sie wollen, dass wir vorbeikommen und sie besuchen.

Juni 1985

Wir sind an den See gefahren. Es ist der Crystal Lake im Norden Michigans. In diesem Sommer hatten wir viele Besuche. Unsere Familien wussten von ihrer Krankheit, aber Rebecca bekam langsam das Gefühl, ausgeschlossen zu werden. Ich glaube, sie wollte mit ihnen darüber reden, aber sie hatten Angst davor. Dies ist ein weiteres Beispiel dafür, wie sich die Einsamkeit in sie hineinschlich.

Januar 1986

Wir sind wegen einer vorübergehenden Priestertätigkeit nach Hopkinsville, Kentucky, gefahren. Während unseres Aufenthalts in Hopkinsville sind mir einige Dinge aufgefallen. Erstens zieht sie sich mehr zurück. Sie ist immer kontaktfreudig gewesen, hat viel geredet und unterrichtet. Mir ist aufgefallen, dass sie sich irgendwie zurückzieht, sie hat Angst vor Menschen, weil sie sich die Namen nicht merken kann. Sie schreibt sich überall die Namen auf, hat aber Probleme damit, sich an sie zu erinnern. Sie liest vielleicht etwas schlechter und schreibt gut und leserlich, tut sich aber schwer damit, die Worte herauszubekommen, die sie verwenden will.

Wir haben es keinem in Hopkinsville erzählt, aber sie wird akzeptiert und geliebt. Das Problem mit Krebs, der Alzheimer-Krankheit und vielen anderen Krankheiten liegt darin, dass die Menschen sofort auf Distanz gehen, wenn sie davon wissen. Rebecca weiß das als Krankenschwester; jetzt, da sie die Alzheimer-Krankheit hat, sieht sie es. Es ist sehr deprimierend. Wir als Volk wissen nicht, wie man mit Leuten umgeht, die krank sind. Sie wollen darüber reden, aber wir haben Angst davor, darüber zu reden.

Das Wörterbuch ist jetzt ihr ständiger Begleiter.

Wir brauchen etwas für Rebecca. Wir haben das Gefühl, dass es Bedarf für eine Selbsthilfegruppe für die Patienten gibt. Es gibt vielleicht nicht genügend Menschen, die die Alzheimer-Krankheit früh genug entwickeln, so dass diese Art Gruppe ihnen helfen würde.

Sommer 1986

Wir sind zu unserer Hütte am Crystal Lake gefahren. Die ganze Familie war da, und wir hatten viel Spaß zusammen. Mir ist aufgefallen, dass Rebecca länger braucht, um das Ganze zu planen und den Plan dann auszuführen.

Ich habe bemerkt, dass Rebecca im vergangenen Jahr öfters von der Anschaffung eines Hundes oder anderen Haustiers geredet hat. Sie hat Mitgefühl für Menschen und Tiere. Das ist schon immer so gewesen, aber sie hat gesagt, dass sie beim Autofahren keine Schmetterlinge oder andere Tiere töten will. Sie liebt Vögel und beobachtet sie gerne. Mir ist aufgefallen, dass sie mehr als jemals zuvor will, dass ich bei ihr bin. Ich denke, sie braucht ein Gefühl der Sicherheit.

Oktober 1986

Sie macht weiter wie bisher. Sie kocht, sie stickt, sie singt im Kirchenchor und sie begleitet mich jedes Mal, wenn ich die Stadt verlasse. Manchmal merke ich, dass sie nicht reden will, dann wieder beteiligt sie sich an einem Gespräch.

Wir machen uns gerade für die Rückfahrt nach Lexington fertig, und sie packt die Sachen zusammen. Natürlich kann sie sich bei einigen Dingen nicht daran erinnern, wo sie sie hingelegt hat, aber wir leben sowieso in einem Chaos.

Sie hat das Scheckbuch bei sich und kann die Schecks sehr gut ausfüllen. Sie sagt, sie habe Angst davor, einen Scheck auszustellen, aber bis jetzt ist sie dabei sehr genau gewesen. Ich glaube, dass sie beim Ausstellen des Schecks verwirrt wird, weil sie den Betrag in Worten eintragen muss. Sie gerät beim Buchstabieren des Wortes „hundert" oder eines anderen Betrags ins Stocken. Sie hat alle unsere Dankesschreiben geschrieben und sie ständig aktualisiert.

Wir haben Entscheidungen schon immer zusammen getroffen, und wir wollen das „wir" in unserer Beziehung erhalten.

Wir planen gerade, in drei Monaten nach Australien zu gehen. Wir freuen uns darauf.

Sie macht fünfmal in der Woche Sport in einer Gruppe. Die Menschen hier sind wohlwollend, und sie hat mehrere Male gesagt, dass sie ungern weggehen würde. Sie sagt, sie mache sich Sorgen um mich in Lexington, weil wir dort nicht viele Freunde haben.

Bis jetzt kennen wir keine Medizin, keine Behandlungsmethode und kein Heilmittel. Wir leben von einem Tag auf den anderen.

Weihnachtsgrüße

Weihnachten 1987

An Weihnachten riefen uns Joetta und Bill an, um uns mitzuteilen, dass sie zwei Freunde mitbringen wollten. Wir waren einverstanden. Es stellte sich heraus, dass es sich dabei um zwei Hunde handelte; als sie gingen, waren wir die stolzen Besitzer von „Corky", einem Shih-tzu. Er denkt, er sei ein Mensch, und hört immer auf uns.

Wir machen Lexington zu unserem Stützpunkt. Weihnachten ist eine Zeit, in der man sich gegenseitig besucht, deshalb haben wir es mit diesem Rundbrief versucht. Wir möchten euch bei uns zu Hause willkommen heißen (ruft nur vorher rechtzeitig an).

Weihnachten ist der Geist der Liebe, den Gott dankenswerterweise uns allen gegeben hat und den wir an euch weiterreichen. An Weihnachten sangen die Engel über Frieden und Wohlwollen, was übersetzt bedeutet: „Liebe sei mit euch".

Rebecca und Jo

Weihnachten 1988

Jo arbeitete zwei Monate lang als Interimspriester in der Woodmount Christian Church in Nashville. Es war eine großartige Erfahrung, mit den Mitarbeitern in dieser großen metropolischen Kirche zu arbeiten. Nebenbei besuchten wir viele historische Stätten in und um Nashville.

Nach drei Wochen zu Hause in Lexington gingen wir in die UdSSR, um an einer Wallfahrt zur russisch-orthodoxen Kirche teilzunehmen, die ihr 1000-jähriges Bestehen feierte.

Rebeccas große Zeit kam im Mai, als ihre Familie zusammenkam.

Weihnachten ist der Geist der Liebe, den Gott dankenswerterweise uns allen gegeben hat, und unsere Liebe reichen wir an euch weiter.

Rebecca und Jo

Weihnachten 1989

Wir sind vom Crystal Lake zurückgekehrt. Unser Sommer bestand aus gemeinsamen Abenden vor wunderschönen Sonnenuntergängen, den verschiedenen Blautönen des Crystal, der Sanddüne, den Vögeln im Himmel und den guten Zeiten mit den vielen Freunden in Michigan.

Im August kamen wir für ein Wochenende nach Hause und packten die Koffer für unsere große Reise nach Alaska. In Nome erlebten wir, wie aufregend es ist, in der „Gold Rush Capital" zu sein und von den Millionen Dollar zu hören, die während des Goldrausches 1890 abgebaut wurden. Ja, wir haben nach Gold „gesiebt" und zwei Splitter gefunden!

Wir genießen unseren Ruhestand mit Corky, einem kleinen Shih-tzu, mit dem zweimal am Tag Gassi gegangen werden muss. Möge die Liebe der Weihnachtszeit euch erreichen, euer Herz erwärmen und euer Leben mit Liebe erfüllen.

Rebecca und Jo

Weihnachten 1990

Wir erleben gerade eine wunderschöne und aufregende Zeit. Der Geist von Weihnachten findet sich in Weihnachtsliedern der Freude, des Friedens und der frohen Botschaften.

1990 war die große Nachricht für die Rileys unser Umzug. Im Februar entschlossen wir uns dazu, nach Richmond Place zu ziehen, einer Wohnanlage für Rentner, die sich als Ort anpreist, an dem man „komfortabel seinen Ruhestand verbringen kann".

Rebecca hat alle unsere Reisen in diesem Jahr mitgemacht und sie genossen. Wie ihr wisst, hat Rebecca die Alzheimer-Krankheit. Sie ist sehr vergesslich, und es ist schwierig, etwas für die Zukunft zu planen. Der Umzug war für sie schwierig und frustrierend, weil sie dachte, dass wir alles weggeben würden. Jetzt ist der Umzug vorbei, sie hat sich eingelebt und findet Gefallen daran, wie wir wohnen.

Weihnachten rückt näher, und wir freuen uns zu wissen, dass wir überall von Liebe umgeben sind. Darum geht es an Weihnachten. Wir beten dafür, dass das Herz von Weihnachten bei euch zu Hause und in eurem Herzen sein wird.

Rebecca und Jo

Weihnachten 1991

Die Zeit schreitet voran, und der Kalender führt es uns vor Augen. Im Februar wurden wir zurück nach Kokomo eingeladen, um ihnen bei der Feier ihres 140-jährigen Jubiläums zu helfen. Wir können kaum glauben, dass wir zu ihrem 100. Geburtstag da waren.

Am 31. Mai kamen wir am Crystal Lake an, und alles war so friedlich wie immer. Wir empfingen 15 verschiedene Gruppen von Personen während des Sommers, wobei Jo der „Chefkoch und Gläserreiniger“ war. Rebecca versuchte es nur ein Mal mit Schwimmen und Segeln.

Rebecca ist etwas verwirrter geworden, und sie ist bei allem auf mich angewiesen. Sie folgte mir überall hin, wollte aber meistens zu Hause bleiben. Die Kinder bestanden darauf, dass ich mich nach einem Pflegeheim umsehen sollte. Nach langen Stunden qualvoller Gebete wählte ich eines aus, das ein Bett mit persönlicher Pflege hatte. Am 3. Oktober traf ich die schwerste und traurigste Entscheidung meines Lebens – Rebecca in ein Pflegeheim zu bringen.

Innerhalb von drei Tagen sagten die Pfleger, dass Rebecca sich nicht um sich selbst kümmern könne, und dass sie auf eine Station mit intensiverer Betreuung verlegt werden müsse. Ich besuche sie ein- oder zweimal am Tag (außer sonntags).

Mein Leben hat sich verändert, denn wir haben alles zusammen gemacht. Mein Kirchenamt war immer ein gemeinsames Kirchenamt.

Während der letzten Oktoberwoche ging ich zur Generalversammlung der christlichen Kirche, die sich in Tulsa traf.

Wir wünschen euch eine frohe Weihnacht, und möge der Geist des Jesukinds in euren Herzen sein.

Rebecca und Jo

Weihnachten 1992

In einem Kurs in komparativer Religion, den ich in besuche, besagt unser Lehrbuch, dass die Einzigartigkeit des Christentums unsere Fähigkeit ist, „die Menschheit wahrhaftig zu lieben".

Seit dem 3. Oktober 1991 ist Rebecca im Christian Health Center und leidet an der Alzheimer-Krankheit. Am Anfang hat sie etwas Gewicht verloren, aber jetzt hat sich das stabilisiert.

Im August haben Lucinda und Josh den netten „alten Mann" auf einen Wander- und Campingtrip zu den Cascade Mountains in Washington mitgenommen. Wir sind jeden Tag gewandert. Ach übrigens, Corky, unser Hund, kam zu Joys Onkel in Anderson, Indiana. Jetzt bin ich ganz allein.

Im Frühling und im Herbst habe ich mich für einen Kurs angemeldet, der sich zweimal pro Woche trifft.

Wir hoffen, dass jeder von euch ein fröhliches und friedliches Weihnachtsfest hat.

Rebecca und Jo

Weihnachten 1993

Die Liebe und das Verständnis, die uns jetzt entgegengebracht werden, haben die Beziehungen in der Familie verfestigt, und an Weihnachten halten wir inne, um uns zu erinnern, was der Familie Riley 1993 passiert ist.

Unsere Hauptsorge gilt Rebecca, die weiterhin mit der Alzheimer-Krankheit im Christian Health Center verweilt. Ihr Gesundheitszustand ist immer noch gut, aber wir holen sie nicht oft aus dem Heim.

Ich gehe zweimal am Tag hin und füttere sie. Wenn sie herumgeht, bemerkt sie andere Patienten in Rollstühlen und versucht, mit ihnen zu reden. Sie erkennt keinen außer mir, und manchmal erkennt sie nicht einmal mich wieder.

Über das Jahr hinweg habe ich nicht zugelassen, dass viel Gras unter meinen Füßen wächst, und ein Elderhostel in Catalina Island, Kalifornien, und eins beim Art Institute of Chicago besucht.

Ich wünsche mir, dass wir alle den Geist der Weihnacht spüren und in unseren Herzen die Liebe, Hoffnung und den Glauben einer fröhlichen Weihnacht erleben. Mit liebevollen Weihnachtsgrüßen,

Rebecca und Jo

Weihnachten 1994

An Weihnachten geht es um frohe Botschaften und Freude. Während des vergangenen Jahres hatten wir alle unsere Höhen und Tiefen, aber wenn wir an die Botschaft von Weihnachten denken, können wir wirklich Hoffnung schöpfen.

Mein Tag dreht sich um die Besuche von Rebecca. Ich helfe ihr beim Frühstücken, was bedeutet, dass ich die Wohnung um 6.50 Uhr verlasse und um 11 Uhr zum Mittagessen zu ihr zurückkehre. Ihre Stimmung verbessert sich, wenn sie mich sieht, aber sie hat seit mehr als anderthalb Jahren meinen Namen nicht mehr gesagt. (Ich bezweifle, dass sie mich kennt, aber sie lächelt und lacht, da sie mich als eine Person erkennt, die sie besuchen kommt.)

Im März habe ich eine Woche in Florida verbracht, um als Freiwilliger für Habitat for Humanity zu arbeiten.

Im Mai hat ein Reporter der Tageszeitung von Lexington mehrere Bewohner vom Richmond Place interviewt, die ihre Gehirne nach dem Tod der Alzheimer-Forschung vermachen. Es wurde ein großes Bild von mir und zwei weiteren Personen im Magazin der Zeitung abgedruckt. Ich sagte, ich sei noch nicht ganz bereit dazu, mein Gehirn aufzugeben!

Möget ihr an diesen Weinachten den Geist der Liebe und ein Gefühl der Hoffnung finden.

Jo

Weihnachten 1995

In einem alten Lied wird behauptet, dass die Liebe dafür sorgt, dass sich die Erde dreht. Darum geht es an Weihnachten, die Liebe, der Klebstoff, der eine Familie zusammenhält, das Band zwischen Freunden, die Güte, die wir anderen gegenüber zum Ausdruck bringen, die Sorge um andere und der Geist der Freundschaft.

Es war ein ganzes Jahr mit vielen unterschiedlichen Erfahrungen. Rebecca lebt immer noch im Christian Health Center. Sie wird langsamer, verbringt viel Zeit im Rollstuhl und benutzt ihre Gehhilfe nur sehr selten.

Zu unserer goldenen Hochzeit überraschten uns alle unsere Kinder mit einem Besuch. Samstagmittag wollten wir im Park picknicken, da es ein so schöner Tag war. Wir nahmen Rebecca mit. Wir hoffen, ihr hat es gefallen.

An diesem Abend überraschten sie mich mit einem Abendessen mit vielen guten Freunden. Der Abend stellt für mich eine weitere besondere Erinnerung an Rebecca dar.

Josh, unser Enkel, und ich unternahmen im Oktober eine Reise, die wir nie vergessen werden. Wir fuhren 1000 Meilen mit einem Transporter nach Churchill, Kanada, um Eisbären bei der Wanderung zu beobachten. Wir sahen sechs Eisbären und zwei weiße Füchse.

Dieses Weihnachten wünsche ich euch alle Freuden und die Liebe von Weihnachten.

Jo

Anmerkung der Autoren (Sommer 1996): Jo besucht Rebecca weiterhin zweimal am Tag. Er wird diesen Sommer an einem Haus für Habitat for Humanity arbeiten und später zwei Seniorenresidenz-Programme besuchen, eines in der Nähe von Chesapeake Bay in Maryland und das andere in Spanien. Indem er seine eigene Verbindung zum Leben aufbaut und seine Erfahrungen mit ehrenamtlicher Arbeit und Fortbildungsmaßnahmen fruchtbar macht, kann Jo weiterhin sowohl Rebeccas bester Freund als auch sich selbst ein guter Freund sein.

14 Aus dem Dunkel ins Licht

Hoffnung heißt nicht, dass man so tut, als ob es keine Schwierigkeiten gäbe. Es ist das Vertrauen darauf, dass sie nicht ewig andauern, dass Wunden geheilt und Schwierigkeiten gemeistert werden. Es ist der Glaube, dass eine Quelle der Kraft und Erneuerung in uns steckt, die uns durch das Dunkel ans Sonnenlicht führt.

Anonym

Wir legen den pflegenden Angehörigen und professionellen Helfern nahe, das Best-Friends-Modell in ihre tägliche Pflege einfließen zu lassen. Wenn es erfolgreich erlernt wird, kann es die Lebensqualität der Person mit der Alzheimer-Krankheit, der Familie und des Pflegenden erheblich verbessern. Tagesstätten und Pflegeheime werden merken, dass das Modell für eine unglaubliche Unterstützung durch die Familien und die Mitarbeiter sorgt. Freundschaft versteht man überall, und die Ideen in diesem Modell kann man leicht erlernen und in der Praxis umsetzen.

Wir haben uns zu lange auf die Dunkelheit und die Verzweiflung konzentriert, die ein Leben mit der Alzheimer-Krankheit mit sich bringen kann. Die Alzheimer-Krankheit hat aber noch ein anderes Gesicht, und immer mehr Familien und Fachkräfte verlangen einen positiveren Pflegeansatz. Das Best-Friends-Modell ermöglicht dieses hoffnungsvolle Konzept. Für Familien, die vielleicht immer noch die Stärke dieses Modells anzweifeln, haben wir folgende Frage: Welches Risiko gehen Sie ein, wenn Sie das Best-Friends-Modell ausprobieren?

Die Diagnose der Person mit der Alzheimer-Krankheit kann nicht verändert werden, aber die Herangehensweise der professionellen Helfer und pflegenden Angehörigen durchaus. Wenn Pflegende die Veränderungen herbeiführen, die das Best-Friends-Modell vorschlägt, können nach unserer Meinung schwierige Verhaltensweisen reduziert und kann der Person ein fröhliches, sicheres und reiches Leben ermöglicht werden.

Kapitel 1 beschreibt viele der Gefühle, die bei Menschen mit der Alzheimer-Krankheit häufig vorkommen, wie Verlust, Isolation und Einsamkeit, Traurigkeit, Verwirrung, Kummer und Sorgen, Frustration, Angst, Paranoia, Wut und Verlegenheit. Wir alle kennen die meisten dieser Gefühle. Menschen mit der Alzheimer-Krankheit, die keine gute Pflege bekommen, können leicht von negativen Gefühlen überwältigt werden. Das Best-Friends-Modell stellt das Gleichgewicht wieder her;

die dabei verwendeten Interventionen können dazu benutzt werden, negative Gefühle in positivere zu verwandeln.

Wie in Kapitel 1 erwähnt, war eine der größten Ängste von Rebecca, dass sie von anderen nicht mehr als eine „richtige Person“ behandelt werden würde. Es folgen einige Beispiele, wie das Best-Friends-Modell positive Emotionen verstärkt und Rebecca dabei geholfen hat, das Gefühl zu haben, dass sie geschätzt wird, ein Teil ihrer Familie ist und mit der Welt um sie herum in Verbindung steht.

Das Best-Friends-Modell kann Gefühle des Verlusts in Gefühle der Erfüllung verwandeln.

- Rebecca bekam das Gefühl, wertvoll zu sein, indem sie im ersten Jahr nach ihrer Diagnose eine Gruppe junger Erwachsener in der Kirche unterrichtete.
- Rebecca war stolz darauf, dass sie sich beim Singen im Kirchenchor an die Texte erinnern konnte.
- Rebecca hatte das Gefühl, innig geliebt zu werden, als sie ihre Rolle als Großmutter gegenüber ihren Enkeln weiterhin erfüllen konnte.
- Rebecca empfand Erfüllung, wenn sie anderen helfen konnte, besonders in der Tagesstätte.

Das Best-Friends-Modell kann Gefühle der Isolation in Gefühle der Verbundenheit verwandeln.

- Rebecca empfand sich als wichtig und kompetent, wenn Jo ihr das Gefühl gab, an seinem Kirchenamt teilzuhaben.
- Rebecca spürte Freundschaft und Unterstützung in einer Paargruppe.
- Rebecca wurde von ihrem Hund Corky bedingungslos geliebt.
- Rebecca fand Anschluss an die Gemeinschaft, indem sie mit Jo Kurse und Konzerte besuchte.

Das Best-Friends-Modell kann Gefühle der Traurigkeit in Gefühle der Fröhlichkeit verwandeln.

- Rebecca konnte ein „freier Geist“ sein, weil sie in der Hütte am Crystal Lake das Gefühl hatte, dass nicht viel von ihr erwartet wurde.
- Rebecca schwelgte vergnügt in Erinnerungen, als sich ihre jüngere Schwester an lustige Geschichten aus ihrer Kindheit erinnerte.

- Rebecca lächelte, wenn Freunde mit ihr über ihre Karriere als Krankenschwester und ihre Familie redeten, und sie benutzte beim Erwähnen der Kinder deren Namen.
- Rebecca fühlte sich nicht mehr so niedergeschlagen, wenn Freunde auf einen Besuch in der sicheren Umgebung ihres Zuhauses vorbeischauten.

Das Best-Friends-Modell kann Gefühle der Verwirrung in Gefühle der Orientierung verwandeln.

- Rebecca erfreute sich an Aktivitäten wie Schwimmen, Wandern und Bootfahren, wenn sie von ihrer Familie und ihren Freunden umgeben war.
- Rebecca reagierte positiv, wenn andere langsamer sprachen.
- Rebecca schätzte es, wenn das Personal in der Tagesstätte ihr Stichworte gab, damit sie wichtige Ereignisse in ihrem Leben noch einmal durchleben konnte.
- Rebecca hatte im Christian Health Center, umgeben von vertrauten Erinnerungsstücken der Familie, das Gefühl, dass ihre Orientierung am besten ist.

Das Best-Friends-Modell kann Gefühle des Kummers und der Sorgen in Gefühle der Zufriedenheit verwandeln.

- Rebecca empfand es als beruhigend, wenn sie Musik hörte und auf dem Klavier Lieder spielte, die ihr immer noch vertraut waren.
- Rebecca bewunderte die wunderschönen Sonnenuntergänge am Crystal Lake.
- Rebecca freute sich über einfache Aktivitäten wie das Beobachten von Vögeln und Schmetterlingen.
- Rebecca beruhigte sich, wenn man ihr vorlas.

Das Best-Friends-Modell kann Gefühle der Frustration in Gefühle der Lebensfreude und Friedlichkeit verwandeln.

- Rebecca liebte die Lebensfreude am Crystal Lake.
- Rebecca freute sich, wenn ihre Kinder sie an Feiertagen oder zu besonderen Anlässen anriefen oder ihr Blumen schickten.
- Rebecca fand lange Spaziergänge beruhigend.
- Rebecca hatte Spaß daran, im Garten entspannt zu arbeiten.

Das Best-Friends-Modell kann Gefühle der Angst in Gefühle der Sicherheit verwandeln.

- Rebecca fühlte sich sicherer, als ihre Freunde und die Familie ihre Krankheit akzeptierten.
- Rebecca wusste es zu schätzen, dass sie in der Öffentlichkeit nie allein gelassen wurde.
- Rebecca konnte durch freundschaftliche Umarmungen beruhigt werden.
- Rebecca liebte das Gefühl, von ihrem Hund Corky „beschützt" zu werden.

Das Best-Friends-Modell kann Gefühle der Paranoia in Gefühle des Vertrauens verwandeln.

- Rebecca hatte das Gefühl, mehr an den finanziellen Angelegenheiten der Familie beteiligt zu sein, wenn Jo sie die Schecks unterschreiben ließ, die er zuvor ausgefüllt hatte, um damit eine Rechnung zu bezahlen.
- Rebecca gefiel es, dass Jo das Wort „wir" anstatt „ich" verwendete, wenn er über die Familie redete.
- Rebecca wusste es zu schätzen, wenn sie Entscheidungen treffen durfte, auch wenn es einfache waren, oder wenn sie nach ihrer Meinung gefragt wurde.
- Rebecca hatte das Gefühl, dass die Freunde *ihre* Freunde waren und nicht nur Jos Freunde, als Jo sie bat, sich am jährlichen Weihnachtsbrief zu beteiligen.

Das Best-Friends-Modell kann Gefühle des Zorns in Gefühle der Ruhe verwandeln

- Rebecca setzte unterdrückte Energien frei, wenn sie den Hund spazieren führte.
- Rebecca fühlte sich ruhig, wenn die ehrenamtlichen Mitarbeiter in der Tagesstätte ihren Stolz respektierten, auch wenn es dabei nur darum ging, ihren Mantel selbst aufzuhängen.
- Rebecca machte die Erfahrung, dass ein intensives Training den Zorn vertrieb.
- Rebecca konnte einfach abgelenkt werden, indem man ihre Hand hielt, sie umarmte oder dadurch, dass sie sich geliebt fühlte.

Das Best-Friends-Modell kann Gefühle der Verlegenheit in Gefühle des Selbstvertrauens verwandeln.

- Rebecca gefiel es, wenn Jo ihr bei der Zubereitung einer einfachen Mahlzeit behilflich war.
- Rebecca konnte geholfen werden, indem man sie mit Leuten umgab, die die Alzheimer-Krankheit verstanden.
- Rebecca hatte das Gefühl, kompetent und nützlich zu sein, wenn sie an Programmen der Tagesstätte teilnahm, die ihren verbleibenden Fähigkeiten entsprachen.
- Rebecca hatte eher das Gefühl der Gleichwertigkeit, wenn Jo auf seine Kosten Witze machte.

Wir haben das Best-Friends-Modell als eine Art Fahrplan bezeichnet, eine Art, von „hier" nach „dort" zu kommen. In gewisser Weise ist es auch eine Art, die Person von „hier" nach „dort" zu bekommen. Das Modell kann dabei helfen, negatives Verhalten in positives zu verwandeln. Wenn Freundschaft in der Alzheimer-Pflege angewandt wird, kann das ein wirkungsvolles Hilfsmittel sein.

Wir wünschen jedem Pflegenden Geschick. Pflegende Angehörige und professionelle Helfer mit Geschick sind Menschen mit Selbstvertrauen, die eine selbstbewusste Pflege leisten, Probleme vermeiden, bevor sie entstehen, und Spaß daran haben, mit der Person zusammen zu sein.

Das Best-Friends-Modell wurde hauptsächlich für Angehörige und professionelle Helfer entworfen, die sich mit den Auswirkungen der Alzheimer-Krankheit auseinander setzen müssen, aber es hält für jeden einige Lektionen bereit. Es ist sehr wertvoll, wenn man ganz und gar für einen anderen da ist. Es ist sehr wertvoll, wenn man das Beste aus jedem Moment, jedem Tag macht. Es ist sehr wertvoll, wenn man gut kommunizieren kann. Es ist sehr wertvoll, wenn man die Lebensgeschichte eines Einzelnen in Ehren hält. Es ist sehr wertvoll, wenn man sich um jemanden kümmert.

Da jeder von uns von der Alzheimer-Krankheit befallen werden kann, jedem von uns, unseren Freunden und Familien etwas Schlimmes passieren kann, lautet die zentrale Botschaft, die wir vermitteln wollen: Wir sollten jeden, der uns wichtig ist, wie unseren besten Freund behandeln.

Danksagung

Da dieses Buch einen so großen Teil unserer Erfahrung und Arbeit seit Mitte der 80er Jahre repräsentiert, schulden wir vielen Menschen Dank, weil sie uns mit ihrem Rat und ihrer Weisheit begleitet und, in einigen Fällen, Abschnitte dieses Buches überprüft haben.

Viele Mitarbeiter vom Sanders-Brown Center on Aging der University of Kentucky verdienen besondere Anerkennung. Dr. William Markesbery, Center Director, hat uns mit seiner Beharrlichkeit motiviert, dass die beste Behandlung der Alzheimer-Krankheit eine liebevolle Pflege ist. Dr. David Wekstein brachte uns als Kollegen zusammen und führte uns durch viele unserer ersten Erfahrungen mit Selbsthilfegruppen und der Alzheimer-Pflege. Andere Fakultätsmitglieder und Angestellte des Sanders-Brown Center waren für uns eine Quelle der Inspiration und Freundschaft; zu ihnen gehören Dr. Linda Kuder, Dr. Deborah Danner und Marie Smart.

Der Vorstand und die Belegschaft der Alzheimer's Association in Lexington/Bluegrass waren Pioniere im Bereich der unmittelbaren Dienstleistungen und der Entwicklung des Helping Hand Day Center und ambulanten Pflegedienstes. Wir möchten uns besonders bei Sherry Kyker, Sharon Reed und den früheren Vorstandsmitgliedern Claire Macfarlane, Marie Masters, Jane Owen, Margaret Patterson und Ray Rector sowie bei den Mitarbeitern Joan Skillman, Robin Hamon Kern, Patricia McCray, Barry McDaniels, Gwyn Rubio und Tonya Tincher bedanken.

Der Vorstand der Alzheimer's Association in Santa Barbara hat an dieses Projekt geglaubt und seinen Executive Director unterstützt, damit er sich Zeit zum Schreiben dieses Buches nehmen konnte. Ein besonderer Dank geht an Barbara Browne und Charles Zimmer, die Vorstandsmitglieder Elayne Brill, Louise Davis, Inge Gatz, Selma Rubin, Carmen K. Singh und Jeanne West sowie die Mitarbeiter Stephanie Smagala, Marge Collins, Debbie McConnell, Ellen Moggia, Anna Marie Weiner und Dianne Timmerman.

Viele Angestellte, ehrenamtliche Mitarbeiter und Familien der AD Care Adult Day Centers, einer Einrichtung der LifeSpan Services Network, Inc., aus San Luis Obispo County, Kalifornien, haben dieses Projekt beeinflusst, besonders Pam Richards, Susan Bailey und Bev Faldalen. Alyce Crawford vom Coast Caregiver Resource Center of San Luis Obispo County ist in ihrer Gegend eine gefeierte Heldin, weil sie für die schwierigsten Probleme immer kreative Lösungen parat hat.

Viele Mitarbeiter der amerikanischen Alzheimer's Association sind in all den

Jahren wunderbare Kollegen gewesen. Besonderer Dank geht an Tom Kirk und Sam Fazio vom Personal der Patient and Family Services.

Wir bedanken uns auch für die hervorragenden Beiträge der Personen, die für uns Mentoren im Bereich der Alzheimer-Forschung und -Praxis gewesen sind, wie Lisa Gwyther von der Duke University, Dr. Miriam Aronson vom Institute on Aging im Bergin Pines County Hospital und Dr. Robert Katzman von der University of California, San Diego.

Wir danken Dr. Steven DeKosky vom University of Pittsburgh Alzheimer's Disease Research Center für seine jahrelange Unterstützung.

Die Robert Wood Johnson Foundation hat durch ihr Dementia Care & Respite Services Program, das von der Alzheimer's Association und der staatlichen Administration on Aging finanziert wird, zur Verbreitung von Tagesstätten beigetragen. Wir danken dieser Stiftung für ihre Unterstützung unserer Arbeit im Programm Helping Hand, wobei unsere besondere Dankbarkeit Rona Smyth Henry von der Foundation sowie Dr. Burton V. Reifler und Nancy J. Cox vom National Program Office der Bowman Gray School of Medicine von der Wake Forest University gilt.

Andere Stiftungen und Organisationen haben unsere Arbeit unterstützt, indem sie für die Realisierung vieler Ideen Gelder zur Verfügung stellten. Besonderer Dank geht an die Steele-Reese Foundation, die Wood-Claeyssens Foundation und die National Association of Retired Federal Employees.

Dr. Linda Hewett von der University of California, San Francisco, Alzheimer's Disease Center of Central California, hat dieses Manuskript überprüft und Kommentare zur Sexualität hinzugefügt, die in Kapitel 7 zu finden sind. Dr. Robert Harbaugh und Dr. Erno Daniel aus Santa Barbara haben Kapitel 3 überprüft.

Zum Schluss noch ein paar persönliche Dankesworte:

Von Virginia Bell – Ich danke den vielen freiwilligen Mitarbeitern des Helping Hand Center, die das Best-Friends-Modell seit 1984 veranschaulichen, sowie meinem Mann Wayne Bell und unseren Kindern und Enkeln, die mit einer unkonventionellen Ehefrau, Mutter und Großmutter leben mussten, damit dieses Buch veröffentlicht werden konnte.

Von David Troxel – Ich danke meinen Eltern Fred und Dorothy Troxel, die mir mit ihrer wunderbaren Liebe und Unterstützung zur Seite standen, Dr. Audrey Gotsch, einer Freundin und Mentorin, die mir beigebracht hat, dass sogar frustrierende Probleme gelöst werden können, sowie Betty Branch, Robert Fluno, Mary Jo Jones und Ronald Spingarn.

Anhang

Literaturempfehlungen

Alzheimer Europe (Hrsg.) (1999): Handbuch der Betreuung und Pflege von Alzheimer-Patienten. Thieme, Stuttgart

Avadian, B. (2001): Die Zeit mit dir. Lübbe

Bauer, J. (1994): Die Alzheimer-Krankheit. Neurobiologie, Psychosomatik, Diagnostik und Therapie. Schattauer, Stuttgart

Buijssen, Huub (2003): Demenz und Alzheimer verstehen – mit Betroffenen leben. Ein praktischer Ratgeber. Beltz, Weinheim

– (1997): Senile Demenz. Eine praktische Anleitung für den Umgang mit Alzheimer-Patienten. Beltz, Weinheim

Bundesministerium für Gesundheit und Soziale Sicherung (2003): Wenn das Gedächtnis nachlässt. Ratgeber für die häusliche Betreuung demenzkranker älterer Menschen. Berlin

Feil, N. (2004): Validation in Anwendung und Beispielen. Der Umgang mit verwirrten alten Menschen. 4. Aufl., Ernst Reinhardt, München/Basel

–, – Klerk-Rubin, V. de (2005): Validation. Ein Weg zum Verständnis verwirrter alter Menschen. 8. Aufl., Ernst Reinhardt, München/Basel

Füsgen, I. (2001): Demenz. Praktischer Umgang mit der Hirnleistungsstörung. 2. Aufl. Urban & Vogel, München

Kitwood, T. (2003): Demenz. Der person-zentrierte Ansatz im Umgang mit verwirrten Menschen. H. Huber, Bern

Klerk-Rubin, V. de (2006): Mit dementen Menschen richtig umgehen. Validation für Angehörige. Ernst Reinhardt, München/Basel

Mace, N. L., Rabins, P.V. (2001): Der sechsunddreißig-Stunden-Tag. H. Huber, Bern

Powell, J. (2003): Hilfen zur Kommunikation bei Demenz. Kuratorium Deutsche Altershilfe – Wilhelmine-Lübke-Stiftung, Köln

Schützendorf, E. (2004): Das Recht der Alten auf Eigensinn. Ein notwendiges Lesebuch für Pflegende und Angehörige. 3. Aufl., Ernst Reinhardt, München/Basel

Wächtler, C. (Hrsg.) (2003): Demenzen. Frühzeitig erkennen, aktiv behandeln, Betroffene und Angehörige effektiv unterstützen. Thieme, Stuttgart

Zgola, J. M. (1993): Etwas tun. H. Huber, Bern

Medien

Feil, N. (2005): „Sie haben meinen Ring gestohlen!" Mit Validation verwirrten alten Menschen helfen. Audio-CD. Gesprochen von Naomi Feil. Ernst Reinhardt, München/Basel

–, – Feil, E. (2006): Zwei Lehrfilme zur Validation. Video-DVD. Ernst Reinhardt, München/Basel

–, – Feil, E. (2001): Zwei Lehrfilme zur Validation. VHS-Video Ernst Reinhardt, München/Basel
–, – (2000): Auf der Suche nach Gestern. VHS-Video Ernst Reinhardt, München/Basel
–, – (2000): Lebe Dein Alter. VHS-Video Ernst Reinhardt, München/Basel
–, – (2000): Myrna – desorientiert und unglücklich. VHS-Video Ernst Reinhardt, München/Basel

Adressen in Deutschland, Österreich und der Schweiz

Deutschland

Alzheimer Gesellschaften, Angehörigen- und Selbsthilfegruppen, Beratungsstellen

Alzheimer Gesellschaft Dresden e.V., Frau Therese Büttner, c/o Caritas-Sozialstation, Mosczinskystr. 12/208, **01096** Dresden, Tel. 0351/4962178

Selbsthilfegruppe Bautzen, Herr Rudolf Frenzel, OT Kleinbrösern 8, **02627** Milkwitz, Tel. 035935/20329

Alzheimer Gesellschaft Leipzig e.V., Frau Hensel, Emilienstr. 14, **04103** Leipzig, Tel. 0341/9724304/-520

Alzheimer Angehörigengruppe, Frau Dr. med. S. Draba, Gesundheitsamt Halle (S.), Taubenstr. 4, **06110** Halle, Tel. 0345/2812060

Alzheimer Gesellschaft Chemnitz und Umgebung e.V., Frau Christine Böhme, c/o Kronenapotheke, Carolastr. 1, **09111** Chemnitz, Tel. 0371/5308933

Alzheimer-Angehörigen-Initiative e.V., Frau Rosemarie Drenhaus-Wagner, Reinickendorfer Str. 61(Haus 1), **13347** Berlin, Tel. 030/44338741

Deutsche Alzheimer Gesellschaft e.V., Frau Christa Matter, Friedrichstr. 236, **10969** Berlin, Tel. 030/89094357

Gesprächsgruppe für Angehörige von jüngeren Demenzkranken mit gleichzeitiger Betreuung, Frau Boche, Universitätsklinikum Benjamin Franklin, Nußbaumallee 38, **14050** Berlin, Tel. 030/84458328

Alzheimer Gesellschaft Brandenburg e.V., Frau Angelika Winkler, Stephensonstr. 24-26, **14482** Potsdam, Tel. 0331/7409008

Selbsthilfegruppe für Angehörige Demenzkranker, Herr Möhring, Altenpflegeheim „Luisenhaus“, Behlertstr. 18/20, **14469** Potsdam, Tel. 0331/28650

Kontakt- und Beratungsstelle für Alzheimer-Kranke und deren Angehörige, Frau Keitze, Mönchenstr. 50, **14913** Jüterbog, Tel. 03372/418014

Selbsthilfegruppe für pflegende Angehörige von Alzheimer- und Demenzkranken, Frau Markert, Schneiderstr. 19, **16225** Eberswalde, Tel. 03334/639885

Beratungsstelle für Demenzkranke und Angehörige, Frau Iris Nitzsche, Robert-Koch-Str. 1, **17268** Templin, Tel. 03987/7251

Beratungsstelle für Angehörige von Demenz- und Alzheimerkranken, Herr Claus, Horning 60, **19322** Wittenberge, Tel. 033877/405067

Alzheimer Angehörigengruppe Bergedorf, Behinderten-Arbeitsgemeinschaft Bergedorf e.V., Frau Helga Konther, Alte Holstenstr. 30, **21031** Hamburg, Tel. 040/7242498

Alzheimer Gesellschaft Lüneburg e.V., Frau Kerstin Löding, Am Wienebüttelerweg 1, 21339 Lüneburg, Tel. 04131/601450

Alzheimer Gesellschaft Kreis Herzogtum Lauenburg e.V., Frau Sibylle Kircher, Schüttberg 12a, **21502** Geesthacht, Tel. 04152/2765

Alzheimer Gesellschaft Hamburg e.V., Herr Heinz-Adolf Giese, Wandsbeker Allee 75, **22041** Hamburg, Tel. 040/472538

Diakonisches Werk des Kirchenkreises Blankenese e.V., Betreuungsverein für den Hamburger Westen, Frau Ingrid Karotki, Mühlenberger Weg 57, **22587** Hamburg, Tel. 040/87971613

Alzheimer Gesellschaft Norderstedt-Segeberg e.V., Herr Ulrich Mildenberger, c/o Beratungsstelle für ältere Bürger, Ochsenzoller Str. 85, **22851** Norderstedt, Tel. 040/52883830

Alzheimer Gesellschaft Stormarn e.V., Herr Kai Vollert, Woldenhorn 3, **22926** Ahrensburg, Tel. 04102/822222

Alzheimer Gesellschaft Ratzeburg im Herzogtum Lauenburg e.V., Herr Michael Stark, Schmilauer Str. 108, **23909** Ratzeburg, Tel. 04541/133257

Alzheimer Gesellschaft Lübeck und Umgebung e.V., Herr Henning Voß, Engelsgrube 70, **23552** Lübeck, Tel. 0451/7071852

Alzheimer Gesellschaft Mecklenburg-Vorpommern e.V., Herr Jörg Springmann, Fasanenweg 7, **23946** Boltenhagen,Tel. 0173/2117390

Alzheimer Gesellschaft Kiel e.V., Herr Heinz Jansen, Starnberger Str. 67, **24146** Kiel, Tel. 0431/789367

Gesprächskreis für pflegende Angehörige von Langzeitkranken, c/o Ev. Bildungswerk Rendsburg, Frau Wiebke Mentz, Am See 45, **24790** Schülldorf, Tel. 04331/91238

Alzheimer Gesellschaft Kreis Pinneberg e.V., Frau Rita Rohwedder, Dingstätte 28e, **25421** Pinneberg, Tel. 04101/555464

Alzheimer Gesellschaft Wilhelmshaven Friesland e.V., Frau Rosemarie Groß, Siedlerweg 10, **26384** Wilhelmshaven, Tel. 04421/70443

Alzheimer Gesellschaft Oldenburg-Ammerland e.V., Frau Elke Ullrich-Gierveld, Am Röttgen 2, **26655** Westerstede, Tel. 04488/859185

Alzheimer Beratung, Herr Storm, Wollgrasweg 4, **27356** Rotenburg, Tel. 04261/98040

Beratungsstelle für Demenzkranke und deren Angehörige im Dienstleistungszentrum Horn, Frau Sabine Greulich, Brucknerstr. 15, **28359** Bremen, Tel. 0421/237121 0421/2436702

Beratungsstelle der Alzheimer Gesellschaft Hannover e.V., Frau Ulrike Moes, Osterstr. 27, **30159** Hannover, Tel. 0511/2157465

Gesprächskreis für pflegende Angehörige im DSW, Frau Roswitha Plümer, LehmannStr. 11A, **30455** Hannover, Tel. 0511/491043

Alzheimer Gesellschaft Hannover e.V., Frau Christel Zerezke, Försterstieg 1A, **30916** Isernhagen, Tel. 0511/7261505

Angehörigentreff von Alzheimer Erkrankten, Frau Heidrun Mildner, Credenstr. 39, **32052** Herford, Tel. 05221/275495

Alzheimer-Angehörigen-Selbsthilfegruppe e.V., Frau Karin Alex, Feldstr. 69, **32120** Hiddenhausen, Tel. 05221/66779

Alzheimer-Gesellschaft Paderborn e.V., Frau Walburga Körting, Bonifatiusweg 19, **33102** Paderborn, Tel. 05251/4614

Alzheimer Gesellschaft Bielefeld e.V., Herr Prof. Dr. Clarenbach, Schildescher Str. 99, **33611** Bielefeld, Tel. 0521/84347

„Aktiver Pflegetreff“, Selbsthilfegruppe für Menschen in Pflegesituationen, Frau Angelika Ammann, Bodelschwinghstr. 324, **33647** Bielefeld, Tel. 0521/410832

Gesprächskreis pflegender Angehöriger im Generationennetzwerk e.V., Frau Ingrid Gerner, Bahnhofstr. 17, **33790** Halle (Westfalen), Tel. 05201/849899

Alzheimer Gesellschaft Marburg-Biedenkopf e.V., Frau Angela Schönemann, Neustadt 19, **35037** Marburg, Tel. 06421/690393

Alzheimer Gesellschaft Mittelhessen e.V., Frau Bettina Rath, Geiersberg 15, **35578** Wetzlar, Tel. 06441/43742

Alzheimer Gesellschaft Dill e.V., Herr Hans-Joachim Wagner, Bitzenstr. 11, **35708** Haiger, Tel. 02777/6660

„Die Brücke“, Herr Norbert Wenig, Auf der Bitz 2, **35767** Breitscheid, Tel. 02777/6660

Alzheimer Gesellschaft Osthessen e.V., Herr Dr. W. Behringer, Buttlarstr. 74, **36039** Fulda, Tel. 0661/15501

Alzheimer Selbsthilfegruppe Bad Hersfeld, Frau Gisela Hartwig, Kleine Industriestr. 2a, **36251** Bad Hersfeld, Tel. 06621/63520

Alzheimer Gesellschaft Main-Kinzig-Kreis e.V., Frau Bärbel Gregor, Gartenstr. 5-7, **36381** Schlüchtern, Tel. 06661/9706160

Alzheimer Selbsthilfegruppe Höxter, Gerontopsychiatrische Tagespflege, Rosemarie Heess, Elisabeth Merten, Rodewiekstr. 26, **37671** Höxter 05271/35488

Alzheimer Gesellschaft Braunschweig e.V., Frau Gertrud Terhürne, Triftweg 73, **38118** Braunschweig, Tel. 0531/2565740

Alzheimer Selbsthilfegruppe Bad Harzburg, c/o AWO Kiss Goslar, Frau Ilse Schlender, Bäringer Str. 24/25, **38640** Goslar, Tel. 05322/3137

Alzheimer Gesellschaft Sachsen-Anhalt e.V., Herr Harald Jaap, Am Denkmal 5, **39110** Magdeburg, Tel. 0391/2589060

Alzheimer Gesellschaft Düsseldorf-Mettmann e.V., Frau Monika Boot, Bergische Landstr. 2, **40629** Düsseldorf, Tel. 0211/2801759

Alzheimer Gesellschaft Kreis Neuss e.V./Nordrhein, Pater Maris, Breite Str. 33, **41460** Neuss, Tel. 02131/222110

Alzheimer Gesellschaft Mönchengladbach e.V., Frau Irene Maurer, Königstr. 151, **41236** Mönchengladbach, Tel. 02166/455102

Fachberatung Demenz der AWO-Pflege- und Sozialberatung, Herr Tassilo Mesenhöller, Alleestr. 6/8, **42853** Remscheid, Tel. 02191/914901

Alzheimer Angehörigengruppe, Frau Monika Wilhelmi, Herr Dr. Bernd Heidrich, Stiftung Tannenhof, Remscheiderstr. 76, **42899** Remscheid, Tel. 02191/123102

Alzheimer Gesellschaft Dortmund e.V., Frau Heide Römer, Kattenkuhle 49, **44269** Dortmund, Tel. 0231/7246611

Alzheimer Angehörigengruppe Castrop-Rauxel, Frau Bärbel Wawzyniak, Teutonenstr. 4a, **44579** Castrop-Rauxel, Tel. 02305/76958

Alzheimer Gesellschaft Bochum e.V., Frau Christel Schulz, Universitätsstr. 77, **44789** Bochum, Tel. 0234/337772

Angehörigengesprächskreise der DRK-Alzheimerhilfe, Frau Eva-Maria Matip, An der Holtbrügge 8, **44795** Bochum, Tel. 0234/9445145

Alzheimer Selbsthilfegruppe Essen e.V., Frau Gabriele Röder, c/o „Wiese“, Pferdemarkt 5, **45127** Essen, Tel. 0201/207676

Alzheimer Gesellschaft Essen e.V., c/o Memory Klinik Essen, Germaniastr. 1-3, **45356** Essen, Tel. 0201/6311133

Selbsthilfegruppe Angehörige von Alzheimer Patienten, Frau Gisela Spengler, Redenstr. 15a, **45966** Gladbeck, Tel. 02043/56925

Gesprächskreis für Alzheimer-Angehörige Dinslaken, c/o Caritasverband Dekanate Dinslaken und Wesel, Frau Dorothea Behma, Duisburger Str. 101, **46535** Dinslaken, Tel. 02064/731918

Kontakt- und Beratungsstelle für ältere Menschen und ihre Familien/Gesprächskreis für pflegende Angehörige, „Ruhrorter Fenster“, Frau Claudia Hartmann, Fürst-Bismarck-Str. 44, **47119** Duisburg, Tel. 0203/8098202

Gesprächskreis für pflegende Angehörige, c/o DRK Kreisverband Duisburg e.V., Frau Stephanie Kraemer, Parallelstr. 1, **47166** Duisburg, Tel. 0203/9306032

Alzheimer Gesellschaft Münster e.V., Frau Beate Nieding, Tannenbergstr. 1, **48153** Münster, Tel. 0251/780397

Angehörigengruppe Puhlheim, Frau Gisela Wego, Nettegasse 59, **50259** Puhlheim, OT Stommeln, Tel. 02238/3433

Angehörigengruppe Alzheimer-Erkrankte im Erftkreis, c/o Praxis Dr. Schreckling, Frau Kerstin Wolff-Möhlenbein, Frau Garz, Luxemburger Str. 313, **50354** Fürth, Tel. 02234/207969

Alzheimer Gesellschaft Köln e.V., Frau Susanne Edelmann, Bartholomäus-Schink-Str. 6, **50825** Köln, Tel. 0221/95570274 (Mo 9-22)

Selbsthilfegruppe für Angehörige von Alzheimerkranken in Bergisch-Gladbach, Frau Käte Tüpker, Bernard-Eyberg-Str. 75, **51427** Bergisch-Gladbach, Tel. 02204/64410

Angehörigengruppe Krefeld, Frau Andrea Wagner, Hevinghausen 103, **53804** Much, Tel. 02245/891110

Selbsthilfegruppe für Angehörige Aachen, Frau Helma Höllermann, c/o AKIS/VHS, Peterstr. 21-25, **52058** Aachen, Tel. 0241/49009

Alzheimer Gesellschaft Bonn e.V., Herr Michael G. Streicher, Friesdorfer Str. 91, **53173** Bonn, Tel. 0228/3862853

Selbsthilfegruppe für Angehörige von Alzheimer- und Demenz-Kranken, c/o Kontaktstelle des PSAK, Frau Doris Eichhorn, Frau Ursula Hansen, Luisenstr. 13, **53604** Bad Honnef, 02224/81408

Selbsthilfegruppe für Angehörige von Alzheimer-Kranken, Frau Claudia Gabriel, Lessingstr. 23, **53721** Siegburg, Tel. 02241/65880

Alzheimer Gesellschaft Region Trier e.V., Frau Johanna Reusche Im Weerberg 17, **54329** Konz, Tel. 06501/5476

Gruppenangebot für betroffene Angehörige von Alzheimer-Kranken, Frau Margret Brech, Frau Anne Thees-Konrad, Kurfürstenstr. 6, **54516** Wittlich, Tel. 06571/915514

Selbsthilfegruppe für Angehörige von Alzheimer-Kranken, Frau Gabriele Best, Große Langgasse 29, **55116** Mainz, Tel. 06131/1402143

Angehörigengruppe für Alzheimer- und Demenzerkrankte, c/o DRK-Koordinierungsstelle, Frau Bacher, Mitternachtsgasse 6, **55116** Mainz, Tel. 06131/26973

Alzheimer Initiative Mainz e.V., c/o rat und tat Mobile Altenhilfe GmbH, Frau Ute Halman, Kurt-Schumacher-Str. 20-22, **55124** Mainz, Tel. 06131/943340

Selbsthilfegruppe Birkenfeld der Alzheimer Gesellschaft Rheinland-Pfalz e.V., Herr Heinz-Otto Ströbel, Schneewiesenstr. 18, **55765** Birkenfeld, Tel. 06782/981252

Alzheimer Selbsthilfegruppe Koblenz, Frau Alma Fuhrmeister, Lindenstr. 23, **56073** Koblenz, Tel. 0261/48651

Selbsthilfegruppe für Alzheimererkrankte und Angehörige, Diakon Bernhard Borkow, Friedrich-Ebert-Str. 26, **56579** Rengsdorf/Krs. Neuwied, Tel. 02634/1413

Selbsthilfegruppe für Angehörige im Landkreis Cochem-Zell, c/o Beratungs- und Koordinierungsstelle im Ambulanten Hilfezentrum, Frau Christiane Görlitz, Brandenburg 19, **56856** Zell, Tel. 06542/960011

Selbsthilfegruppe für Angehörige von Alzheimer- und Demenzkranken, Frau Marie-Luise Huwer, c/o Seniorenhaus Waldpark, Waldstr. 1, **56865** Blankenrath, Tel. 06545/93000

Alzheimer Gesellschaft Siegen e.V., Frau Liselotte Zabel, Birkenweg 18, **57234** Wilnsdorf, Tel. 0271/390521

Alzheimer Angehörigengruppe Olpe, Frau Gisela Behr und Herr Heinz-Herrmann Müller, Lerchenweg 13, **57482** Wenden-Hillmicke, Tel. 02762/2214

Alzheimer Gesellschaft Westerwald e.V., Frau Doris Weide, Heuweg 12, **57610** Altenkirchen, Tel. 02681/5945

Interessengemeinschaft der Angehörigen von Alzheimer-Kranken e.V. Hagen, Herr Horst Schmikowski, Sternstr. 8, **58089** Hagen Tel. 02331/330607

Alzheimer-Angehörigen-Selbsthilfegruppe Lüdenscheid, Frau Ulrike Hage, Frau Sonja Hagedorn, SHZ, Freiherr-vom-Stein-Str. 20, **58509** Lüdenscheid, Tel. 02351/29459

Angehörigentreff Alzheimerkranker, c/o KAA – Pflege- und Wohnberatung, Herr Martin Kamps-Link, c/o Koordinationsstelle ambulanter Angebote, Wilhelmstr. 5, **59227** Ahlen, Tel. 02382/4090

Alzheimer Gesellschaft im Kreis Warendorf e.V., Dr. Hugo Mennemann, c/o Koordinationsstelle ambulanter Angebote, Wilhelmstr. 5, **59227** Ahlen, Tel. 02382/4090

Selbsthilfegruppe für pflegende Angehörige Soest, Frau Andrea Brinker, Oberkirchweg 8, **59494** Soest, Tel. 02921/71226

Beratungsstelle für die Begleitung und Pflege von Demenzkranken im Kreis Soest, Herr Jochen Laible, Braukstr. 15, **59556** Lippstadt, Tel. 02941/949520

Alzheimer Gesellschaft Frankfurt/M. e.V., Frau Ruth Müller, Heinrich Hoffmann-Str. 10, **60528** Frankfurt, Tel. 069/63017180

Alzheimer Gesellschaft Region Offenbach e.V., Herr Stephan Detig, Goerdeler Str. 5, **63071** Offenbach, Tel. 069/87876506

Deutsche Alzheimer Gesellschaft Landesverband Hessen e.V., Herr Stephan Detig, Goerdeler Str. 5, **63071** Offenbach, Tel. 069/87876506

Beratungsstelle der Alzheimer Gesellschaft Main-Kinzig e.V., (siehe auch PLZ 3), Frau Gabriele Karadeniz, August-Bebel-Str. 3d, **63457** Hanau, Tel. 06181/520590

Selbsthilfegruppe für Angehörige und Bezugspersonen Miltenberg, Frau Margot Metzger, Frau Ute König, Am Thorwengert 32, **63897** Miltenberg, Tel. 09371/406279, 0170/4808082

Informations- und Beratungsstelle für Demenzkranke und Angehörige, Frau Lucia Baumgärtner, Schuknechtstr. 42A, **64289** Darmstadt, Tel. 06151/967996

Alzheimer-Selbsthilfegruppe Groß-Gerau, c/o Sozialpsychiatrischer Dienst Groß-Gerau, Frau Gerhold, Wilhelm-Seipp-Str. 4, **64521** Groß-Gerau, Tel. 06152/989241

Alzheimer Gesellschaft Wiesbaden e.V., Frau Ingrid Kins, Am Alten Weinberg 32, **65207** Wiesbaden, Tel. 06122/76016

Gesprächskreis für pflegende Angehörige „Hängematte", Frau Elisabeth Reith, Haus St. Cerrutius, Aarstr. 46, **65232** Taunusstein-Hahn, Tel. 06128/916670

Alzheimer- und Demenzkranken Gesellschaft Rüsselsheim e.V., Frau Kerstin Raeder, Frau Mathilde Schmitz, Platanenstr. 58, **65428** Rüsselsheim, Tel. 06142/210373

Pflegende Angehörige e.V. – Beratungsstelle und Selbsthilfegruppe für Alzheimer Angehörige, Frau Birgit Rösner-Hannappel, Oranienseiner Weg 8, **65549** Limburg, Tel. 06431/3913

Alzheimer Hilfe e.V. Saarbrücken, c/o Herr Dr. Wolfram Köhler, Auf dem Sonnenberg, **66119** Saarbrücken, Tel. 0681/8891563

Deutsche Alzheimer Gesellschaft Landesverband Saarland e.V., Herr Andreas Sauder, Universitätsklinik, Gebäude 90/3, **66421** Homburg, Tel. 06831/1626331 oder 01805/336369

Alzheimer Selbsthilfegruppe Saarpfalz, Frau Gertrud Holzer, Hauptstr. 57, **66459** Kirkel-Limbach, Tel. 06841/81436

Selbsthilfegruppe Alzheimerkranke und Angehörige, Frau Monika Jost, Oberer Markt 16, **66538** Neunkirchen, Tel. 06821/202180

Demenzverein Saarlouis e.V., c/o Demenz-Zentrum Villa Barbara, Herr Michael Heck, Ludwigstr. 5, **66740** Saarlouis, Tel. 06831/488180

Alzheimer Gesellschaft Rheinland-Pfalz e.V., Frau Gudrun Andres, Mundenheimer Str. 239, **67061** Ludwigshafen am Rhein, Tel. 0621/569860

Angehörigengruppe für pflegende Angehörige von Alzheimer- Patienten am Zentralinstitut für seelische Gesundheit Mannheim, Dipl.-Psych. Gudrun Zeppenfeld, Dr. Claudia Koerner, Postfach 12 21 20, **68072** Mannheim, Tel. 0621/1703795

Alzheimer-Beratungsstelle und Angehörigengruppe, Herr Günther Schwarz, Evangelische Gesellschaft, Büchsenstr. 34-36, **70174** Stuttgart, Tel. 0711/2054374

Alzheimer Gesellschaft Baden-Württemberg e.V., Frau Sylvia Kern, Haußmannstr. 6, **70188** Stuttgart, Tel. 0711/2264920

Alzheimer Angehörigen-Gruppen Ludwigsburg, Herr Frank Kruse, Untere Marktstr. 1, **71634** Ludwigsburg, Tel. 07141/954218

Alzheimer-Angehörigen-Gruppe Tübingen e.V., c/o Beratungsstelle für Ältere, Frau Claudia Braun, Kirchgasse 1, **72070** Tübingen, Tel. 07071/22498

Sozialpsychiatrischer Dienst für alte Menschen (SOFA), Frau Lilo Stickel, Stuttgarter Str. 2, **72622** Nürtingen, Tel. 07022/785830

Alzheimer Initiative im Landkreis Reutlingen, Herr Wilfried Müller, Alzheimer Beratungsstelle beim DRK-Kreisverband Reutlingen, Oberer Wässere 1, **72764** Reutlingen, Tel. 07121/928736

Gesprächskreis für pflegende Angehörige demenzkranker Menschen, Frau Grete Rosstauscher, Diakoniestation Heilbronn, Moltkestr. 25, **74072** Heilbronn, Tel. 07131/93240

Selbsthilfegruppe Öhringen, Frau Susanne Weber-Paul, Marktplatz 23, **74613** Öhringen, Tel. 07949/823

Alzheimer Betreuungsgruppen und Gesprächskreis für Angehörige von dementen Patienten, Frau Waltraud Dirnberger, Dieselstr.10, **74653** Künzelsau, Tel. 07949/823

Gesprächskreis für Angehörige von Alzheimer-Patienten, Frau Martina Wolfinger, Enzkreis-Kliniken Neuenbürg, Marxzeller Str. 50, **75305** Neuenburg, Tel. 07082/49 14-0

Gesprächskreis für Angehörige von Alzheimer-Patienten, Frau Birgitt Hackner, Enzkreis-Kliniken Mühlacker, Hermann-Hesse-Str. 34, **75417** Mühlacker, Tel.07041/15-1

Alzheimer-Initiative Baden-Baden/Rastatt, Herr Max Gander, Schweigrother Str. 8, **76532** Baden-Baden, Tel. 07221/918929

Gesprächskreis für Angehörige von Alzheimer-Patienten und verwirrten alten Menschen, Frau Birgit Hacker, Frau Judith Süß, Hermann-Hesse-Str. 32, **75417** Mühlacker, Tel. 07041/152340

Selbsthilfegruppe für Angehörige von Alzheimer-Kranken Ortenau, Herr Prof.B. Fischer, Birkenweg 13, **77736** Zell a.H., Tel. 07838/548071

(AWO) Alzheimer-Angehörigen-Gruppe, Frau Karin Both, Klingenbergstr. 10, **78467** Konstanz

Alzheimer Gesellschaft München e.V., Frau Christine Zarzitzky, Frau Silvia Krupp, Richard-Strauss-Str. 34, **81677** München, Tel. 089/475185

„Altern in Würde"-Soziale Gerontologie im Pfaffenwinkel, Frau Petra Stragies, Am Waitzackerbach 8, **82362** Weilheim, Tel. 0881/9276091

Gesprächskreis für pflegende Angehörige von Alzheimer-Kranken, Frau Grimm, Reichenbachstr. 5, **83022** Rosenheim, Tel. 08031/203720

Angeleitete Selbsthilfegruppe, c/o Arbeiterwohlfahrt – Gerontopsychiatrischer Dienst, Frau Irmgard Lienz, Riesengebirgsstr. 3, **84478** Waldkraiburg, Tel. 08638/1540

Alzheimer Gesellschaft Ingolstadt e.V., Frau Mathilde Greil, Postfach 21 02 36, **85017** Ingolstadt, Tel. 0841/8817732

Selbsthilfegruppe von Alzheimer-Patienten,Frau Martina Maier, von-Scala-Str. 15, **85560** Ebersberg, Tel. 08092/88817

Gesprächsgruppe für Angehörige Demenzkranker des Sozialpsychiatrischen Dienstes Neuburg-Schrobenhausen, Herr Bernd Portenlänger, Frau Forster-Hüttlinger, Caritasverband Neuburg-Schrobenhausen, Spitalplatz C 193, **86633** Neuburg a.d. Donau, Tel. 08431/6488555

Gruppe für Angehörige von altersverwirrten Menschen, Frau Iris Schulz, Freudental 1, **87439** Kempten, 0831/54026254

Vita e.V. Kaufbeuren, Frau Ingrid Bischoff, Luxdorfer Weg 16, **87600** Kaufbeuren, Tel. 08341/60820

Gesprächskreis für Angehörige von Demenzkranken Lindau, c/o Sozialstation Lindau (Bodensee), Frau Angelika Weiss, Leiblachstr. 8, **88131** Lindau, Tel. 08382/967415

Angehörigengruppe von Alzheimer-Kranken Friedrichshafen/Bodensee, Frau Gisela Harr, Am Sonnenbühl 18, **88326** Aulendorf, Tel. 07525/8272

Angehörigengruppe von Alzheimer-Kranken Ravensburg, Frau Beate Ermler, Rathausstr. 10, **88373** Fleischwangen, Tel. 07505/1598

Selbsthilfegruppe für Angehörige von Alzheimer-Kranken und verwirrten älteren Menschen, c/o Seniorenamt Nr. 242, Frau Regina Schütz, An der Kapuzinermauer 1, **89312** Günzburg, Tel. 08221/95224

Alzheimer Gesellschaft Mittelfranken e.V., Herr Dr. Elmar Gräßel, Adam-Klein-Str. 6, **90429** Nürnberg, Tel. 0911/266126

Deutsche Alzheimer Gesellschaft Landesverband Bayern e.V., Frau Anne Höcker, Adam-Klein-Str.6, **90429** Nürnberg, Tel. 0911/4466784

Angehörigengruppe für pflegende Angehörige von Demenzkranken, Frau Elisabeth Plank, Ansbacher Str. 6, **91413** Neustadt/Aisch, Tel. 09161/888915

Angehörigengruppe Alzheimerkranker Neumarkt, Herr Peter Frank, Ölschlag 1, **92334** Berching, Tel. 08462/390

Alzheimer Gesellschaft Oberpfalz e.V., Frau Dr. Sigrid Woll, Ziegetsdorfer Str. 36, **93015** Regensburg, Tel. 0941/9455937

Selbsthilfegruppe Würzburg, Frau Karin Schmid, Bayernstr. 47, **97204** Würzburg, Tel. 0931/407593

Alzheimer-Angehörigengruppe, Frau Ursula Seufert-Göß, Dittelsbrunnerstr. 13-25, **97422** Schweinfurt, Tel. 09721/299106

Alzheimer Gesellschaft Würzburg Unterfranken e.V., Herr Dr. Wieland Gsell, Am Sonnenberg, **97816** Lohr, Tel. 09352/5030

Angehörigen-Selbsthilfegruppe für Angehörige Demenzkranker, Frau Waltraud Horn, Leonhard-Frank-Str. 36, **98529** Suhl, Tel. 03681/722376

Angehörigen-Selbsthilfegruppe für Angehörige von Alzheimer-Kranken, Frau Barbara Pelz, Stockelmannstr. 12, **98553** Schleusingen, Tel. 036841/40320

Gedächtnissprechstunden

Universitätsklinikum Carl-Gustav-Carus der TU Dresden, Klinik für Psychiatrie und Psychotherapie, Frau Dr. med. Vjera Holthoff, Fetscherstr. 74, **01307** Dresden, Tel. 0351/4582797

Poliklinik für Psychiatrie der Universität Leipzig, Gedächtnissprechstunde Frau Anke Hensel, Emilienstr.14, **04107** Leipzig, Tel. 0341/9724304

Poliklinik für Psychiatrie der Universität Halle, Herr Dr. Arndt, Julius-Kühn-Str. 7, **06097** Halle, Tel. 0345/5573640

Neurologische Klinik Charité, Gedächtnissprechstunde, Herr Dr. Joachim Schulz, Luisenstr. 11-23, **10117** Berlin, Tel. 030/450560084

Neurologische Poliklinik, Universitätsklinikum Benjamin Franklin, Herr Dr. Ralf Siedenberg, Hindenburgdamm 30, **12200** Berlin, Tel. 030/84452255

Gedächtnissprechstunde Krankenhaus Hellersdorf, Frau Prehn, Brebacher Weg 15, Haus 41, Station GA71, **12683** Berlin, Tel. 030/56803591

Evangelisches Geriatriezentrum Berlin, Herr Dr. Gernot Lämmler, Reinickendorfer Str. 61, **13347** Berlin, Tel. 030/4594 1975

Landesklinik Eberswalde, Gerontopsychiatrisches Zentrum, Herr Dr. Eick Fritzsche, Oderberger Str. 8, **16225** Eberswalde, Tel. 03334/53367

Gedächtnissprechstunde der Uniklinik Hamburg-Eppendorf, Herr Dr. Tomas Müller-Thomsen, Martinistr. 52, **20246** Hamburg, Tel. 040/428032228

Allg. Krankenhaus Harburg, Abt. für Psychiatrie und Psychotherapie, Memory Klinik, Herr Dr. Preiter, Eißendorfer Pferdeweg 52, **21075** Hamburg Tel. 040/79213243

Klinikum Ochsenzoll/Nord, Memory-Klinik, Frau Britta Stieglitz, Langenhorner Chaussee 560, **22419** Hamburg, Tel. 040/52712445

Memory-Sprechstunde, Senioren-Residenz Godenblick, Prof. Dr. Wulf-Dieter Möller, Godenbergredder 7, **23714** Malente, Tel. 04523/996600

Klinik für Psychiatrie und Psychotherapie Kiel, Gedächtnissprechstunde, Frau Dr. Silke Kraus, Niemannsweg 147, **24105** Kiel, Tel. 0431/5972585

H.-G. Creutzfeldt Institut, Memory-Sprechstunde, Prof. Dr. Wulf-Dieter Möller, Waitzstr.6, **24105** Kiel, Tel. 0431/567350

Klinik für Psychiatrie und Psychotherapie Kiel, Gedächtnissprechstunde, Frau Dr. Silke Kraus, Niemannnsweg 147, **24105** Kiel, Tel. 0431/5972585

Henriettenstiftung Hannover, Herr Prof. Hager, Marienstr.72-90, **30171** Hannover, Tel. 0511/2893487

Eggeland-Klinik, VKA/Memory-Clinik, Kur- und Rehabilitationszentrum, Frau Kronibus, Bahnhofstr.1, **33014** Bad Driburg, Tel. 05253/986-0

Psychiatrische Klinik der Universität Gießen, Frau Dr. Heike Dech, Am Steg 22, **35385** Gießen, Tel. 0641/9945771

Institut für Humangenetik, Prof. Dr. Ulrich Müller, Schlangenzahl 14, **35392** Gießen, Tel. 0641/9941601

Klinik für Psychiatrie und Psychotherapie Gießen, Licher Str. 106, **35394** Gießen, Tel. 0641/403414

Psychiatrische Uniklinik Göttingen, Frau Dr. Gabriela Stoppe, Von-Siebold-Str. 5, **37075** Göttingen, Tel. 0551/399563

Psychiatrische Klinik der Georg-August-Universität, Frau Dr. Stiens, Robert-Koch-Str. 40, **37975** Göttingen, Tel. 0551/398484

Klinik für Neurologie der O.-v.-Guericke-Universität, Frau Henrike Tribukat, Leipziger Str. 44, **39120** Magdeburg, Tel. 0391/6713435

Klinik für Psychiatrie und Psychotherapie, Herr Dr. Wolf, Leipziger Str. 44, **39120** Magdeburg, Tel. 0391/6714222

Rhein. Landes- und Hochschulklinik Düsseldorf, Herr Dr. Martin Haupt, Bergische Landstr. 2, **40629** Düsseldorf, Tel. 0211/9224201

Westfälisches Zentrum für Psychiatrie, Dr. Brühne-Cohrs, Alexandrinenstr. 1, **44791** Bochum, Tel. 0234/5077222

DRK Gesellschaft für Beratung und Betreuung mbH, Gedächtnissprechstunde und Beratung, Frau Eva-Maria Matip, An der Holtbrügge 8, **44795** Bochum, Tel. 0234/9445147

Ruhr-Universität Bochum, Herr Dr. Pasquale Calabrese, In der Schornau 23/25, **44892** Bochum, Tel. 0234/2993700

Klinik für Psychiatrie und Psychotherapie Essen, Gedächtnissprechstunde, Herr Dr. Heringhaus, Virchowstr. 174, **45175** Essen, Tel. 0201/7227331

Memory Klinik Essen, Germaniastr. 1-3, **45356** Essen, Tel. 0201/6311133

Westfälische Klinik für Psychiatrie und Psychotherapie, Gedächtnissprechstunde, Herr Dr. Dirk K. Wolter-Henseler, Friedrich-Wilhelm-Weber-Str. 30, **48147** Münster, Tel. 0251/5915269

Gerontopsychiatrisches Zentrum Münster/C.-Wallrath-Haus, Gedächtnisambulanz, Frau Dr. H. Halbritter, Josefstr. 4, **48151** Münster, Tel. 0251/5202-0

Max-Planck-Institut, Gedächtnisambulanz, Herr Dr. Rüdiger Mielke, Gleuelerstr. 50, **50931** Köln, Tel. 0221/4726313

Rheinische Landesklinik Köln, W.-Griesinger-Str. 23, **51109** Köln, Tel. 0221/8993201

Klinik und Poliklinik für Neurologie Bonn, Gedächtnissprechstunde, Prof. Hartmann, Sigmund-Freud-Str. 25, **53105** Bonn, Tel. 0228/2875714

Psych. Klinik der Joh.-Gutenberg Universität, Herr Dr. Fellgiebel, Untere Zahlbacher Str. 8, **55131** Mainz, Tel. 06131/177340

Memory Clinic – Klinik am Stein, Geriatrisches Zentrum Olsberg, Frau Kräling, Wattmecke 1-7, **59939** Olsberg, Tel. 02962/808100

Klinik für Psychiatrie I an der Johann-Wolfgang-Goethe-Universität, Frau Ruth Müller, Heinrich-Hoffmann-Str. 10, **60528** Frankfurt, Tel. 069/63014861

Zentrum für soziale Psychiatrie Bergstraße, Frau Walburg Lücke, Ludwigstr. 54, **64646** Heppenheim, Tel. 06252/16411

Neurozentrum Hochheim, Herr Dr. Rainer Wiegand, Weiherstr. 1, **65239** Hochheim, Tel. 06146/835858

Geriatrische Klinik Sonnenberg, Frau Dr. Fehrenbach, Auf dem Sonnenberg, **66119** Saarbrücken, Tel. 0681/8892201

Gedächtnisambulanz am Klinikum Ludwigshafen/Abt. Neurologie, *vorerst nur für Privatpatienten*; Frau Dr. Eva Bora, Bremserstr. 79, **67063** Ludwigshafen, Tel. 0621/5034210

Gedächtnisambulanz im Zentralinstitut für seelische Gesundheit Mannheim, Dipl.-Psych. Gudrun Zeppenfeld, Dr. Claudia Koerner, Postfach 12 21 20, **68072** Mannheim, Tel. 0621/1703795

Psychiatrische Universitätsklinik Heidelberg, Dr. Regina Schmidt, Voßstr. 2, **69115** Heidelberg, Tel. 06221/564431

Psychiatrische Universitätsklinik Tübingen, Frau Dr. Elke Richartz, Osianderstr. 24, **72076** Tübingen, Tel. 07071/2982302

Klinikum Karlsbad, Guttmannstr. 1, **76307** Karlsbad, Tel. 07202/613408

Reha-Klinik Klausenbach, Dr. Dickreiter, Klausenbach 1, **77787** Nordrach, Tel. 07838/82251

Kliniken Schmieder, Memoryklinik, Tafelholz 8, **78473** Allensbach, Tel. 07533/8081105

Neurogeriatrie und Memory-Ambulanz, Geriatriezentrum, Universitätsklinikum Freiburg, PD Dr. K. Schmidtke, Lehener Str. 88, **79106** Freiburg, Tel. 0761/2707098

Memory-Praxis Hochrhein, Herr Dr. Marc Dressel, Untere Haspelstr. 15, **79761** Waldshut-Tiengen, Tel. 07751/700036

Psychiatrische Klinik Innenstadt, Frau Dr. Katharina Buch, Nußbaumstr. 7, **80336** München, Tel. 089/51605824

Max-Planck-Institut für Psychiatrie, Frau Dr. Annette Sonntag, Kraepelinstr. 10, **80804** München, Tel. 089/30622638

Psychiatrische Klinik und Poliklinik der TU-München, Alzheimer-Zentrum, Herr Prof. Dr. Alexander Kurz, Möhlstr. 26, **81671** München, Tel. 089/41404275

Krankenhaus München-Neuperlach, Frau Dr. Britta Wiegele, Oskar-Maria-Graf-Ring 51, **81737** München, Tel. 089/67942568

Klinik Bad Aibling GmbH & Co, Frau Dr. Barbara Romero, Kolbermoorer Str. 72, **83043** Bad Aibling, Tel. 08061/3879-0

BKH Gabersee, Herr Dr. Schmidmayer, Gabersee 7, **83512** Wasserburg, Tel. 08071/71295

Gedächtnisambulanz am Bezirkskrankenhaus Taufkirchen, Herr Dr. Marquard, Frau Dr. Schrenk, Bräuhausstr. 5, **84416** Taufkirchen (Vils), Tel. 08084/934212

Klinikum Ingolstadt, Memory-Klinik, Frau Simone Winkler, Krummenauer Str. 25, **85049** Ingolstadt, Tel. 0841/8802205

Sozialpsychiatrischer Dienst Neuburg-Schrobenhausen, c/o Praxis für Neurologie und Psychotherapie, Dr. Bergmann (Neuburg), Herr Gößwein, Herr

Portenlänger, Caritasverband Neuburg-Schrobenhausen, Spitalplatz C 193, **86633** Neuburg a.d. Donau. Tel. 08431/6488555

Zentrum für Psychiatrie „Die Weissenau“, Dr. Matthias Fischer, Weingartshoferstr. 2, **88214** Ravensburg, Tel. 0751/76012404

Neurologische Uniklinik Ulm, Herr Dr. Matthias Riepe, Steinhövelstr. 1, **89075** Ulm, Tel. 0731/5002143

Klinikum für Psychiatrie und Psychotherapie am Klinikum Nürnberg-Nord, Dr. Hartmut Lehfeld, Prof.-Ernst-Nathan-Str. 1, Tel. 0911/3983690

Neurologische Klinik und Poliklinik Erlangen, Prof. Dr. Lang, Schwabachanlage 6, **91054** Erlangen, Tel. 09131/8534455

Psych. Klinik mit Poliklinik Erlangen, Schwabachanlage 6 und 10, **91054** Erlangen, Tel. 09131/8534597

Klinikum Am Europakanal Erlangen, Frau Dr. Haller, Am Europakanal 71, **91056** Erlangen, Tel. 09131/7532380

Bezirksklinikum Regensburg, Herr Dr. Ibach, Universitätsstr. 84, **93053** Regensburg, Tel. 0941/9411200

Aesclepsios Klinik Schaufling, Dr. Peter Frommelt, Hausstein 30.5, **94571** Schaufling, Tel. 09904/775571

Klinikum Bayreuth, Herr Thomas Tümena, Preuschwitzer Str.101, **95445** Bayreuth, Tel. 0921/4001260

Universitätsnervenklinik Würzburg, Frau Dr. Mittelsteiner, Füchsleinstr. 15, **97080** Würzburg, Tel. 0931/2017780

Österreich

Alzheimer Vereinigungen, Angehörigen- und Selbsthilfegruppen, Beratungsstellen

Alzheimer Angehörige Austria, Selbsthilfegruppe, Frau Lisl Pammer, Frau Antonia Croy, Obere Augartenstr. 26-28, **1020** Wien, Tel. 01/3325166

Institut „Sicher Leben“, Zaunergasse 4, **1030** Wien, Tel. 01/7156644

Angehörigengruppe an der Neurologischen Universitätsklinik, Neurol. Univ. Klinik, Herr Prof. Dr. Peter Dal Bianco, Frau Patricia Treulich, Währinger Gürtel 18-20, Ebene 6A, **1090** Wien, Tel. 01/404003148

Psychosozialer Dienst in Wien, Beratungszentrum für Angehörige von älteren Menschen mit psychosozialen Problemen, Frau Panholzer, Fuchtsthallergasse 18, **1090** Wien, Tel. 01/310959911

Österreichische Alzheimer Gesellschaft, Neurologisches Krankenhaus Rosenhügel, Riedelgasse 5, **1130** Wien

Österreichische Alzheimer Liga, 3. Psychiatrische Abteilung,

Psychiatrisches Krankenhaus der Stadt Wien, Frau Prim. Dr. Marion Kalousek, Baumgartner Höhe 1, **1145** Wien, Tel. 01/9106020308

Psychiatrisches Krankenhaus der Stadt Wien, Tagesklinik 19/3, Angehörigengruppe, Frau Dr. Barbara Schreiber, Baumgartner Höhe 1, **1145** Wien, Tel. 01/9106021930

Abende für Angehörige von verwirrten alten Menschen, Frau Doris Otte, Weinberg 37, **1190** Wien

Verein für Sachwalterschaft und Patientenanwaltschaft, Forsthausgasse 16-20, **1200** Wien, Tel. 01/3304600

Angehörigengruppe im SMZ-Ost, Psychiatr. Abteilung Station 38, Herr OA. Dr. Michael Rainer, Frau Antonia Croy, Langobardenstr. 122, **1220** Wien, Tel. 01/288023038

Hilfswerk Baden, Herr Dr. Walter Schuchlenz, Pergerstr.15, **2500** Baden, Tel. 02252/86260

SHG St. Polten, „Alzheimer und Demenz-Kranke" NO Mitte,

Aö. Krankenhaus der Landeshauptstadt St. Pölten, Abteilung für Neurologie, Prim. Dr. Ulf Baumhackl, Herr Ing. R. Pammer, Tel. 02742/78433, Frau Traude Izaak, Tel. 02742/254994, Probst Führer-Str. 4, **3100** St. Pölten

NÖ. Landesnervenkrankenhaus Gugging, Gerontopsychiatrische Abteilung, Frau Dr. Christiane Richter, Herr DSA Manfred Krenmüller, Frau Mag. Katrin Knerer, Hauptstaße 2, Maria Gugging, **3400** Klosterneuburg, Tel. 02243/90555260

Landes-Nervenklinik Wagner Jauregg, Herr Prim. Univ. Doz. Dr. Friedrich Leblhuber, Wagner Jauregg Weg 15, **4020** Linz, Tel. 0732/69213100

IGF (Integrierter Gesundheits- und Sozialsprengel der Stadt Wels), Herr Rudolf Scheinecker, Hans Sachs-Str. 4, **4600** Wels, Tel. 07242/699210

Verein M.A.S. (Morbus Alzheimer Syndrom), Frau Felicitas Zehetner, Wiesingerstr. 4, **4820** Bad Ischl, Tel. 06132/1410

LKH Wolfsberg, Med. Geriatrische Abteilung, Herr Prim. Dr. Ernst Pesec, Paul-Hackhofer-Str. 9, **9400** Wolfsberg, Tel. 04352/533453

Psychosoziales Zentrum Graz Ost, Hasnerplatz 4, **8010** Graz, Tel. 0316/676076

Sozial- u. Begegnungszentrum, Herr Mag. Roland Moser, Maiffredygasse 4, **8010** Graz, Tel. 0316/382131

Landesnervenkrankenhaus Graz Abt. f. Gerontopsychiatrie, Herr Prim. Dr. F. Yazdani, Wagner Jaureggplatz 1, **8011** Graz, Tel. 0316/291501216

Compass, Frau Gudrun Hörmann, Flossländstr. 18, **8020** Graz, Tel. 0316/687141

Sozialmedizinisches Zentrum Liebenau, Herr DSA Gerhard Löffler, Liebenauer Hauptstr. 104, **8041** Graz, Tel. 0316/428161

Integrierter Sozialer u. Gesundheitssprengel, Herr Werner Klaus, Johann Böhm-Str. 27, **8605** Kapfenberg, Tel. 03862/215003

AKS Bludenz, Gruppe für Angehörige von verwirrten Menschen, Herr Dr. Wilhelm Jochum, Herr OA. Dr. Reinhard Bacher, Herr DSA Johannes Wolv-Nuderscher, Sozialzentrum Bürs, Judavollastr. 3a, **6706** Bürs

Arbeitskreis für Vorsorge- und Sozialmedizin gemeinnützige Betriebs GmBH (AKS Bludenz), Herr DSA Johannes Wolv-Nuderscher, Hermann-Sandner-Str. 3/1, **6700** Bludenz, Tel. 05522/65035

LKH Rankweil, Beratung in der Psychiatrischen Ambulanz, Herr OA. Dr. Reinhard Bacher, Valdunastr. 16, **6830** Rankweil, Tel. 05522/403266

Praxisgruppe Bregenz, Frau Dr. Ingrid Künz, Kolumbanstr. 4, **6900** Bregenz, Tel. 05574/45167

Arbeitskreis für Vorsorge- und Sozialmedizin, Herr Mostegel, Rheinstr. 61, Postfach 304, **6901** Bregenz, Tel. 05574/64570

Sozialsprengel Hard, Frau Hermi Meusburger, Ankergasse 24, **6971** Hard, Tel. 05574/83387

Alzheimer-Angehörigen-Gruppe, Landesnervenklinik Salzburg, Herr OA. Dr. Gernot Luthringshausen, Herr Dr. Titus H. Moroder, Ignaz-Harrer-Str. 79, **5020** Salzburg, Tel. 0662/44833001

Landesnervenklinik Salzburg, Abteilung für Geriatrie, Frau Dr. Christa Erhart, Ignaz Harrer-Str. 79, **5020** Salzburg, Tel. 0662/44834131

Amt für Seniorenbetreuung, Magistrat Salzburg, Frau Mag. Silvia Dovitz, St. Julien-Str. 20, **5020** Salzburg, Tel. 06223/2880

Sozialstation Rauchgründe, Innsbrucker Bundesstr. 36, **5020** Salzburg

Dachverband Soziale Dienste Salzburg, Frau Elfriede Peter-Sonnleitner, Grazer Bundesstr. 6, **5020** Salzburg, Tel. 0662/64914015

Selbsthilfe Salzburg, Frau Dr. Anneliese Grafinger, Faberstr. 19-23, **5024** Salzburg, Tel. 0662/8889258

Amt für Seniorenbetreuung, Magistrat Salzburg, Frau Eva Maria Dechant, Hermann-Gmeiner-Str. 21, **5071** Salzburg-Loig, Tel. 0662/853018

Dachverband Selbsthilfe, Frau Agnes Wieser, Innrainstr. 43, **6020** Innsbruck, Tel. 0512/5771980

Arbeitsgemeinschaft Gerontopsychologie, Frau Dr. Monika Kiener, Mitterweg 65a, **6020** Innsbruck, Tel. 0664/8198880

SHG für Angehörige der Alzheimer Kranken sowie Altersdementen, Selbsthilfegruppe, Maximilianstr. 35, **6020** Innsbruck, Tel. 0512/589142

Bezirkskrankenhaus Kufstein, Abteilung Psychiatrie, Herr Prim. Univ. Doz. Dr. Carl Hermann Miller, Endach 27, **6330** Kufstein, Tel. 05372/69663805

Bezirkskrankenhaus Kufstein, Abteilung Neurologie, Herr Prim. Univ. Doz. Dr. Klaus Berek, Endach 27, **6330** Kufstein, Tel. 05372/69663405

Alzheimer Selbsthilfegruppe Imst, Frau Hannelore Mark, Weinberg 21a, **6460** Imst, Tel. 05412/66107

Gedächtnissprechstunden

Gedächtnisambulanz, Allgemeines Krankenhaus der Stadt Wien, Leitstelle 6A, Ansprechpartner: Herr Prof. Dr. Peter Fischer, Währinger Gürtel 18-20, **1090** Wien, Tel. 01/404003547

Gedächtnisambulanz, Geriatriezentrum am Wienerwald, Psychologische Ambulanz, Ansprechpartner: Herr Magister Dittrich und Herr Dr. Gatterer, Jagdschloßgasse 59, **1130** Wien, Tel. 01/801103249

Gedächtnisambulanz, Ordination Dr. Dal-Bianco, ao Univ. Prof. Dr. Peter Dal-Bianco, Facharzt für Neurologie und Psychiatrie,

Ansprechpartner: Herr Prof. Dr. Peter Dal-Bianco, Himmelstrasse 27, **1190** Wien, Tel. 01/3203334

Memoryambulanz, Allgemeines öffentliches Krankenhaus, Neurologische Abteilung, Ansprechpartner: Frau Dr. Riedelberger und Frau Magister Tesa, Probst-Führer-Str. 4, **3100** St. Pölten, Tel. 02742/3002842

Geriatrische Ambulanz, Christian-Doppler-Klinik Salzburg, Geriatrie, Ansprechpartner: Frau Dr. Christa Erhart, Ignaz-Harrer-Str. 79, **5020** Salzburg, Tel. 0662/44834130; Demenzabklärung, Christian-Doppler-Klinik Salzburg, Neurologie, Ignaz-Harrer-Str. 79, **5020** Salzburg, Tel. 0662/44833015

Gedächtnisambulanz, Universitätsklinik für Neurologie Innsbruck, Ansprechpartner: Dr. W. Berger, Anichstr. 35, 6020 Innsbruck, Tel. 0512/5043858

Gedächtnisambulanz, Universitätsklinik für Neurologie, Ansprechpartner: Prof. Dr. Hans-Peter Hartung und Dr. Reinhold Schmidt, Auenbruggerplatz 22, **8036** Graz, Tel. 0316/385385

Gedächtnisambulanz, LKH Klagenfurt, Neurologische Ambulanz, Ansprechpartner: Dr. Grossmann, Dr. Kuschnik, Frau Neumann, St. Veiter Str. 47, **9020** Klagenfurt, Tel. 0463/53822776

Schweiz

Schweizerische Alzheimervereinigungen und Sektionen

Sektion Waadt, Case Postale 128, **1001** Lausanne, Tel. 021/3245040

Sektion Genf, Chemin des Fins, 27, **1218** Le Grand-Saconnex, Tel. 022/7882708

Schweizerische Alzheimervereinigung, 8, Rue des Pêcheurs, **1400** Yverdon-les-Bains

Sektion Freiburg, Rte d'Avry, 3, **1753** Matran, Tel. 026/4024242

Sektion Wallis, Case Postale 2206, **1950** Sion 2 Nord, Tel. 027/3220741

Sektion Neuenburg, Case Postale 24, **2301** La Chaux-de-Fonds, Tel. 032/7293059

Sektion Jura, Rue des Sommêtres 6, **2340** Le Noirmont, Tel. 032/4656790

Sektion Bern, Alzheimervereinigung Bern, Kant. Anlaufstelle, Kornhausplatz 7, **3011** Bern, Tel. 031/3120410

Sektion beider Basel, Schanzenstrasse 55, **4031** Basel, Tel. 061/2653888

Sektion Solothurn, c/o Pro Senectute, Kt. Solothurn, Postfach 527, **4501** Solothurn, Tel. 032/6214568

Sektion Aargau, c/o Pro Senectute, Bachstr. 111/Postfach, **5001** Aarau, Tel. 062/8240862

Sektion Luzern, Büttenenhalde 38, **6006** Luzern, Tel. 041/3721214

Sektion Zug, Beratung und Anlaufstelle, Marlène Lustenberger, Pro Senectute, General Guisan Strasse 22, **6300** Zug, Tel. 041/7275052

Sektion Tessin, Sezione Ticino, Via Vanoni 8, **6900** Lugano, Tel. 091/9121707

Sektion Graubünden, c/o Pro Senectute, Alexanderstr. 2, **7000** Chur, Tel. 081/2524424

Sektion Zürich, Fellenbergstr. 288, **8047** Zürich, Tel. 01/4935036

Sektion Schaffhausen, Postfach 22, **8240** Thayngen, Tel. 052/6450540

Sektion Thurgau, Sternwartestr. 12, **8500** Frauenfeld, Tel. 052/7213254

Sektion St. Gallen/Appenzell, c/o Pro Senectute, Davidstrasse 16, **9001** St. Gallen, Tel. 071/2276004

Gedächtnissprechstunden

Gedächtnissprechstunde mehrsprachig/Consultation de la mémoire, Policlinique Universitaire de Psychogériatrie, Ansprechpartner: Herr Dr. Adrian Küng, Avenue de Morges 10, **1004** Lausanne, Tel. 021/6250491

Gedächtnissprechstunde mehrsprachig/Consultation mémoire, Institutions Univérsitaires de Gériatrie de Genève, Ansprechpartner: Frau Dr. Reinhild Mulligan, Route de XXXI-ième Décembre, **1207** Genève, Tel. 022/7184592

Gedächtnissprechstunde, Psychiatrische Universitätspoliklinik, Inselspital, Ansprechpartner: Herr Dr. Kaspar Aebi, **3010** Bern, Inselspital, Tel. 031/6322111

Gedächtnissprechstunde, Psychiatrische Universitätsklinik, Ansprechpartner: Frau Dr. Eva Krebs-Roubicek, Wilhelm Klein-Str. 27, **4025** Basel, Tel. 061/3255111

Gedächtnissprechstunde, Memory Clinic, Geriatrische Universitätsklinik, Kantonsspital, Ansprechpartner: Frau Doris Ermini-Fünfschilling, Hebelstr. 10, **4031** Basel, Tel. 061/2653881

Gedächtnissprechstunde, Memory-Clinic, Solothurn Bürgerspital, Ansprechpartner: Herr Dr. Beat Selz oder Frau S. Ackermann, Schöngrünstr., **4500** Solothurn, Tel. 032/6274401

Gedächtnissprechstunde, Klinik Sankt Urban, Ansprechpartner: Frau Josy Höller Moggi, **4915** St. Urban, Tel. 062/9185555

Gedächtnissprechstunde, Demenz-Hotline Luzern, Ansprechpartner: Frau Dr. Doris Sutter-Gut, Morgartenstr. 7, **6003** Luzern, Tel. 041/2108282

Gedächtnissprechstunde, Psychiatrische Universitätsklinik, Gerontopsychiatrisches Zentrum Hegibach, Ansprechpartner: Frau Dr. Ursula Schreiter, Minervastr. 145, **8029** Zürich, Tel. 01/3891441

Gedächtnissprechstunde, Memory-Klinik Waid, Klinik für Geriatrie und Rehabilitation, Stadtspital Waid, Ansprechpartner: Frau Dr. Irene Bopp-Kistler, Tièchestr. 99, **8037** Zürich, Tel. 01/3662606

Gedächtnissprechstunde, Memory Klinik, Krankenheim Entlisberg, Ansprechpartner: Herr Dr. Albert Wettstein, Paradiesstr. 45, **8038** Zürich, Tel. 01/4873500

Tertianum Neutal, Gerontologisches Kompetenzzentrum Bodensee, Sozialdienst: Abklärung der Hirnleistungsfunktionen, Beratung für Angehörige, **8267** Berlingen, Tel. 052/7625151

Gedächtnissprechstunde, Memory Klinik, Kantonale Psychiatrische Klinik Münsterlingen, Station U2/3, Ansprechpartner: Frau Dr. Ivana Späti, Postfach 154, **8596** Münsterlingen, Tel. 071/6864280

Gedächtnissprechstunde, Geriatrische Tagesklinik, Bürgerspital St. Gallen, Ansprechpartner: Herr Dr. Daniel Inglin, Rorschacherstrasse 94, **9000** St. Gallen, Tel. 071/2438412

Sachregister

LESEPROBE

Leseprobe aus
Virginia Bell/David Troxel
Personzentrierte Pflege bei Demenz

Kapitel 6: Freundschaft

Was Personen mit der Alzheimer-Krankheit am meisten brauchen, ist ein guter Freund. Dieses Konzept beruht nicht einfach auf Altruismus. Wenn man Elemente der Freundschaft in der Alzheimer-Pflege einsetzt, bringt dies die sozialen Umgangsformen der dementen Personen zum Vorschein. Dadurch wird eine fröhlichere Pflegeatmosphäre oder -umgebung geschaffen, die ihnen mehr Behaglichkeit, Zufriedenheit und Sicherheit gibt. Das Ergebnis sind weniger schwierige Verhaltensweisen und optimale Lebensqualität für die Person. Dadurch wird die Arbeit der Mitarbeiter leichter und befriedigender.

Bei einer von uns gehaltenen Schulung meldete sich eine Reihe von Mitarbeitern, um nach bestimmten Problembereichen zu fragen (zum Beispiel Herumwandern, Schlagen nach anderen, gescheiterte Aktivitäten). Bei jeder Frage antworteten wir: „Was glauben Sie? Wie könnten Sie diesem Bewohner ein guter Freund sein? Was würde ein guter Freund in dieser Situation machen?"

Zunächst traf diese Strategie auf Widerstand. Die Mitarbeiter wollten klare Antworten. Wir wiederholten die Frage: „Was würde ein guter Freund in dieser Situation machen?" Die Mitarbeiter fingen an, darüber zu diskutieren und hatten dann einige ausgezeichnete Ideen:

Vielleicht könnte ich inne halten und darüber nachdenken, warum er das tut.
Ich könnte später noch einmal kommen und es versuchen. Ich habe auch manchmal schlechte Tage.
Ein Freund wäre geduldiger.
Ich könnte besser zuhören.
Ich glaube, ich habe sie zu sehr gedrängt. Deswegen ist sie zornig geworden.
Mir wäre auch langweilig, wenn ich nur hier säße. Ich würde auch gehen wollen.

Fast alle anwesenden Mitarbeiter nahmen an der Diskussion teil, trotz ihrer unterschiedlichen Ausbildungen, Arbeitsfelder, sozialen und wirtschaftlichen Verhältnisse, kulturellen und ethnischen Hintergründe und Sprechfertigkeiten. Freundschaft war etwas, das jeder verstehen konnte. Es wurde von ihnen nicht verlangt, sich an die Neurobiologie der

Demenz zu erinnern. Die Übung forderte sie auf, sich vorzustellen, dass sie mit jemand befreundet seien. Ihre Antworten fanden wir wirklich gut.

Das Serenity Nursing Home, ein Wohnheim in Johannesburg, Südafrika, hat das Best-Friends-Modell auf innovative Art verwirklicht. Jeder Mitarbeiter suchte sich mindestens einen Bewohner heraus, der sein guter Freund werden sollte. Sie sollten mindestens eine Stunde pro Woche mit diesem Bewohner verbringen.

Die Mitarbeiter begannen, eine Beziehung zu ihren Besten Freunden aufzubauen. Sie erledigten ihre reguläre Arbeit gut, aber sie hatten ein besonderes Auge auf ihren Bewohner; einige besuchten ihren guten Freund sogar nach der Arbeit. Die Mitarbeiter machten sich die Mühe, mehr über den Hintergrund ihres Freundes herauszufinden, und sie tauschten Geschichten untereinander aus. Sie lernten dadurch eine Menge; wenn sich die Pflege schon verbessert, wenn die Mitarbeiter nur eine Lebensgeschichte kennen, dann wird sie sicherlich noch besser werden, wenn sie noch mehr Lebensgeschichten kennen. Wenn die Pflege durch die besondere Aufmerksamkeit, die sie ihrem guten Freund geschenkt haben, leichter würde, würde sich dann etwas Ähnliches auch bei anderen Bewohnern auszahlen?

Der Leiter des Serenity, Michael Livni, ließ die Arbeitskräfte mit dem niedrigsten Lohn und der geringsten Erfahrung zuerst aus den Bewohnern auswählen – eine Reinigungskraft konnte zuerst wählen und sich theoretisch den lebendigsten, lustigsten, interessantesten Bewohner aussuchen. Da er der höchstrangige Angestellte war, bekam Michael Livni die Person, die keiner gewählt hatte. Mit dieser Vorgehensweise wurden zwei Dinge erreicht: Sie gab erstens den Mitarbeitern der untersten Ebene die Möglichkeit, auf Bewohner zu treffen, die vielleicht ihr Leben bereichern, und zweitens demonstrierte der Leiter, wie wichtig es ist, jedem Bewohner die beste Pflege zu geben, indem er Zeit mit dem schwierigsten Bewohner verbrachte.

Livni sagte, dass das Best-Friends-Modell die Pflegekultur im Serenity Nursing Home verändert hat. Die Moral des Personals und seine Verweildauer haben sich verbessert, und die Arbeitskräfte erzählen ihren Freunden und Familien, dass es sich im Serenity gut arbeiten und leben lässt. Wir haben eine Reihe von Schlüsselkonzepten von Freundschaft formuliert, die nun folgen.

Freunde kennen die Geschichte und Persönlichkeit des anderen

Best-Friends-Mitarbeiter kennen ihre Bewohner oder Tagesgäste genauso gut wie ihre privaten Freunde. Sie können etwas über die

wichtigsten Informationen zum Leben einer Person, etwas über ihre Familie und etwas über ihre Persönlichkeit sagen. Sie wissen über die Leistungen, ausgeübten Berufe und Werte der Person bescheid.
Im Omahanui Private Hospital in New Plymouth, Neuseeland, hat eine Verlegung des Schwesternzimmers und eine Änderung der Dienstpläne dem Personal und den Bewohnern geholfen, sich besser kennen zu lernen:

> Das Schwesternzimmer wurde in eine Ecke des Foyers versetzt, damit die Mitarbeiter sich zu jeder Zeit unter die Patienten mischen konnten. Jedem Pfleger wurde eine kleine Gruppe von vier bis fünf Patienten zugewiesen, so dass die gleiche Pflegekraft mit der gleichen Gruppe von Menschen vom Zeitpunkt der Einweisung bis zu deren Tod arbeitet. Wenn diese Pflegekraft frei hat, wird sie jede Woche von der gleichen Pflegekraft abgelöst, wodurch sich die Anzahl an Mitarbeitern, die mit einem Patienten zu tun haben, reduziert und sich die Möglichkeit ergibt, dass sich ein vertrauensvolles und freundschaftliches Verhältnis zwischen dem Bewohner, seiner Pflegekraft und den Angehörigen entwickelt.

Wenn das Personal und die Bewohner sich kennen lernen, wird die Pflege einfacher. Im Fall des Omahanui Hospital wurden die Unruhe und die schwierigen Verhaltensweisen der Patienten reduziert. Die Mitarbeiter fühlten sich auch viel mehr dafür verantwortlich, wie es ihren Patienten ging. Das Personal regelmäßig der gleichen Person zuzuordnen, hat gut funktioniert. Es folgt ein weiteres Beispiel:

> In den Karrington Cottages, einer betreuten Wohngemeinschaft des Unternehmens Sunrise Senior Living in Rochester, Minnesota, leben fünf bis sieben Bewohner in einer Wohnung und teilen sich eine Küche, ein Wohnzimmer und ein Esszimmer. An allen Pflichten im Haushalt sind Pfleger beteiligt, die nach Bedarf auch bei der persönlichen Pflege helfen. Die Pflegekräfte und Bewohner lernen sich auf besondere Weise kennen, wenn sie zusammen leben, arbeiten und spielen. „Dass Freundschaft hier eine große Rolle spielt, sieht man gleich", bemerkt Linda O'Connor, verantwortliche Leiterin.

Auszug aus Seite 156–158
Virgina Bell / David Troxel

Personzentrierte Pflege bei Demenz

Das Best-Friends-Modell für Aus- und Weiterbildung
Aus dem Amerikanischen von Andreas Wimmer
Mit einem Geleitwort von Hans-Georg Nehen
(Reinhardts Gerontologische Reihe; 29)
2004. 307 Seiten. Mit 99 Ausbildungstools. (978-3-497-01695-2) kt